# FRANTZ FANON

# DEIVISON FAUSTINO

# E AS ENCRUZILHADAS

TEORIA, POLÍTICA E SUBJETIVIDADE

*Exu matou um pássaro ontem com uma pedra que só jogou hoje...*
Ditado iorubá

*A Pipoca, Maria, Geralda, Virgílio, Alaíde,*
*Julieta, Sônia e Wilson, Tata Katuvanjesi,*
*Baba Buntu e Tobogo Buntu, por abrirem os caminhos.*

*A Miltão e Regina, por me apresentarem Fanon.*

*A Leila, pela cumplicidade.*

*A Kairu e Zuhri, continuidade!*

9  Apresentação
   Valter R. Silvério

15  Introdução

21  1. Por onde começar
    a ler Fanon?
47  2. Encruzilhadas teóricas
113  3. O (anti, pós, de)colonial e a
    disputa em torno de Fanon
163  4. Frantz Fanon e os
    fanonismos no Brasil

281  Posfácio
    Frantz Fanon: setenta anos depois

291  Referências bibliográficas
325  Índice onomástico
333  Sobre o autor

# Apresentação
## VALTER R. SILVÉRIO

As publicações que reverenciam a obra de Frantz Omar Fanon cresceram substancialmente nas últimas décadas, constituindo-se naquilo que Stuart Hall intitulou "vida após a morte de Frantz Fanon". Tal expressão refere-se à importância de retomarmos os escritos fanonianos para tentar responder ao que Lewis Gordon provocativamente interroga em sua obra *What Fanon Said*: afinal, o que disse Fanon? Este livro de Deivison Faustino é um convite renovado para o entendimento dessas questões.

Faustino se encaixa na sexta fase dos estudos, nomeada por Gordon *Fanon studies* [estudos sobre Fanon] e caracterizada por pesquisas que configuram um campo teórico voltado à crítica da própria produção. Embora localizáveis temporal e geopoliticamente, outras fases – como a terceiro-mundista (1950–70); a das biografias (1970); a da importância de Fanon para as ciências humanas (1980); e a do compromisso com o pensamento fanoniano para o desenvolvimento das várias dimensões de sua obra – convivem, diante da atualidade de seu pensamento, com o intuito de compreender a sociedade global e pós-colonial.

Chamo atenção para a preocupação pedagógica de Faustino, que nos orienta, por exemplo, no que diz respeito a por onde começar a ler Frantz Fanon, às detalhadas classificações das fases de seus comentadores, às tentativas bem-sucedidas de divulgação de sua obra e às perspectivas de sua leitura na contemporaneidade – que, não sendo sempre consensuais, podemos considerar disputas. O cuidadoso trajeto de Faustino é perceptível ao longo do texto, ao localizar os debates, os participantes e o conteúdo das divergências tanto nos textos do próprio Fanon como nos de seus

# 10

interlocutores da época, assim como nos comentadores que vieram depois. Assim, este livro atende a diferentes interesses e públicos que querem saber mais sobre Fanon.

Outra importante contribuição da obra é nos conduzir para a recepção, bibliográfica ou não, de Frantz Fanon no Brasil, inclusive quanto aos usos e à escolha de textos a serem traduzidos. Nesse aspecto, lembro-me de Du Bois, em seu texto "The Negro Mind Reaches Out", que utilizou a metáfora das sombras para chamar nossa atenção para os aspectos pouco científicos que pairam na produção do conhecimento sobre o lugar da África, dos africanos e dos negros no desenvolvimento da humanidade e da sociedade mundial.

A lembrança pode ser estimulada, também, pela inovação do argumento presente neste livro, que aproxima Fanon e Du Bois e nos remete à necessidade de uma agenda sistemática de pesquisas no país, capaz de capturar as similaridades e diferenças entre noções, categorias e conceitos que tentam apreender e classificar a experiência das populações afrodescendentes desde a diáspora africana. Nesse sentido, o contraste entre Du Bois e Fanon é exemplar, pois ambos foram leitores de Hegel e com ele dialogaram criticamente. Du Bois utilizou o véu como metáfora para expor a separação entre dois mundos – o negro e o branco –, a qual impossibilitava a realização da dialética no cotidiano vivido. Fanon demonstra como a situação colonial e, por consequência, suas duas criações racializadas – o colonizado e o colonizador –, produzem e reproduzem um mundo cindido.

A diferença é que a sociogênese fanoniana detectou o processo de epidermização como um produto da colonização que transbordara dos espaços colonizados, cuja dinâmica só poderia ser contida com a intervenção daqueles que experimentam os dissabores de se localizarem na zona do não ser, "uma região extraordinariamente estéril e árida, uma encosta perfeitamente nua, de onde pode brotar uma aparição autêntica" (Fanon [1952] 2020: 22).

As polêmicas sobre a contribuição fanoniana giram em torno do processo que levaria (ou leva) à aparição autêntica daqueles que foram destituídos de suas culturas originais e tentam uma penosa construção de si mesmos, em busca de um *nós* que se desenvolve na dialética rarefeita entre o *não ser* e o *ser o outro*. Assim, o diálogo com François Tosquelles, com Jean-Paul Sartre e com o movimento de negritude vai desvendando para Faustino as encruzas de Fanon, assim como as possibilidades práticas de saída em direção à liberdade vislumbradas por ele. A importância de situar Fanon em seu tempo não tem impedido sua apropriação contemporânea, ao contrário; isso diz muito sobre a atualidade das questões sobre as quais ele refletiu e que não foram equacionadas nem no plano teórico nem, muito menos, no prático. É o que sugere seu uso crítico pelo feminismo em geral, pela teoria *queer* e pela teoria *crip* (uma perspectiva que se propõe a descolonizar os estudos sobre deficiência).

À extensa lista de temas se podem agregar os estudos contemporâneos que analisam as relações de Fanon com a psicologia e a psicanálise, além daqueles que se debruçam sobre o que seriam as inovações clínicas nos métodos de tratamento conduzidos por ele na Argélia. Dessa forma, as várias encruzilhadas em que se encontra o pensamento fanoniano ganham centralidade metodológica no texto de Faustino. O termo "encruzilhada", como lugar onde caminhos se cruzam ou mesmo, em sentido figurado, como ponto crítico em que uma decisão deve ser tomada, é fundamental para as intenções e a sugestão do autor: leia o livro com base em suas encruzas.

Ademais, a leitura de Fanon através das encruzilhadas existentes em sua obra é ao mesmo tempo estratégica e inovadora. Como assim? Ao localizar – tanto no capítulo 5 de *Pele negra, máscaras brancas*, intitulado "A experiência vivida do negro", como no confronto entre *Pele negra...* e *O quinto ano da Revolução Argelina* (também conhecido como "Sociologia de uma revolução") – a chave de sua leitura das encruzilhadas atuais no pensamento de Fanon, Faustino nos alerta, por um lado, da importância de se considerar a experiência individual e, por outro, de que a experiência individual só pode apreendida em uma situação histórico-social vivenciada em sua complexa multidimensionalidade. Daí

# 12

a relevância da mediação dialética que não anula nem a experiência individual nem aquilo que é mais geral, do ponto de vista das capacidades humanas ou dos processos psíquicos. Ou seja, na perspectiva sociogênica proposta por Fanon, tais mediações não são entidades metafísicas nem biológicas, de modo que a atenção deve recair sobre as condições históricas que restringem, constrangem e condicionam as possibilidades de subjetivação. Nela, o colonialismo, o racismo e a racialização são concebidos para além das dimensões econômicas da existência, sem se limitarem aos aspectos subjetivos da alienação colonial. Quer dizer: a intervenção humana, através da práxis política, faz-se necessária para transformar a situação – no caso específico, a situação colonial.

Assim, o colonialismo enquanto processo que extrapola a exploração econômica se construiu a partir de um conjunto de dispositivos extraeconômicos, simbólicos e materiais, que levaram o colonizado a acreditar que realmente era inferior. O racismo como produto e processo pelo qual o grupo dominante lança mão de estratégias para a destruição dos *valores,* dos *sistemas de referência* e do *panorama social* do grupo dominado e, ao mesmo tempo, impõe (e não propõe) um novo conjunto, afirmado com o peso de canhões e de sabres, é parte indissociável do aspecto central do processo de racialização: a epidermização. O que significa que tanto os lugares e as posições sociais como a interiorização subjetiva da epidermização são constitutivos do que se entende por diferença racial, que define as oportunidades e barreiras com as quais os indivíduos e grupos terão contato ao longo da vida.

A epidermização, portanto, em termos fanonianos, significa o momento em que os indivíduos deixam de se reconhecerem mutuamente como humanos para verem a si e ao outro através da lente distorcida do colonialismo. A retomada das contribuições de Fanon, contemporaneamente, pelos estudos subalternos, pós-coloniais, culturais e decoloniais atualiza suas teses e tenta dar inteligibilidade aos novos conflitos que emergiram nos centros dinâmicos das ex-metrópoles e nas ex-colônias dos impérios europeus em diferentes fases do desenvolvimento e do declínio do colonialismo. No primeiro caso, a presença de indivíduos e grupos considerados ex-colonizados deu origem ao *new racism* [novo racismo]. No segundo, a presença de empresas europeias e estadunidenses nas ex-colônias tem sido um fator de permanente instabilidade nos novos Estados nacionais pós-Segunda Guerra. E isso significa que novas encruzilhadas emergiram no mundo global pós-colonial.

A encruzilhada do Atlântico negro, para Paul Gilroy (2001), por exemplo, coloca em primeiro plano o papel da música em Londres como um importante ponto de junção – ou encruzilhada – nos caminhos da cultura política da diáspora negra, projetando fenômenos globais, como formações políticas anticoloniais e emancipacionistas, que ainda estão sendo sustentados, reproduzidos e amplificados. Assim, a *Black music* e a política de autenticidade podem ser vivenciadas e usufruídas ao mesmo tempo como contracultura e contrapoder, formulados no ponto de junção – na encruzilhada – entre a morada da diáspora e o estranhamento na diáspora.

Em minha encruza contemporânea orientada por preocupações com a recepção do transnacionalismo negro e da diáspora no Brasil, a leitura do primoroso livro de Faustino tem me permitido (res) situar e reenquadrar a produção de ativistas, intelectuais e acadêmicos negros e negras, assim como os debates atuais que atravessam a existência e a agência das populações política e socialmente discriminadas, para além dos limites do nacionalismo metodológico. É possível reconhecer, assim, nessas produções e ações, similaridades e diferenças com outros contextos nacionais no que diz respeito ao objetivo de diminuir os impactos intergeracionais do racismo e da racialização. Penso que este livro nasce, indubitavelmente, como o principal estudo sobre Fanon em nosso país.

**VALTER R. SILVÉRIO** é professor titular do departamento e do programa de pós-graduação em Sociologia da Universidade Federal de São Carlos (UFSCar).

# Introdução

*A explosão não ocorrerá hoje. É muito cedo... ou tarde demais.*
FRANTZ FANON, *Pele negra, máscaras brancas*

Por onde começar a ler Frantz Fanon? Quais são os fundamentos de sua teoria? Em que tradições de pensamento ele se inspira? Afinal, ele é anticolonial, decolonial, pós-colonial ou marxista? Seria redutível a uma dessas tradições ou teria inventado uma nova? É possível pensar em vários Fanons ou o melhor seria falar em fanonismos? Como as diferentes perspectivas teóricas a respeito de seu pensamento disputam ou negociam sua herança teórica? E em que medida todas essas perguntas – bem como as respostas aqui oferecidas – podem nos auxiliar na formulação de outras, que busquem enfrentar todas as formas de violência, opressão e exploração? Essas e outras questões serão encaradas nas próximas páginas com o intuito de delimitar as contribuições do psiquiatra e revolucionário martinicano para o entendimento da sociedade contemporânea.

Desde a morte prematura de Frantz Omar Fanon, aos 36 anos, as divergências em torno do que seria o seu legado político levaram ao surgimento de fanonismos diversos e discordantes, que até hoje informam os estudos sobre sua obra. A lista de personalidades que se reivindicam fanonianas é tão diversa e divergente que é possível perguntar-se que Fanon é esse que tem circulado por aí.

De todo modo, a ampla procura por sua obra indica a vitalidade de seu pensamento e, sobretudo, maiores abertura e sensibilidade social para os temas delicados e indigestos que ele aborda. Sua crítica radical ao colonialismo, ao eurocentrismo, à internalização da discriminação; a tensa e, ao mesmo tempo, íntima relação entre identidade e diferença; e, sobretudo, como essa relação explicita a importância decisiva do racismo no *complexo de complexos sociometabólicos do capital*[1] têm se apresentado, cada vez mais, como instigantes contribuições às ciências sociais e humanas contemporâneas. A análise cuidadosa da recepção póstuma do pensamento de Fanon é reveladora da diversidade dos pensamentos antirracistas, bem como do fato de esse campo ser simultaneamente objeto e sujeito privilegiado para a tematização dos principais debates teóricos e políticos do nosso tempo.

Este estudo é fruto de uma tese de doutorado intitulada *Por que Fanon, por que agora?: Frantz Fanon e os fanonismos no Brasil*, defendida no Programa de Pós-Graduação em Sociologia da Universidade Federal de São Carlos (PPGS-UFSCar), em 2015, sob a preciosa orientação do professor Valter Silvério. A delimitação do objeto de pesquisa, bem como as possibilidades de entrada no campo teórico dos estudos sobre Frantz Fanon, foram sugestões do professor Silvério, acatadas inicialmente com bastante desconfiança – já que meu projeto inicial de pesquisa tinha um recorte bastante diferente. Sou muito grato por essa orientação, crucial para que eu tomasse uma das decisões mais acertadas da minha trajetória acadêmica.[2] Esse processo só foi possível pelo fato de, dez anos antes de ingressar no doutorado (quando ainda era um militante ativo do movimento *hip-hop*),[3] eu ter sido gentilmente apresentado ao pensamento de Frantz Fanon por dois ícones do movimento negro paulista: Milton Barbosa (Miltão) e Regina Lúcia dos Santos, do Movimento Negro Unificado (MNU).

Este livro está organizado em quatro partes. Na primeira, inédita, busco responder a uma das perguntas apresentadas com frequência pelos interessados no pensamento de Frantz Fanon, a

---

1 Sobre o emprego da categoria lukacsiana "complexo de complexos" para tematizar a relação recíproca (determinação reflexiva) entre capitalismo e racismo, ver Faustino (2021a).

2 A tese, aprovada com louvor e indicação para publicação, foi laureada, no ano seguinte, com o Prêmio Capes de Tese.

3 Essa história é contada em detalhes em Faustino (2015, 2017b).

saber: "Por onde começar a ler Fanon?". Ao organizar alguns eixos temáticos, como a teoria, a política e a subjetividade, proponho que se comece a lê-lo justamente pelo lócus em que emergem as suas contribuições: as *encruzilhadas*. Isso implica, como será demonstrado, encarar as próprias *encruzas* de quem lê, seu acúmulo teórico, suas motivações afetivas e, sobretudo, seus demônios (Faustino 2020c), já que, como dizia Carl Jung (2012: 7), "qualquer árvore que queira tocar os céus precisa ter raízes tão profundas a ponto de tocar os infernos".

Na segunda parte, "Encruzilhadas teóricas", apresento, em linhas gerais, o que entendo serem os três principais eixos do estatuto teórico de Frantz Fanon, a saber: 1. a sociogênese do colonialismo e a interdição do reconhecimento; 2. a teodiceia, a dupla consciência e o duplo narcisismo; 3. as dimensões éticas, políticas e estéticas da luta de libertação. A leitura atenta irá revelar que o procedimento metodológico adotado na coleta e análise dos dados apresentados nessa e nas demais seções estruturou-se a partir da busca pela prioridade ontológica do objeto, tal como proposto por Chasin (2009) e Lukács (2013). Isso não significa, de modo algum, ignorar que todo objeto apenas se constitui como objeto para um sujeito singular, atravessado por mediações históricas, sociais e geográficas particulares.

O esforço metodológico empreendido buscou escavar e extrair da obra de Fanon os nexos próprios ao seu pensamento, o que colocou, logo de início, a tarefa de empreender uma exegese no conjunto de textos fanonianos disponíveis até o momento do estudo.[4] Esse caminho não impediu, como fica explícito nos títulos e subtítulos propostos, que eu recorresse, sempre que necessário, à

---

4 Esse dado é relevante porque foi apenas após a finalização da pesquisa que deu origem ao presente livro, em 2015, que se teve acesso a *Écrits sur l'aliénation et la liberté*, conjunto de textos até então inéditos de Fanon sobre o teatro, a política e, sobretudo, a clínica. Por essa razão, ainda que nesta publicação se possam encontrar fartas reflexões sobre racismo, subjetividade e sofrimento psíquico, a perspectiva clínica de Fanon será abordada em detalhes em um

# 18

mobilização de conceitos e categorias exógenas anteriores ou posteriores a Fanon, a fim de melhor delimitar os elementos identificados. A título de exemplo, Fanon não falou em "dupla consciência", mas, ao longo da exegese, ficou óbvio o quanto ele é devedor não assumido dessa categoria duboisiana. A noção de "teodiceia", por sua vez, é empregada originalmente por Lewis Gordon para explicitar as contribuições filosóficas de Fanon. Da mesma forma, "identitarismo branco" é uma tentativa minha de explicar o que está em jogo no universo analisado. Não se trata, portanto, de categorias encontradas no próprio autor, mas ainda assim foram adotadas aqui pelo grande potencial didático que oferecem.

A terceira parte, intitulada "O (anti, pós, de)colonial e a disputa em torno de Fanon", introduz a tese que estrutura o presente estudo: a disputa em torno de Frantz Fanon. Para tanto, sistematiza a recepção internacional de Fanon, especialmente em língua inglesa, de forma a explicitar: 1. as diferenças, tensões e negociações entre distintas leituras a respeito do que é central e contemporâneo no pensamento de Frantz Fanon; 2. o contraste entre trechos destacados ou refutados em cada uma das tradições teóricas – muitas vezes antagônicas – que reivindicam a continuidade do trabalho fanoniano. Esse caminho exigiu que se combinassem uma abordagem longitudinal da recepção de Fanon, desde a publicação de seu primeiro livro até nossos dias, e uma abordagem transversal capaz de dar conta de explicitar os múltiplos fanonismos. O resultado foi um mapeamento não apenas dos múltiplos fanonismos mas, sobretudo, das teorias antirracistas e dos principais debates teóricos e políticos existentes nas ciências sociais e humanas contemporâneas.

Na quarta parte, esse mesmo procedimento foi adotado na delimitação da recepção brasileira de Frantz Fanon, o que permitiu apresentar o seu percurso histórico e expressões locais particulares e, ao mesmo tempo, partilhadas, no que tange aos debates

---

próximo livro que pretendo publicar em breve. Sobre os textos dramatúrgicos de Fanon, recomendo a leitura de Gayão (2021).

realizados em outros lugares. O debate sobre quando Fanon chega ao Brasil e a tensão entre raça, classe e nação se destacam na recepção de Fanon no século xx, na medida em que revelam a correlação de forças sociorraciais na produção de conhecimento no país, bem como as diferentes percepções a respeito das clivagens que constituem essa produção. Já no século xxi, a recepção brasileira de Fanon encontra um conjunto de novas perguntas e respostas que permitem, inclusive, a apreensão do pensamento fanoniano em outro patamar.

O desafio sociológico encontrado aqui foi o de apontar elementos comuns em diferentes interlocutores – agrupando-os conceitualmente para, então, perceber suas distinções em relação a outros grupos – sem perder de vista que nem sempre os sujeitos assim classificados se veem ou se reduzem a esses supostos grupos. O critério metodológico para a formação dos "grupos" não foi a autoidentificação teórica ou política, mas sim a forma como cada um lê Fanon, efetivamente, e o que destaca em seu pensamento. Tal abordagem permitiu reunir em um mesmo grupo trabalhos de autores de orientações teóricas distintas, desde que tivessem o mesmo prisma em suas leituras. Por essa razão, em alguns casos, as classificações e os agrupamentos aqui apresentados só fazem sentido se se mantiver em vista a pergunta que orientou a presente pesquisa: o que cada autor reivindica como relevante, atual ou datado no pensamento de Frantz Fanon para a tematização da sociedade contemporânea?

Por fim, cabe alertar que a redação aqui apresentada foi revisada ao longo do inclassificável ano de 2021, seis anos depois de vir à luz como tese de doutorado em sociologia e, sobretudo, durante uma traumática pandemia e uma crise política, econômica e social que ceifaram a vida de milhares de pessoas, em sua maioria daqueles que Fanon descreveria como *os condenados*. Mas esse período foi o mesmo em que, curiosamente, se assistiu a um vertiginoso crescimento do interesse pelo pensamento de Frantz Fanon, expresso por uma grande quantidade de publicações dele e sobre

**20**

ele. Tais acontecimentos alteraram decisivamente o campo de estudos aqui investigado, quando comparado com o período da primeira redação, o que poderia sugerir a desatualização de algumas teses defendidas em 2015.

A saída encontrada foi indicar os tópicos que exigirão novas pesquisas por conta da mudança no cenário que se buscou fotografar em 2015. Isso não nos poupou de atualizar os dados sobre pesquisas, temas e pesquisadores icônicos que emergiram no campo nos últimos anos e, sobretudo, acolher e dialogar com as críticas recebidas ao longo desse período. Destaco, a título de exemplo, a inclusão de um capítulo com dicas sobre "Por onde começar a ler Fanon?" e de uma seção sobre Lélia Gonzalez, ausentes tanto na tese de 2015 quanto em uma posterior publicação editorial (Faustino 2020a), bem como a incorporação de novos dados que relacionam Florestan Fernandes a Fanon.

Foi feito um esforço, também, para indicar algumas possíveis absorções do pensamento de Fanon pelos estudos sobre a transfobia, o afropolitanismo, o afropessimismo, a psicanálise, a esquizoanálise e as teorias *queer* e *crip*. Ainda que fosse inviável, no âmbito de uma mera revisão, realizar uma análise mais exaustiva, a simples menção de tais temas já indica uma inédita diversificação e complexificação do campo, a qual exigirá estudos futuros – que, idealmente, possam ser empreendidos com base em uma agenda coletiva de pesquisa. A mudança para o atual título, *Frantz Fanon e as encruzilhadas: Teoria, política e subjetividade*, em síntese, justifica-se pelo fato de que, sob uma série de aspectos, há aqui um novo texto, mais elaborado editorialmente e mais maduro em termos sociológicos, uma vez que a própria realidade concreta analisada apresentou novos elementos à análise – entre eles, a necessidade premente de afirmar a contribuição do psiquiatra e revolucionário martinicano como um pensamento de encruzilhada. É a partir dessa constatação, inclusive, que a recepção do pensamento fanoniano e as próprias ciências sociais e humanas contemporâneas serão analisadas e problematizadas.

Capítulo 1

# POR ONDE COMEÇAR A LER FANON?

**F**rantz Omar Fanon foi, definitivamente, um personagem histórico das encruzilhadas.[1] Nascido em 20 de julho de 1925, no seio de uma família de classe média, em Fort-de-France, na Martinica, foi participante e protagonista de importantes acontecimentos sociais, políticos e teóricos de sua época na África, na Europa e no Caribe. A região que assistiu aos seus primeiros passos nessa encruza ainda hoje é considerada um departamento ultramarino insular francês no Caribe, e os seus habitantes – a grande maioria composta de descendentes de africanos que não se reconheciam como negros – entendiam-se como franceses e aprendiam nas escolas *assimiladas* que os "pais" de sua pátria eram "os gauleses" (Fanon [1952] 2020: 163). No entanto, a maioria da população – uma imensa massa de trabalhadores pauperizados – não tinha acesso à escolarização, muito menos à língua francesa, tomada como um importante marcador social de diferença em uma ilha onde a maioria da população marginalizada falava apenas o crioulo. A condição de classe de Fanon lhe garantiu acesso à educação formal e, sobretudo, à língua e à cultura literária francesas.

Em 1944, quando a França foi invadida pela Alemanha nazista, o jovem Frantz se alistou na Resistência Francesa para lutar contra a invasão, mas, no *front* de guerra francês, junto aos franceses brancos metropolitanos, percebeu amargamente que a sua cor o impedia de ser visto como igual pelos supostos "compatriotas". Assim, por mais que pensasse, sentisse ou desejasse o contrário, em face do branco era visto e tratado apenas como negro [*nègre*],[2] e não como francês (Faustino 2013b). Como afirmaria posteriormente em suas análises, o antilhano – que classificava o senega-

---

1 Como sugere o educador e capoeirista Luiz Rufino (2019: 13), ao se perguntar se Fanon não poderia ser encarnado por um velho mestre das tradições africanas, a "encruza emerge como potência que nos permite estripulias" éticas, políticas e estéticas que desencadeiam a linearidade colonial-cartesiana na direção de "novos rumos, poética, campos de possibilidade, prática de invenção e afirmação da vida..." (Rufino 2019: 13).

2 Sobre a palavra *nègre*, ver nota 32, p. 60 deste volume.

# 24

lês como preto, mas não a si – só descobria que também o era quando deixava a sua terra natal em direção à Europa. Na metrópole, "quando falarem de negros, ele saberá que se trata dele tanto quanto do senegalês" (Fanon [1952] 2020: 163).

A percepção sensível dessa morte social – ou, se preferirmos, das barreiras racializadas que interditam a possibilidade de um reconhecimento recíproco das diferenças humanas, tal como previsto por Hegel – será objeto central dos futuros escritos e da prática política de Frantz Fanon (Faustino 2021a, 2018c; Tosold 2018). No entanto, nesse momento em que arriscava a própria vida lutando contra o nazismo na França, a experiência do racismo lhe trouxe grandes frustrações. Ainda assim, ao comentar o fato em carta a um amigo de infância e receber deste o conselho de mandar os franceses "para o inferno", ele responde com a célebre frase que depois seria retomada na conclusão de *Pele negra, máscaras brancas*, seu primeiro e mais influente livro: "Toda vez que um ser humano fez aflorar a dignidade do espírito, toda vez que um ser humano disse não a uma tentativa de escravizar o seu semelhante, eu me solidarizei com o seu ato" (Fanon [1952] 2020: 237).

Ao final da guerra, o jovem martinicano foi condecorado pelo exército francês por bravura, e o *status* de "veterano" lhe conferiu facilidades de inserção no sistema universitário metropolitano. Assim, em 1946, decidiu cursar odontologia em Paris, mas acabou abandonando o curso por não suportar os conflitos sociorraciais da cidade e da universidade. Decidiu, então, estudar medicina psiquiátrica na Faculté Mixte de Médecine et de Pharmacie da Universidade de Lyon, uma cidade de forte tradição operária localizada no leste francês. Nesse período, participou de diversos seminários e debates universitários, entrando em contato com a obra de renomados pensadores debatidos na França à época, como Sartre, Jaspers, Lacan, Freud, Marx, Hegel, Nietzsche e Merleau-Ponty (o qual, inclusive, lecionou na faculdade de Fanon quando este era estudante).[3]

---

**3** Para mais detalhes da biografia de Frantz Fanon, ver Faustino (2018b).

Os anos de 1946 a 1951 foram intensos para o jovem estudante de psiquiatria: uma gravidez não planejada, o envolvimento com o movimento estudantil e a participação ativa nos acontecimentos políticos da época. Esses eventos, no entanto, não o impediram de escrever três peças teatrais e alguns manifestos sobre o colonialismo e a imigração. As obras dramatúrgicas hoje conhecidas – *O olho se afoga* e *Mãos paralelas* – chamam a atenção pela tentativa de retratar personagens não racializadas e em dilemas humanos universais, marcadamente influenciadas pelo existencialismo, pelo surrealismo e pelo impressionismo, mas, sobretudo, pela proposta estética do movimento de negritude (Fanon [2015] 2020b). Trata-se de um precioso registro do desenvolvimento filosófico e estilístico de Frantz Fanon, já que muito da sua notável *poética, como movimento de autorreflexão filosófica* (Henry 2000), é experimentado nesses textos.

Nas peças também aparece a posição do autor sobre temas como a morte, a vida, o amor, o tempo, a esperança e o futuro, temperada por uma escrita de prosa e verso – que ginga astutamente entre o sonho, como voz do inconsciente, e a livre associação literária a respeito do que foi sonhado, seja vivido ou não vivido. Nelas testemunhamos, além disso, a busca incessante de uma linguagem que fira a carne e convoque o corpo ao ato,[4] como o vibrato do *bebop* ou a dissonância agonizante do *hard bop*.[5] O chamado teatro filosófico de Fanon ([2015] 2020b) é incontornável para quem quer conhecer a sua trajetória intelectual, assim como ser tocado por sua sensibilidade estética.

Ainda em 1951, entre os 25 e os 26 anos, Fanon escreve a primeira versão de seu trabalho de conclusão de curso em psiquiatria, intitulado *Ensaio sobre a desalienação do negro*, no qual desenvolve a noção de *sociogenia*[6] como eixo teórico para discutir

---

4 Como descreve Joby Fanon (2004).
5 Lewis R. Gordon (2015) argumenta que Fanon é um "filósofo do *jazz*".
6 Sobre a sociogenia, ver Faustino (2018a, 2020b, 2020e, 2021a).

**26**

psíquica e sociologicamente as noções de colonialismo, duplo narcisismo, reconhecimento e negritude, mas, sobretudo, para abrir um diálogo entre a filosofia e a psicanálise, a fim de problematizar a presença do racismo antinegro na sociedade francesa, bem como os seus efeitos psíquicos na subjetividade de brancos e negros.[7] No entanto, o manuscrito foi rejeitado por seu orientador, Jean Dechaume, professor de clínica neuropsiquiátrica da Faculdade de Medicina de Lyon, por desafiar as convenções acadêmicas e científicas estabelecidas, sobretudo, na psiquiatria (Macey 2000).

Assim, embora já contasse com um trecho publicado em uma conceituada revista francesa, intitulado "L'Expérience vécue du noir" [A experiência vivida do negro],[8] o trabalho foi arquivado, a contragosto do autor, que teve de iniciar a imediata escrita de um segundo estudo. No ano seguinte, Fanon apresentou o primeiro manuscrito à editora de esquerda Éditions du Seuil, que o publicou integralmente sob o título *Peau noire, masques blancs* [*Pele negras, máscaras brancas*], sugerido pelo editor,[9] que também orientou-o a alterar a ordem das seções, iniciando o livro pelo capítulo da linguagem, de modo a dialogar com os debates e tendências teóricas da época.

Em *Pele negra, máscaras brancas*, o jovem estudante de psiquiatria assume uma perspectiva de encruzilhada ao se apropriar dos clássicos da psicologia, da psicanálise, da filosofia, da sociologia e mesmo da literatura, com o intuito de desvelar as relações entre sociedade e subjetividade, de modo a oferecer subsídios teóricos e práticos para a superação da alienação colonial. Vale

---

7 Para um comentário voltado diretamente ao livro, publicado posteriormente com o título *Pele negra, máscaras brancas*, ver Faustino (2020c).

8 Publicado no número 179 da revista *Esprit*, em maio de 1951. A seção temática em que o artigo está alocado recebeu o título de um dos artigos que a acompanha, "La Plainte du noir" [A queixa do negro], do notável psicanalista lacaniano Octave Mannoni.

9 Francis Jeanson, o mesmo que, no ano anterior, aprovara o capítulo "A experiência vivida do negro" na revista *Esprit*.

ressaltar que a alienação, para ele, não se resumia ao plano do conhecimento, tratando-se de uma perda objetiva de si ou da capacidade – implicada em situações sociais concretas – de efetivar--se, individual ou coletivamente, como sujeito (Faustino 2018a; Gabriel 2021). Essa perspectiva abre caminho para apreender a materialidade concreta da violência colonial como contraparte não assumida da sociabilidade burguesa em suas premissas de igualdade, liberdade e democracia (Faustino 2021a). No entanto, o reconhecimento da objetividade dilacerante da empresa colonial não o impede de problematizar suas consequências culturais, afetivas e subjetivas (Ambra 2021; Carneiro e Gayão 2021). Como ele explicita em *Pele negra, máscaras brancas*, ao figurar o sofrimento imposto pelo racismo:

> Eu não aguentava mais, pois já sabia que existiam lendas, histórias, a história e, acima de tudo, a *historicidade*, sobre a qual Jaspers me havia ensinado. O esquema corporal, atacado em vários pontos, então desabou, dando lugar a um esquema epidérmico racial. A partir daí, não se tratava mais de um conhecimento do meu corpo na terceira pessoa, mas em tripla pessoa. A partir daí, em vez de um, deixavam--me dois, três assentos livres no trem. Eu já não me divertia mais. Não encontrava mais nenhuma das coordenadas febris do mundo. Eu existia triplamente: ocupava um lugar, ia na direção do outro… e o outro – evanescente, hostil, mas não opaco, e sim transparente, ausente – desaparecia. Era nauseante… (Fanon [1952] 2020: 127)

O colonizado, negado tanto em sua humanidade genérica como em sua singularidade individual, é reduzido a objeto "fobígeno e ansiógeno" (Fanon [1952] 2020: 166). A negrura – ou aquilo que se entende por negro [*nègre*] e o conjunto de fantasias coloniais relacionadas – passa a ser tomada como atributo maldito e inato com base no qual o colonizado é definido e, em contraponto, o branco é afirmado como expressão do ser humano universal. O eurocentrismo aí implícito viabiliza a estigmatização e o desmantelamento de

28

outras formas de existir – que se contraponham, em uma formulação marxiana, à proclamação da "produção de mais-valor como finalidade última e única da humanidade" (Marx 2013: 824) – e também a afirmação da sociabilidade burguesa enquanto natureza humana essencial, impedindo assim o acesso ao reconhecimento ético, político e estético dos povos colonizados como parte dessa suposta humanidade (Silva 2017; Faustino 2021a).

O diálogo fértil e, ao mesmo tempo, crítico de Fanon com grandes nomes em torno da psicanálise,[10] da fenomenologia existencial[11] e do marxismo[12] (Gabriel 2021) – aliás, na encruzilhada entre eles, orientada pela acidez assertiva do movimento de negritude (Faustino 2020e) –[13] leva-o a concluir que a alienação colonial não seria superada apenas por uma virada epistêmica ou representacional, mas sim pela "reestruturação do mundo", ou seja, uma transformação social radical que pudesse sacudir as "carcomidas fundações do edifício" colonial capitalista em todos os seus aspectos (Fanon [1952] 2020: 95, 25). Contudo, no período em que o texto foi escrito, não havia nenhuma indicação, na realidade concreta, de que essa "reestruturação" fosse possível. Assim, o *Ensaio sobre a desalienação do negro* (*Pele negra, máscaras brancas*) transita de um irreparável pessimismo – explícito no diagnóstico

**10** Sigmund Freud, Jacques Lacan, Alfred Adler, Anna Freud, Carl Gustav Jung, Octave Mannoni, Germaine Guex, Marie Bonaparte, entre outros.

**11** Karl Jaspers, Jean-Paul Sartre, Maurice Merleau-Ponty, Richard Wright e, sobretudo, Simone de Beauvoir. A respeito das influências e, ao mesmo tempo, da invisibilidade desta última no pensamento de Fanon, ver Renault (2014).

**12** Há em *Pele negra, máscaras brancas* tanto a citação de Fanon às *Teses sobre Feuerbach* – embora sem nomeá-las – e a *O 18 de brumário de Luís Bonaparte* como o diálogo com antropólogos e psicólogos próximos ao marxismo francês, tais como Pierre Naville e Georges Balandier. Destaca-se, também, a influência que Alexandre Kojève e Jean Hyppolite exerceram na retomada de Hegel para a geração de Fanon (Ortiz [1995] 2014; Renault 2014).

**13** Léopold Sédar Senghor, Alioune Diop e, sobretudo, os caribenhos Aimé Césaire e Jacques Roumain.

sem profilaxia aparente do último capítulo – ao universalismo quase abstrato de sua conclusão.[14]

# A CLÍNICA POLÍTICA DOS ESCRITOS PSIQUIÁTRICOS

Em 1951, diante da alegada inadequação de seu primeiro trabalho de conclusão de curso, o jovem estudante de psiquiatria escreveu, em poucas semanas, outra monografia, intitulada *Um caso de doença de Friedreich com delírio de possessão: Alterações mentais, modificações de caráter, distúrbios psíquicos e déficit intelectual na heredodegeneração espinocerebelar* (Fanon [2015] 2020a). A pesquisa apresentada – e aprovada com distinção pela banca de avaliação no dia 29 de novembro daquele ano – é um exemplo de excelência acadêmica em sua delimitação precisa de objeto, farta revisão de literatura, metodologia investigativa rigorosa e, sobretudo, ampla capacidade de discussão e elaboração teórica a partir de achados empíricos particulares. Fanon mobiliza uma quantidade impressionante de pensadores da saúde mental para responder à seguinte questão: há relações causais entre as doenças neurodegenerativas – no caso, heredodegeneração espinocerebelar – e os distúrbios mentais?

A pergunta, levantada naquele exato período histórico, não era trivial. A psiquiatria vivia uma grande crise de identidade, marcada, de um lado, pela mudança de paradigma motivada pela altíssima incidência de adoecimento mental em razão das duas grandes guerras em que a França estivera envolvida e, de outro, pelas novas teorias que surgiam no campo: passou-se a criticar tanto a lógica manico-

14 Como veremos, esse pessimismo será superado pela aposta de Fanon nas lutas anticoloniais, que eclodirão alguns anos depois.

**30**

mial-prisional que estruturava os chamados "asilos para alienados mentais" como o biologicismo organicista que a fundamentava (Faustino 2018b).[15] Por sua vez, a emergência das neurociências e, sobretudo, de novos medicamentos que interferiam na ação dos neurotransmissores – bloqueando ou estimulando os receptores de dopamina e serotonina no sistema nervoso central – reacendia o debate sobre as possíveis localizações cerebrais das doenças mentais.

Tal crise era marcada pela disputa polarizadora entre dois paradigmas clínicos nomeados por Fanon como *organogênese* e *psicogênese* (Fanon [2015] 2020a). No primeiro, encontra-se um conjunto de teorias psicológicas, neurológicas e psiquiátricas que atribuem uma causa bioquímica aos distúrbios mentais; no segundo, as teorias que entendem que a loucura não teria uma causa biológica ou um lugar no cérebro em que pudesse ser localizada e corrigida, tratando-se de uma das possibilidades de subjetivação produzidas no campo do simbólico. Depois de revisar rigorosamente a literatura sobre a relação entre distúrbio neurológico e adoecimento mental, observando as diversas respostas oferecidas por seus antecessores, Fanon se debruça sobre alguns casos clínicos que fundamentarão o diálogo posterior com os cânones da psiquiatria de sua época. O caso de maior destaque – que, aliás, dá nome à pesquisa – é o de uma jovem portadora de ataxia de Friedreich[16] que sofre de delírios de possessão ou, como se nomeou em seu prontuário, "síndrome psíquica compensatória de estrutura histérica". A paciente relatava ser possuída pelo diabo e tomada por desejos sexuais incontroláveis e, sobretudo, ter sido perseguida por porcos devassos.

---

**15** A tese de doutorado de Jacques Lacan, defendida em 1932, é um marco nesse sentido.

**16** Na nosologia médica, o termo "ataxia" remete à noção de "desordem" ou distúrbios da coordenação motora. A ataxia de Friedreich (FRDA) é um dos vários tipos de ataxia espinocerebelar (SCA) classificadas como doença neurodegenerativa que têm como sintoma a manifestação de distúrbios oculares e a deterioração no equilíbrio e na coordenação.

Após a análise acurada dos dados disponíveis nos prontuários, Fanon inicia um diálogo crítico com autores canônicos da saúde mental, como Sigmund Freud, Jacques Lacan, Lucien Lévy-Bruhl, Henri Ey, Maurice Merleau-Ponty, Karl Jaspers, Kurt Goldstein, Julian de Ajuriaguerra, Constantin von Monakow, Raoul Mourgue, Adhémar Gelb, Wilhelm Fuchs, Joseph Babinski, Henri Bergson, Marcel Mauss, Jean Dechaume, entre outros, para então discutir a relação entre o transtorno neurológico e o psíquico. Diferentemente de *Pele negra, máscaras brancas*, em que a psicanálise aparece em uma encruzilhada com a fenomenologia existencialista e o marxismo, em sua monografia, deliberadamente acadêmica, Fanon retomará a crítica merleau-pontiana ao dualismo cartesiano – em sua separação arbitrária entre o corpo e o pensar – e o organodinamismo de Heny Ey para refutar uma suposta causalidade mecânica entre o distúrbio neurodegenerativo e o adoecimento mental, sem, contudo, perder de vista as implicações somáticas (orgânicas) do psíquico no desenvolvimento cerebral. Ao retomar a tese de Ey, segundo o qual uma doença é sempre orgânica em sua etiologia e sempre psíquica em sua patogenia, Fanon argumenta:

> No caso específico que nos interessa, qual é a posição do mestre de Bonneval [Ey]? Os distúrbios mentais na heredodegeneração espinocerebelar não devem ser vistos como reações da personalidade a uma situação inferiorizante, tampouco devem ser reduzidos à produção de um inconsciente valorizador. As modificações caracteriais e os distúrbios da personalidade estão vinculados às alterações orgânicas da enfermidade em questão, independentemente do nível em que se situem. (Fanon [2015] 2020a: 359–60)

Assim, a resposta à sua pergunta de pesquisa é que não haveria uma relação causal direta entre a doença neurológica e os sintomas mentais, mas que os danos neurológicos, quando precoces, resultariam frequentemente em privações experienciais – tanto no âmbito social como no afetivo e no pedagógico – que interfeririam

# 32

no desenvolvimento cognitivo. Este, por sua vez, poderia favorecer alguns distúrbios de personalidade, especialmente quando associado a outras experiências traumáticas no plano simbólico. Aqui Fanon se afasta substancialmente tanto da psicanálise de Lacan como da Gestalt-terapia de Goldstein, sem deixar de se posicionar na encruzilhada entre ambas. O ponto de encontro continua sendo a já mencionada sociogenia, como mediação particular entre a filogenia (aspectos biológicos genéricos e aparelhos psíquicos) e a ontogenia (a experiência individual). Mas, nesse caso – diferentemente do que se observa em *Pele negra, máscaras brancas*, em que a psicanálise freudiana e a filosofia hegeliana se destacam –, a chave teórica privilegiada é o organodinamismo de Henri Ey.

O trabalho de conclusão de curso, que na faculdade de psiquiatria se chamava "tese de exercício", foi defendido com afinco e aprovado com elogios da banca. Agora, o dr. Fanon poderia escolher algum hospital psiquiátrico para fazer residência médica antes de ingressar definitivamente em sua vida profissional. Ao tomar conhecimento dos experimentos antimanicomiais de François Tosquelles (1912–94), Fanon opta por se matricular no hospital psiquiátrico de Saint-Alban, dirigido pelo psiquiatra marxista catalão. Durante dois anos, Fanon trabalharia em estreita relação com seu supervisor, publicando três trabalhos investigativos em colaboração com ele e outros tantos com outros pesquisadores que também atuavam no hospital. Os programas de reforma médica introduzidos mais tarde por Fanon nos hospitais de Blida, na Argélia, e Manouba, na Tunísia, decorrem de sua formação antimanicomial em Saint-Alban (Geismar 1972: 64).[17] É nesse período de estágio, também, que Fanon publica *Pele negra, máscaras brancas*, sem, contudo, gerar grande impacto no debate público francês.

Em 1953, depois de trabalhar como chefe de departamento em um hospital psiquiátrico localizado na pequena e chuvosa comuna de Pontorson, no interior da França, Frantz Fanon se muda

---

**17** Tais artigos estão disponíveis em Fanon ([2015] 2020a).

para Argélia a fim de assumir a direção de um hospital psiquiátrico na cidade de Blida, a cinquenta quilômetros da capital, Argel, onde aplica, não sem resistências, os ensinamentos de Tosquelles (Geismar 1972: 73). Segundo Alejandro De Oto (2003), importante pesquisador argentino do pensamento de Fanon, essa nova fase foi fundamental para o psiquiatra martinicano compreender os impactos do colonialismo sobre a estrutura psíquica humana, já que ele observara tanto os efeitos do colonialismo sobre a saúde mental como a presença do racismo científico na organização do hospital psiquiátrico. Em Blida, com a eclosão da luta anticolonial argelina, Fanon conheceu a violência da guerra e, sobretudo, os distúrbios mentais dela decorrentes.[18] Ao mesmo tempo, o seu clamor por uma profilaxia radical que "reestruturasse o mundo" encontrava viabilidade histórica. Assim, o dr. Fanon tomou partido, clandestinamente, da Revolução Argelina, recebendo e abrigando militantes torturados no hospital ou treinando outros em técnicas de primeiros socorros e até, em alguns casos, em táticas psíquicas de resistência à tortura, principal arma de guerra utilizada pelos militares franceses (Faustino 2018b).[19]

Em meio a esse período turbulento, Fanon ainda encontrou tempo para empreender estudos sociológicos e antropológicos na sociedade argelina, de forma a entender melhor o sofrimento psicossocial gerado pela discriminação colonial; as visões a respeito de saúde, doença e loucura; e os dispositivos clínicos exis-

18 Parte das anotações clínicas realizadas nessa época foi publicada por Fanon no capítulo 5 de *Os condenados da terra*, "Guerra colonial e distúrbios mentais" (Fanon [1961] 2010).

19 Com os militares franceses, a tortura deixava de ser apenas uma forma de obter informações para se converter em uma das principais armas da guerra colonial. As técnicas científicas ali desenvolvidas foram tão bem-sucedidas que os estrategistas franceses da batalha de Argel, como o coronel Roger Trinquier (1908–86), foram convidados pela CIA para sistematizar e ensinar seus experimentos – sobretudo no que tange à prática "científica da tortura em massa como forma de guerra política – naquilo que ficou conhecido posteriormente como a 'guerra moderna'" (Lippold 2021: 18).

**34**

tentes nas diferentes culturas argelinas (Faustino 2021b; Lippold 2021). No entanto, em 1956,[20] quando a permanência na Argélia torna-se politicamente insustentável devido à sua relação com os militantes argelinos – em especial com o líder nacionalista Abane Ramdane –, Fanon se desliga do hospital psiquiátrico para aderir oficialmente à revolução. Assim, escreve uma carta pública à administração colonial que remonta tanto às suas origens antimanicomiais tosquellianas como ao organodinamismo de Ey:[21]

> A loucura é um dos meios que o homem tem de perder sua liberdade. E posso dizer que, situado nessa interseção, pude constatar com horror a amplitude da alienação dos habitantes deste país.
>
> Se a psiquiatria é a técnica médica que se propõe permitir que o homem não seja mais um estrangeiro em seu ambiente, devo afirmar que o árabe, alienado permanente em seu país, vive num estado de despersonalização absoluta. (Fanon [1964] 2021: 19)

No exílio, como veremos a seguir, Fanon continua atuando em prol da Revolução Argelina enquanto trabalha como psiquiatra da clínica pública no hospital Charles Nicolle e no hospital psiquiátrico de Manouba, na Tunísia (Faustino 2018b). Aliás, nesse período, marcado por intensa pesquisa clínica e por serviços médicos à sociedade tunisiana, ele atende combatentes argelinos que cruzavam a fronteira para receber seus cuidados. Nessa época, porém, Fanon rompe com a tradição tosquelliana da psicoterapia institucional ao radicalizar os seus pressupostos antimanicomiais. A partir daí, passará a argumentar que o hospício é uma forma co-

---

**20** No mesmo ano, Fanon participou clandestinamente, pela Frente de Libertação Nacional da Argélia (FLN), do I Congresso de Artistas e Escritores Negros, na Sorbonne, em Paris (Silva 2013b; Faustino 2020d).

**21** Diferentemente de Lacan (1998), que entendia a loucura como uma "virtualidade permanente", "fiel companheira" da liberdade, Fanon se apoiava em Ey quando este caracterizava a loucura como uma patologia da liberdade, para pensá-la como perda de si.

lonial e sadomasoquista de violência que existe apenas para isolar o louco da sociedade, e não para cuidar de seu sofrimento, muito menos para reconhecê-lo como sujeito. Assim, proporá o fim do hospital psiquiátrico e a integração dos cuidados especializados em loucura ao hospital normal, junto com outras especialidades. Os ensaios e artigos clínicos escritos nesse período encontram-se reunidos no volume *Alienação e liberdade: escritos psiquiátricos* (Fanon [2015] 2020a).

# A POLÍTICA CLÍNICA DA REVOLUÇÃO AFRICANA

Os anos seguintes, na Tunísia, são marcados por intensa agitação política e participação em fóruns internacionais organizados pelos movimentos de libertação no continente africano e, sobretudo, por uma doação integral de Fanon à Revolução Argelina. Enquanto segue como médico psiquiatra e pesquisador antimanicomial, Fanon atua como embaixador argelino junto aos demais países magrebinos e, sobretudo, aos da África subsaariana. O trânsito desse intelectual originalmente martinicano no movimento de negritude permite o estabelecimento de parcerias pan-arabistas e pan-africanas (Lippold 2021). A outra tarefa, não menos importante, é atuar como colaborador do jornal *El Moudjahid*, na Argélia.

O mergulho intelectual de Fanon no espírito e na revolução argelinos, sua escrita cotidiana e sua participação em um processo coletivo influenciaram os rumos da revolução em curso, mas esta também influenciou o desenvolvimento intelectual do psiquiatra martinicano (Faustino 2021a, 2021b). Não à toa, o editor-chefe do jornal, Redha Malek, afirmou posteriormente: "*Os condenados da terra* não é mais do que um desenvolvimento e um aprofundamento de temas tratados em *El Moudjahid*, elaborados no dia

**36**

a dia da nossa redação" (apud Faustino 2021b: 21). Encontrava-se ali um importante laboratório político e sociológico que conectava um conjunto de preocupações e perguntas já esboçadas em *Pele negra, máscaras brancas*, mas que só puderam encontrar respostas históricas com a eclosão da Revolução Argelina, que Fanon não viveu para ver concluída.

Por uma série de razões editoriais e históricas, esses artigos do jornal chegaram até nós separadamente, uma parte em *Por uma revolução africana: textos políticos* (Fanon [1964] 2021), outra nos *Escritos políticos* (Fanon [2015] 2021). Em ambos os volumes, compostos sobretudo de artigos escritos entre 1957 e 1960, no calor da batalha anticolonial, encontramos as reflexões de Fanon sobre a relação entre política, cultura, religião e identidade; o racismo e o eurocentrismo das esquerdas democrática e revolucionária; o neocolonialismo; a violência colonial; a necessidade, os limites e os riscos da violência anticolonial; o pan-africanismo e o anti-imperialismo; a solidariedade entre os povos do Terceiro Mundo, entre outras. Ao mesmo tempo, encontramos alguns artigos e cartas de Fanon que não foram publicados no referido jornal, mas que são subsídios para entender aspectos sensíveis de seu pensamento, como a relação entre racismo e saúde, bem como as suas críticas aos limites da negritude.

Em 1959, Fanon publica *L'An v de la Révolution Algérienne* [O quinto ano da Revolução Argelina]. Nesse livro, também conhecido como "Sociologia de uma revolução", faz um relato fantástico do processo de mobilização social em curso na Argélia, discutindo os dilemas e conflitos vividos no processo de libertação nacional. Retoma o debate a respeito da interdição do reconhecimento dos colonizados como humanos, mas enfatiza o papel da luta anticolonial como possibilidade de desintoxicação subjetiva dos efeitos do colonialismo (Faustino 2018b). Aqui, a temática da identidade – seja racial, cultural ou nacional – ocupa lugar de destaque. Resistir ao colonialismo exige, em situações concretas, contrapor-se à cultura colonial, preservando e defendendo os elementos simbólicos negados. No entanto, Fanon insiste em alertar sobre os riscos desse procedimento quando a identidade é tomada como ente essencial e a-histórico, perdendo-se de vista tanto as contradições e diferenças a ela inerentes como os elementos universais que compõem a experiência humana genérica. Se foi o branco que criou o negro [*nègre*] ao recusar-se a reconhecê-lo como humano, o horizonte da luta anticolonial não é o fechamento identitário, mas a sua superação (Faustino 2018a).

Para além disso, Fanon enfatiza que os meios de comunicação, os saberes médicos, os valores culturais que chegaram com os europeus às colônias, embora sistematicamente mobilizados como instrumentos de opressão colonial, não são propriedade dos brancos, mas fruto do conhecimento humano historicamente acumulado – ou espoliado ao longo dos séculos de colonização, saque, rapinagem e estupro –; portanto, podem ser apropriados, desde que ressignificados pelos povos em luta, possibilitando-lhes avançar em seu intento emancipador:

> A rádio, o aparato receptor, perde seu coeficiente de hostilidade, despoja-se de seu caráter estranho e organiza-se na ordem coerente da nação em luta. Na psicose alucinatória, depois de 1956, as vozes radiofônicas se convertem em protetoras e cúmplices. Os insultos e as acusações desaparecem e cedem lugar às palavras de estímulo e fôlego. A técnica estrangeira, "digerida" pela luta nacional, converteu-se em um instrumento de combate para o povo e em um órgão protetor contra a angústia. (Fanon [1959] 1968: 73)

Isso não significa renunciar ao repertório cultural próprio, em um movimento de negação de si; ao contrário, na luta anticolonial, a valorização da cultura particular tem uma função fundamental. O problema é se esquecer de seu caráter dinâmico, aberto e contraditório, tomando-a como ente autônomo e essencialista (Faustino 2013b). O ponto é que, para Fanon, a Revolução Argelina estava restituindo a humanidade aos argelinos, outrora coisificados: "ao se propor à libertação do território nacional, visa não apenas à morte desse todo, mas à elaboração de uma nova sociedade", ou seja, "não é somente o fim do colonialismo, mas o fim, nessa parte do mundo, de um germe de gangrena e de uma fonte de epidemia [...] uma derrota para o racismo e a exploração do homem: ela inaugura o reinado incondicional da justiça" (Fanon [1964] 2021: 26).

## CONDENADO PELOS GLÓBULOS BRANCOS: NOVAMENTE A ENCRUZA...

Em dezembro de 1960, no auge de sua atuação política, depois de circular por várias partes do continente africano fomentando a necessidade de expandir a guerra de libertação a outros países, Fanon inicia a escrita de um livro que problematizaria a relação da Revolução Argelina com outros povos do continente. No entanto, depois de um intenso mal-estar, é diagnosticado com leucemia, logo percebendo, diante do estágio em que a medicina se encontrava à época, que lhe restava pouco tempo de vida. A escrita do livro se acelera, de forma a sintetizar o acúmulo teórico antes que o tempo se esgotasse (Faustino 2018b). Foi em alguns meses, nesse contexto, que redigiu o famoso *Os condenados da terra*. Enquanto lutava contra o definhamento de seu corpo, Fanon chegou a voar para a Itália a fim de encontrar Jean-Paul Sartre e Simone de Beauvoir, a fim de encomendar ao filósofo o prefácio de seu livro (Beauvoir 2009).

A obra trata, entre outros assuntos, dos conflitos implícitos no colonialismo e na luta anticolonial. Alerta que a violência é parte fundante da sociedade colonial, estando presente em todas as suas expressões materiais e simbólicas (Tosold 2018). Constata, ainda, que a superação da lógica colonial só seria viável naquelas situações em que os colonizados empreendessem força material proporcionalmente capaz de abalar as forças sociais a ponto de fazer surgir um homem novo.

> A descolonização se propõe a mudar a ordem do mundo, é, como se vê, um programa de desordem absoluta [...]. A descolonização é o encontro de duas forças congenitamente antagônicas, que têm precisamente a sua origem nessa espécie de substancialização que a situação colonial excreta e alimenta. [...] é verdadeiramente a criação de homens novos. Mas essa criação não recebe a sua legitimidade de nenhuma potência sobrenatural: a "coisa" colonizada se torna homem no processo mesmo pelo qual ela se liberta. (Fanon [1961] 2010: 52–53)

Em um diálogo constante com os movimentos internacionais ligados ao terceiro-mundismo, Frantz Fanon alerta que, mesmo na África, o processo de revolução nacional não pode ignorar as especificidades de objetivação do capitalismo, a composição das diferentes classes sociais e seus interesses. O empobrecimento e a destruição de recursos sociais e naturais nos territórios colonizados é inversamente proporcional ao desenvolvimento social e ao conforto das classes dominantes nos países centrais. No entanto, o racismo colonial não serviria apenas aos interesses imediatos das classes dominantes europeias mas também a uma certa gestão social da luta de classes nos centros capitalistas a partir do trabalho excedente gerado pela superexploração nas colônias. Essa realidade relega aos territórios uma produção de bens primários voltados à exportação, uma classe operária incipiente, um campesinato pauperizado e analfabeto, uma burguesia local subordinada a interesses externos (Faustino 2018a).

Essas burguesias, forjadas no processo colonial, mesmo quando apoiavam as lutas independentistas, tendiam a trair sua "vocação" de classe e a não assumir a dianteira do processo produtivo que lhes permitiria acumular o excedente de produção no pró-

**40**

prio país. Contentavam-se, voltadas contra os interesses de toda a nação, a se colocar como coadjuvantes dos interesses imperialistas e a favor da continuidade dos processos de hiperexploração da força de trabalho. O terceiro capítulo de *Os condenados da terra*, "Desventuras da consciência nacional", enfatiza que a superação do colonialismo não depende apenas da eleição de líderes africanos mas também de uma reorganização das relações de produção, orientada em função das reais necessidades do povo e por ele protagonizada. Do contrário, todo o esforço dos movimentos de libertação se veria afogado no neocolonialismo: "Essa burguesia que se afasta cada vez mais do povo em geral nem consegue arrancar do Ocidente concessões espetaculares: investimentos interessantes para a economia do país, instalações de certas indústrias. Em contrapartida, as fábricas de montagem se multiplicam, consagrando assim o tipo neocolonialista no qual se debate a economia nacional" (Fanon [1961] 2010: 204–05).

Outro ponto de encruzilhada presente em *Os condenados da terra* é a aposta – que também se trata de um alerta – nos riscos e nos limites da afirmação identitária. Para Fanon, os povos colonizados não ficaram inertes à colonização e buscaram desenvolver estratégias diversas de resistência e emancipação. Para tal, apresentam como desafio a recusa à posição de objeto, tomando para si os referenciais da negrura, atribuídos pelo colonizador, mas esvaziando-os de seus significados negativos e invertendo-os positivamente, em seus próprios termos, a partir da afirmação de sua negritude. Para o autor, "essa negritude lançada contra o desprezo do branco se revelou, em certos setores, como o único fator capaz de derrubar interdições e maldições" (Fanon [1961] 2010: 246). No entanto, como veremos nos capítulos subsequentes, essa "essência negra" que se busca restaurar ou libertar é, na verdade, uma invenção do racismo colonial, a serviço da desumanização do africano escravizado nas Américas; aceitá-la é afirmar retoricamente a rejeição aos pressupostos coloniais, sem recusá-los de fato (Fanon [1961] 2010: 253).

Para Fanon, seria necessário ir além da afirmação das especi- ficidades culturais historicamente negadas, e não se limitar a ela (Faustino 2013a). Como veremos, a saída desse impasse exigiria, como ele afirma, descer ao "verdadeiro inferno" (Fanon [1952] 2020: 22), indo além da mera afirmação da identidade historica- mente negada em direção ao humano genérico. No entanto, essa desalienação só é possível mediante a reestruturação radical do mundo. Fanon almejava a revolução social como possibilidade histórica e, principalmente, como condição para superar as alie- nações psicossociais que permitiram curar as feridas físicas e psí- quicas promovidas pelo complexo colonial. Mas sabia que as lutas sociais não poderiam ter êxito se não tivessem como ponto de partida a realidade concreta em que surgiam; por isso, a afirmação histórica e contingente das identidades negadas é um tipo de mal necessário ao qual não se pode renunciar quando se está diante de ataques discriminatórios. Mas o branco precisa morrer enquanto branco para que o negro e a negritude não tenham mais razão de existência, pois a emancipação se efetiva quando ambos, brancos e negros, estiverem libertos de sua *brancura* e de sua *negrura*.[22]

## O ÚLTIMO TEXTO

Em setembro de 1961, alguns meses depois de terminar seu úl- timo livro, o estado de saúde de Fanon se deteriora. Ele, então, aceita a contragosto um convite para se tratar em Washington. Sabe que sua doença não tem cura, mas espera que o tratamento prolongue seus dias de vida. Escreve, na ocasião, a seguinte carta:

O que eu queria dizer a você, Roger, é que a morte está sempre co- nosco e que o importante não é saber como evitá-la, mas sim a cer-

---

**22** Ver, no capítulo 2, a seção "A teodiceia, a dupla consciência e o duplo narcisismo", p. 66.

# 42

teza de que fizemos o nosso melhor para as ideias que acreditamos. A única coisa que me choca, deitado aqui nesta cama e sentindo a força que deixa o meu corpo, não é estar morrendo, mas estar morrendo de leucemia aguda em Washington, DC, quando eu poderia ter morrido há três meses enfrentando o inimigo no campo de batalha, momento em que eu sabia que eu tinha esta doença. Nós não somos nada nesta terra se não o fizermos para servir, em primeiro lugar e acima de tudo, uma causa, a causa do povo, a causa da liberdade e da justiça. Eu quero que você saiba que, mesmo quando os médicos já tinham perdido toda a esperança, eu ainda estava pensando, em uma névoa concedida, mas pensando, no entanto, no povo argelino, nas pessoas do Terceiro Mundo, e se eu consegui segurar, foi por causa deles. (Frantz Fanon apud Faustino 2018b: 122)

Em 6 de dezembro de 1961, morre Frantz Omar Fanon na terra em que jamais quis colocar os pés, algumas semanas depois de ter tido uma aparente melhora no quadro de saúde e visto os primeiros exemplares impressos de *Os condenados da terra*. A encruza, aqui, ganha outro rumo, uma vez que o morto – ou, pelo menos, seus feitos, ideais e reflexões – seguiu desafiando o tempo e o espaço com a atualidade de suas provocações. Como nos lembra Italo Calvino, "um clássico é um livro que nunca terminou de dizer aquilo que tinha para dizer" (Calvino 2009: 11).

Os escritos de Frantz Fanon só foram integralmente publicados em livro há pouco tempo, em francês. Organizada em dois volumes – *Œuvres: Avant-Propos de la Fondation Frantz Fanon* (2011) e *Écrits sur l'aliénation et la liberté: Œuvres II* (2015) –, a obra completa de Fanon saiu pela editora La Découverte, antiga François Maspero, que havia originalmente publicado a maior parte de seus livros. *Œuvres* reúne em um só volume os já conhecidos *Peau noire, masques blancs* (Seuil, 1952), *L'An V de la Révolution Algérienne* (François Maspero, 1959), *Les Damnés de la terre* (François Maspero, 1961) e *Pour la Révolution africaine: Écrits politiques* (François Maspero, 1964). *Œuvres II* contém uma série de artigos de Fanon, até então inacessíveis, reunidos por Jean Khalfa e Robert J. C. Young em um volume de mais de oitocentas páginas. Na primeira parte desse segundo compêndio, intitulada "Théâtre", encontram-se duas peças escritas por Fanon quando era estudante de medicina, *L'Œil se noie* e *Les Mains parallèles*, publicadas no Brasil pela editora Segundo Selo sob o título *O olho se afoga/ Mãos paralelas: teatro filosófico*. Na segunda parte do compêndio, "Écrits psychiatriques", estão os textos dedicados à clínica pública. Editada integralmente no Brasil pela editora Ubu sob o título *Alienação e liberdade: escritos psiquiátricos*, reúne os artigos de Fanon em parceria com François Tosquelles apresentados em congressos psiquiátricos, os textos publicados no jornal interno do hospital psiquiátrico de Blida-Joinville entre os anos de 1953 e 1956, os artigos escritos em Túnis quando Fanon, exilado com sua família, atuou nos hospitais psiquiátricos Razi, em Manouba, e Charles Nicolle, em Túnis, assim como, e sobretudo, o seu segundo trabalho de conclusão de curso, aprovado em 1951 pela banca da faculdade de psiquiatria de Lyon. A terceira parte da coletânea, "Écrits politiques", reúne um conjunto de artigos publicados no jornal *El Moudjahid* e atribuídos a Fanon durante a Revolução Argelina. São textos considerados inéditos, uma vez que os artigos até então reconhecidos como de Fanon estavam concentrados em *Pour la Révolution africaine* (1964). Os "Écrits politiques" saíram no Brasil pela editora Boitempo, em 2021, com título *Escritos políticos*. A quarta e a quinta partes do compêndio são compostas, respectivamente, de algumas cartas de Fanon a seus editores e da listagem dos livros de sua biblioteca, com a descrição das anotações contidas neles; nenhuma das duas foi traduzida para a língua portuguesa. Já *Pour la Révolution africaine: Écrits politiques* foi publicado pela editora Zahar com o título *Por uma revolução africana: textos políticos*.

Esse conjunto volumoso de textos – produzidos em incríveis dez anos de intensa militância política, sob condições adversas, como atentados, exílio com a família e atuação clínica – revelam um espectro muito amplo de temas, agendas de pesquisa e possíveis caminhos de investigação. Veremos, pois, que na escrita de Fanon a separação disciplinar entre a política, a psicologia, a filosofia, a psicanálise, a sociologia, a psiquiatria e a antropologia, naquilo que Lewis Gordon (2006) nomeou como "decadência disciplinária", é sistematicamente confrontada por uma *perspectiva política, estética e teórica de encruzilhada*, que viabiliza o desvelamento das "determinações reflexivas"[23] que compõem e conformam o "complexo colonial" (Fanon [2015] 2021).

A noção de "complexo colonialista" (*ensemble colonialiste*) (Fanon [1964] 2021: 71), também traduzida por Muryatan Santana Barbosa (2018) como "configuração colonialista", procura explicitar a interdição do reconhecimento da humanidade do colonizado nos planos tanto ético e político como estético, a partir de uma violência sistêmica total (Faustino 2021a, 2021b). É, pois, na apreensão da relação recíproca entre os diversos elementos que compõem o complexo colonialista, mas, principalmente, na compreensão do colonialismo como parte inerente e insuperável do

---

23 A noção de determinações reflexivas [*Reflexionsbestimmungen*] é pensada aqui como a articulação recíproca entre diferentes – e às vezes até contraditórias – instâncias da realidade concreta. Inspirado pela dialética hegeliana (Hegel 2017) – mas se distanciando ontologicamente de seu logicismo inerente –, Marx (2008) resgatará essa noção, em termos materialistas, para problematizar a relação recíproca e complexa entre diferentes componentes da sociedade civil burguesa [*bürgerliche Gesellschaft*] e a sociabilidade nela existente. Embora essa relação não seja necessariamente linear, simétrica nem mecânica, como argumenta G. Lukács, o seu desvelamento permite a apreensão da "articulação recíproca de categorias aparentemente estanques, mas na realidade indissoluvelmente condicionadas umas pelas outras" (Lukács 1979: 82). A realidade social esboçada por Fanon é síntese de múltiplas determinações que se articulam, se negam e se influenciam mutuamente. Ainda que o termo "determinações reflexivas", tal como proposto por Hegel, Marx e Lukács, seja exógeno aos escritos de Fanon, parte-se aqui da hipótese de que ele aponta exatamente para tal relação recíproca ao tematizar as expressões próprias à exploração colonial como forma particular e, ao mesmo tempo, intercambiável a outros estranhamentos humano-societários na ordem sociometabólica do capital.

complexo de complexos sociometabólicos do capital, que Fanon assume uma posição teórica oximora (Sekyi-Otu 1996), poética e ao mesmo tempo rigorosa, que será nomeada aqui como *perspectiva de encruzilhada* (Faustino 2020e). *Encruzas* éticas, políticas e estéticas submetem a teoria à realidade concreta, assim como a concebem como passível de ser alterada por uma práxis revolucionária teoricamente orientada para a reestruturação total do mundo tal como o conhecemos (Faustino 2021c) – tarefa que aproxima intimamente a obra, a vida e a postura de Fanon.

Os/as leitores/as interessados/as na obra de Fanon terão várias portas de entrada para conhecê-la. Se o interesse for a investigação clínica do autor, certamente *Pele negra, máscaras brancas* é o ponto de partida mais acertado e, em seguida, *Alienação e liberdade: escritos psiquiátricos*. Ainda assim, a leitura dos capítulos iniciais de *Por uma revolução africana* e dos capítulos finais de *L'An V de la Révolution Algérienne* traz debates fundamentais sobre a tortura, a relação entre a medicina e o colonialismo e, sobretudo, a relação entre racismo e adoecimento. Se o interesse for o conhecimento da posição do autor sobre a Revolução Argelina, os dois últimos livros citados, acrescidos de *Escritos políticos*, são passagem obrigatória e, talvez, pontos de partida frutíferos. Agora, se o foco for a discussão sobre branquitude, *Pele negra, máscaras brancas* é incontornável, e, depois, pode ser extremamente útil acompanhar as críticas de Fanon à esquerda francesa presentes nos artigos publicados em *Por uma revolução africana* assim como nos *Escritos políticos*. Já a relação entre capitalismo e racismo está mais desenvolvida em *Os condenados da terra*, embora seja uma questão transversal a todos os livros.

Os textos presentes em *Por uma revolução africana*, *Escritos políticos* e *Os condenados da terra* são também ótimas oportunidades para estudar a posição de Fanon sobre nacionalismo, pan-africanismo e movimento de negritude. Mas a chave para entender a encruzilhada presente em seu argumento está, indubitavelmente, no capítulo 5 de *Pele negra, máscaras brancas*, em especial no diá-

**46**

logo crítico que Fanon estabelece com Sartre.[24] Do mesmo modo, o confronto entre *Pele negra, máscaras brancas* e *L'An v de la Révolution Algérienne* pode oferecer uma visão bem mais complexa do que a usual a respeito das relações de gênero em Frantz Fanon.[25] Mais uma vez, as possibilidades de entrada são muitas, a depender do interesse. Talvez o melhor lugar para começar a ler Fanon seja a encruzilhada.

---

**24** Uma sugestão de leitura nesse sentido pode ser Faustino (2020d).
**25** Como veremos nos capítulos a seguir, há uma importante bibliografia sendo produzida a esse respeito.

Capítulo 2

# ENCRUZILHADAS TEÓRICAS

*Ele não podia faltar*
*na nossa encruza,*
*sempre a trabalhar.*
*Ele é Exu Mirim,*
*é protetor da porteira deste congá.*
Ponto para Exu Mirim (domínio popular)

# A SOCIOGÊNESE DO COLONIALISMO E A INTERDIÇÃO DO RECONHECIMENTO

A palavra "sociogenia" é citada apenas uma vez por Fanon, curiosamente em seu primeiro livro, *Pele negra, máscaras brancas*, quando a contrasta com outras duas categorias psicológicas, nomeadas como "filogenia" e "ontogenia". A psicologia filogenética, ou constitucional, é aquela que relaciona o comportamento humano à morfologia e à fisiologia humanas, partindo de uma correlação generalizante entre o perfil corporal e as características psicológicas dos sujeitos. Fanon, estudante de psiquiatria preocupado com as dimensões sociais do sofrimento psíquico, comemora as rupturas representadas por Freud ao inserir a perspectiva ontogênica – ou seja, o papel da experiência individual – nas reflexões sobre os processos psíquicos filogenéticos. No entanto, advoga pela necessidade de considerar a constituição do sujeito na relação recíproca com seu contexto histórico e social concreto. Por isso argumenta:

> Em reação à tendência constitucionalizante do final do século XIX, Freud, por meio da psicanálise, exigiu que se levasse em conta o fator individual. Ele substituiu uma tese filogenética pela perspectiva ontogenética. Veremos que a alienação do negro não é uma questão individual. Além da filogenia e da ontogenia, existe a sociogenia. Num certo sentido, [...] digamos que se trata, neste caso, de um sociodiagnóstico. (Fanon [1952] 2020: 25)

Assim, a perspectiva sociogênica se apresenta como uma mediação dialética que não anula nem a experiência individual nem aquilo que é mais geral, do ponto de vista das capacidades humanas ou dos processos psíquicos. Essas mediações, no entanto, não são entidades metafísicas ou biológicas, mas sim determinações históricas que atravessam as condições concretas de vida, restringindo e constrangendo as possibilidades de subjetivação. A ênfase na dimensão histórico-social, aqui, é fundamental, pois permite pensar as mediações como elementos sujeitos à intervenção humana através de uma práxis política. Por essa razão, antes de enfatizar que o "prognóstico está nas mãos daqueles que anseiam abalar as carcomidas fundações do edifício", Fanon argumenta: "A sociedade, ao contrário dos processos bioquímicos, não está imune à influência humana" (Fanon [1952] 2020: 25).

Como já discutido em outro lugar (Faustino 2018b), a abordagem fanoniana das questões psíquicas foi bastante influenciada pela psicologia constitucional de François Tosquelles, principalmente no que tange à relação entre psicologia e sociedade. Como é possível ler tanto em seu artigo "A 'síndrome norte-africana'" ([1964] 2021), originalmente publicado em 1952, como nas proposições que defenderá mais tarde em *Os condenados da terra* ([1961] 2010), para ele, a não observação das raízes econômicas e sociais das neuroses psíquicas levaria, no mais das vezes, a diagnósticos equivocados. A carta de demissão escrita por Fanon em 1956 ao governo colonial argelino explicita essa posição: "Mas o que são o entusiasmo e a preocupação de um homem se diariamente a realidade é tecida de mentiras, covardias e desprezo pelo homem? De que valem as intenções se encarná-las torna-se impossível pela indigência do coração, a esterilidade do espírito, o ódio dos autóctones deste país?" (Fanon [1964] 2021: 93).

Em outro lugar, o autor insiste que a "colonização, na sua essência, já se apresentava como uma grande provedora dos hospitais psiquiátricos" (Fanon [1961] 2010: 287) e, portanto, qualquer esforço de *emancipação psíquica* seria inútil caso não se desmantelasse a realidade colonial (Fanon [1964] 2021). Ao indivíduo submetido à situação colonial é exigido "que viva sem a própria matéria de sua afetividade" (Fanon [1961] 2010: 19). Enquanto esse fator não fosse levado em consideração, não seria possível estabelecer um diagnóstico psíquico coerente, pois, no plano político e social, seria inviabilizado aquilo que ele entendia por "verdadeira desalienação do negro" (Fanon [1952] 2020: 25).

Isso não significa que os recursos oferecidos pela psicologia, pela psiquiatria ou mesmo pela psicanálise sejam dispensáveis, mas, pelo contrário, que deveriam ser associados à percepção de que, em primeiro lugar, "a neurose não é constitutiva da realidade humana" (Fanon [1952] 2020: 166–67), podendo ser superada por meio de uma práxis política que vá além da clínica. Por outro lado, para ele, essa *tomada de consciência* deve ser pautada por uma análise que ultrapasse a dimensão meramente econômica da dominação. O próprio marxismo que ele conheceu e com o qual dialogou criticamente ao longo da sua produção precisaria ser "ligeiramente estendido" (Fanon [1961] 2010: 56) para dar conta desse mundo onde até a dialética parece operar com restrições. O que Fanon reivindica é a análise concreta das mediações históricas e sociais pelas quais tanto os indivíduos singulares como o gênero humano são atravessados em determinado tempo e espaço. Para isso, esboça uma análise que busca articular dialeticamente as diversas instâncias éticas, políticas, estéticas e subjetivas, assim como as formas de aparição do ser social. Isso significa, para ele, incontornavelmente, o desvelamento das *determinações reflexivas* entre capitalismo, colonialismo e racismo, mediante a investigação precisa da gênese e da função do racismo e da racialização no contexto de desenvolvimento, consolidação e crise da sociedade capitalista.

## A LIBERDADE ESTÁ NA "ZONA DO NÃO SER"

Em um estreito diálogo com o existencialismo francês, Fanon oferece uma abordagem positiva a respeito dos caminhos tortuosos

**52**

e das frustrações que compõem a experiência individual. Para ele, "existe uma *zona do não ser*, uma região extraordinariamente estéril e árida, uma encosta perfeitamente nua, de onde pode brotar uma aparição autêntica" (Fanon [1952] 2020: 22; grifo meu), ou seja, a vida humana é plena de contradições e dilemas sociopsíquicos existenciais dos mais variados que, embora difíceis e às vezes insuportáveis, possibilitam ampliar a nossa consciência sobre o mundo, a liberdade e a responsabilidade para conosco e com os outros. Por essa razão, é impossível viver sem conflitos, e somente aqueles que ousam encarar as próprias contradições, descendo "ao verdadeiro inferno" (Fanon [1952] 2020: 22), podem assumir a responsabilidade pela própria existência.

Ao comentar esse aspecto da reflexão, o filósofo jamaicano Lewis Gordon associa Fanon a Dante Alighieri, em sua descida ao inferno como caminho necessário à subida em direção ao Paraíso. Para ele, em *Pele negra, máscaras brancas*, o psiquiatra martinicano nos oferece a possibilidade dessa descida:

> A conexão com o inferno de Dante levanta a questão, no entanto, do papel de Fanon em seu texto. É Fanon Dante, o candidato ameaçado pelo pecado (o "fogo" que ele trouxe para a verdade), ou Virgílio, o ("arrefecido") guia de Purgatório? Ou ele é ambos, ao mesmo tempo? O mundo social é tal que não consiste simplesmente em uma mediação formal de filogenia e ontogenia. Ele também oferece o conteúdo, a estética, e as dimensões "vividas" da mediação. Fanon, nosso guia, então, planeja levar-nos através das camadas de mediação oferecidas ao negro. Como tal, ele funciona como Virgílio guiando-nos através de um mundo que muitos de nós, sendo "imbecis", precisam ver, mas muitas vezes se recusam. (L. R. Gordon 2015: 19–20)

Desde o início, é nítido que Fanon está disposto a descer ao mais profundo da existência humana e encontrar-se consigo como "um homem entre outros homens" (Fanon [1952] 2020: 128). Mas o problema sobre o qual alerta é que a sociabilidade colonial impede que o negro empreenda "essa descida ao verdadeiro inferno" (Fanon [1952] 2020: 22), dificultando, assim, a vivência plena e, sobretudo, a superação dos conflitos existenciais que nos tornam humanos. Para fundamentar seu argumento, Fanon retoma a dialética do senhor e do servo [*Dialektik von Herr und Knecht*],[26] presente na *Fenomenologia do espírito*, de Hegel.

Em seu estreito comprometimento com a concepção de sociedade civil oferecida pelos economistas burgueses de sua época, Hegel elaborou uma *teleologia teológica* que atribuía ao Estado moderno a "autorrealização da razão", a "justificação de Deus na história" (Hegel 2008: 29–30). Se, por um lado, essa formulação se desenvolveu a partir de uma categoria lógico-filosófica abstrata que identifica na Europa – mais precisamente no Estado germâ-

---

**26** Embora a edição brasileira defina *Knechtschaft* e *Knecht*, respectivamente, como "escravidão" e "escravo", optou-se por traduzi-los neste livro, na medida do possível, como "servidão" e "servo". Tal opção ampara-se em Rollins (2007), ao lembrar que Hegel tinha em mente a servidão feudal, e não a escravidão colonial, ao formular a sua alegoria. Essa diferença no estatuto da coerção é fundamental para o argumento aqui adotado, embora se reconheça que a tradução de *Knecht* como "escravo" seja perfeitamente plausível e que o próprio Fanon ([1952] 2020: 190), ao utilizar a tradução francesa de Hegel empreendida por Jean Hyppolite, empregue o termo *esclave* [escravo]. Chama a atenção, no entanto, a nota de rodapé oferecida pelo tradutor francês de Fenomenologia *do espírito*, ao optar por *servitude* [servidão], e não por *esclavage* [escravidão], para *Knechtschaft* (Hegel 1939: 156).

Essas informações são pertinentes porque a época em que Fanon escreveu *Pele negra, máscaras brancas* foi marcada por uma leitura de Hegel, na França, que identificava na problemática da alienação e da alegoria do senhor e do escravo uma metáfora para problematizar as contradições econômicas e sociais. Os cursos de Hegel oferecidos por Kojève e Hyppolite, bem como a então recente circulação dos *Manuscritos econômico-filosóficos* de Marx, foram tomados como as principais referências teóricas para as reflexões de Fanon (Ortiz [1985] 2012). Por esse motivo, o breve retorno a Hegel e a sua comparação com Fanon pode ser ilustrativo para o debate proposto.

**54**

nico – *a universalidade autoantecipadora do espírito universal,*[27] por outro lado, como alerta o filósofo marxista István Mészáros, oferece um esquema especulativo que aponta para uma *abertura radical da história* que considera o "lado subjetivo e ativo do processo multifacetado dos intercâmbios sócio-históricos", constituindo, assim, uma "grande conquista no caminho de tornar a dinâmica geral do desenvolvimento histórico inteligível em termos da intervenção humana consciente" (Mészáros 2008: 130).

Assim, embora o filósofo alemão esbarre nesse "fechamento arbitrário da dinâmica histórica na estrutura do Estado moderno" (Mészáros 2008: 129), sua problematização sobre a relação entre o Eu e o Outro vai além das dimensões subjetivas e intersubjetivas, com o objetivo de afirmar a existência da história como expansão da liberdade do espírito em direção à autoconsciência. Em seus escritos, a consciência de *minha* existência depende da interação e, sobretudo, do reconhecimento dos outros para *comigo*, pois é na relação com o *Outro* – como exterioridade objetiva – que me faço e me percebo *Eu*. Em suas palavras: "A consciência-de-si é em si e para si quando e porque é em si e para si para uma Outra; quer dizer, só é como algo reconhecido" (Hegel 1999: 126).

No mesmo caminho, mas direcionando a reflexão para pensar o dilema do negro na sociedade moderna, Fanon inicia a seção "O negro e Hegel", do capítulo 7, "O negro e o reconhecimento", de *Pele negra, máscaras brancas*, afirmando que o "homem só é humano na medida em que busca se impor a outro homem,[28] a fim de ser reconhecido por ele" (Fanon [1952] 2020: 227). A dialética do reconhecimento, prossegue Fanon, pressupõe que o Eu e o

---

27 O que, em última instância, significaria tomar a sociedade burguesa como horizonte final de desenvolvimento do *Espírito Absoluto*.

28 A utilização do termo "homem" como expressão de "humano", mas também as possibilidades, os limites e as contradições da teoria fanoniana diante das relações de gênero foram objeto de discussão em Chow (1999), Fuss (1994), L. R. Gordon (2015), hooks (1996), Rabaka (2010), Sharpley-Whiting (1998), Young (1996).

Outro se façam humanos em uma relação recíproca, evitando enclausurar um ao outro em sua "realidade natural"; caso contrário, a dialética não se completaria, tornando "irrealizável o movimento em duplo sentido" (Fanon [1952] 2020: 227). Em ambos os autores, a consciência de si é *em-si* e *para-si* porque é legitimada por outra consciência e, portanto, o movimento de reconhecimento pressupõe ir além do *em-si* do próprio sujeito, identificando o seu *ser* no Outro. O movimento dessas duas consciências, cada qual desejando fazer da outra o objeto de sua satisfação, é expresso por uma luta de vida ou morte para provar-se a si mesma e à outra. É somente a partir dessa luta que a consciência pode elevar-se à *verdade de si*, como se pode ler em Hegel: "O indivíduo que não arriscou a vida pode bem ser reconhecido como pessoa; mas não alcançou a verdade desse reconhecimento como uma consciência-de-si independente. Assim como arrisca a própria vida, cada um deve igualmente tender à morte do outro; pois para ele o Outro não vale mais que ele próprio" (Hegel 1999: 128).

Nesse ponto, deparamos com um aspecto crucial da reflexão fanoniana, pois esse Outro que não arriscou a vida em busca da afirmação de si como liberdade não pode ter a "certeza de si mesmo"; ao contrário, "sua essência se lhe apresenta como um Outro, está fora dele; deve suprassumir seu ser fora-de-si" (Hegel 1999: 128). Não é à toa, se recorrermos ao lendário W. E. B. Du Bois, que o racismo antinegro atua na consciência como um *véu* que a leva a se enxergar com o olhar do outro que a nega.[29] Essa

---

29 Ao comentar os dilemas vividos pelo negro nos Estados Unidos, Du Bois, que também foi leitor de Hegel, coloca o problema da seguinte forma: "o negro é uma espécie de sétimo filho, nascido com um véu e aquinhoado com uma visão de segundo grau neste mundo americano – um mundo que não lhe concede uma verdadeira consciência de si, mas que apenas lhe permite ver-se por meio da revelação do outro mundo. É uma sensação estranha, essa consciência dupla, essa sensação de estar sempre a se olhar com os olhos de outros, de medir sua própria alma pela medida de um mundo que continua a mirá-lo com divertido desprezo e piedade. E sempre a sentir a sua dupli-

**56**

consciência cindida – *duplicada* – não pode, portanto, ser puramente para-si (independente), mas apenas *para um outro*, como *coisidade inessencial*.

Em Hegel, inicialmente, a consciência independente é o *senhor*, e a dependente é o *servo*. Entretanto, a polarização entre uma consciência dependente e outra independente apresenta-se apenas no nível mais *imediato* da alegoria: de um lado, ao relacionar-se com o mundo e consigo, *mediante* o trabalho do servo, o senhor afirma-se como potência sobre ele, negando-o em sua *essência*, enquanto sujeito, a partir da *dominação*. De outro lado, ao fazer do servo a *coisa* que transforma o seu *desejo* em *gozo*, o senhor se torna *dependente do trabalho* dele, "enquanto o lado da independência deixa-o ao servo, que a trabalha" (Hegel 1999: 131; trad. modif.). Ao final do processo, percebe-se que, para ele, "a consciência inessencial é, nesse reconhecimento, para o senhor, o objeto que constitui a verdade da certeza de si mesmo" (Hegel 1999: 192), ou seja, o senhor deixa de estar *certo de si* como *verdade* e percebe que a sua verdade é uma "consciência inessencial" que está fora dele. Em contrapartida, a verdade, como "consciência independente", emerge como própria da consciência servil rumo ao reconhecimento recíproco do ser *em-si* e *para-si* do outro:

> A verdade da consciência independente é, por conseguinte, a consciência servil. Sem dúvida, esta aparece de início fora de si, e não como a verdade da consciência-de-si. Mas, como a dominação mostrava ser, em sua essência, o inverso do que pretendia ser, assim também a servidão, ao realizar-se cabalmente, vai tornar-se, de fato, o contrário do que é imediatamente, e entrará em si como consciência recalcada sobre si mesma e se converterá em verdadeira independência. (Hegel 1999: 193; trad. modif.)

---

cidade – americano e Negro; duas almas, dois pensamentos, dois esforços irreconciliados; dois ideais que se combatem em um corpo escuro cuja força obstinada unicamente impede que se destroce" (Du Bois 1999: 54).

Esse aspecto da dialética foi recebido com entusiasmo pelo marxismo por destacar a importância do *trabalho* para o ato de fazer-se humano, como é possível ler nos *Manuscritos econômico-filosóficos*:

> [Hegel compreende] a essência do trabalho e concebe o homem objetivado, verdadeiro, pois esse é o homem efetivo como o resultado de seu *próprio trabalho*. O comportamento *efetivo* e *ativo* do homem para consigo mesmo, na qualidade de ser genérico ou a manifestação de si mesmo como ser genérico, isto é, como ser humano, somente é possível porque ele efetivamente exterioriza todas as suas *forças genéricas* – o que, por sua vez, só se torna possível em virtude da ação conjunta dos homens enquanto resultado da história – e se comporta frente a elas como frente a objetos, o que, por sua vez, só é de início possível na forma de alienação. (Marx 1974: 43; grifos do original)

Para Judith Rollins (2007), essa passagem de Hegel reconhece a possibilidade de "os últimos se tornarem os primeiros", ou seja, de os *dominados* emanciparem-se da alienação, não apenas no plano *lógico-especulativo* mas também, principalmente, como reivindica Marx, no plano *prático-sensível*, transgredindo efetivamente a própria ordem social estabelecida. Aqui, sobretudo, reside o incômodo de outro filósofo alemão, Friedrich Nietzsche – também citado por Fanon –, com a dialética, em sua abertura à possibilidade de as classes baixas ascenderem ao centro do cenário político. Na famosa crítica nietzschiana à razão socrática, da qual é herdeira a dialética hegeliana, esta última é representante sintomática de uma cultura adoecida, na medida em que abre a possibilidade de as plebes ascenderem ao "topo", destronando, portanto, a aristocracia imperialista da qual Nietzsche fazia parte. Como ele argumenta:

> Com Sócrates, o paladar grego transforma-se em favor da dialética: o que acontece aí propriamente? Acima de tudo é um gosto nobre que cai por terra. *A plebe ascende com a dialética.* Antes de Sócrates, recusavam-se as maneiras dialéticas na boa sociedade: elas valiam como

más maneiras, elas eram comprometedoras. Se advertia a juventude contra elas. Também se desconfiava de todo aquele que apresentava suas razões de um tal modo. *As coisas honestas, tal como as pessoas honestas, não servem suas razões assim com as mãos*. É indecoroso mostrar os cinco dedos. O que precisa ser inicialmente provado tem pouco valor. Onde quer que a autoridade ainda pertença aos bons costumes, onde quer que não se "fundamente", mas sim ordene, o dialético aparece como uma espécie de palhaço: ri-se dele, mas não se o leva a sério. – Sócrates foi o palhaço que se fez levar a sério. (Nietzsche 2000: 7; grifos meus)

Ironicamente, o próprio Hegel, ciente dessas implicações subversivas da dialética, buscou amenizá-las em seus escritos futuros, como argumenta Mészáros:

Horrorizado com as implicações explosivas da dialética objetiva do "senhor" e do "servo" – que afirmava a existência adequadamente autossustentada e o caráter *"an und für sich"* [em si mesmo] do trabalho, juntamente com a necessária supressão histórica da "dominação" – demonstrada como absolutamente supérflua em termos da própria avaliação de Hegel –, o autor de *Fenomenologia do espírito* tenta desesperadamente desdizer sua conclusão já na última meia página do capítulo sobre "Domínio e servidão", com o auxílio de malabarismos linguísticos e sofisticação conceitual. Em *Filosofia da história* (e em *Filosofia do direito*), as dúvidas de Hegel desaparecem por completo, e a racionalização ideológica da autoafirmação brutal da ordem social, material e politicamente dominante, através da "prova de fogo da guerra", adquire a rigidez antidialética de um postulado metafísico arbitrário. (Mészáros 2008: 135–36; trad. modif.)

O que importa aqui, em primeiro lugar, é que a metáfora hegeliana tinha em tela a legitimação ideológica do Estado burguês. Esse aspecto merece especial atenção porque, em *Fenomenologia do espírito*, o reconhecimento do dominado (servo) como sujeito implica o seu acolhimento na pólis própria à sociedade civil burguesa. Ainda que o Estado se apresente como senhor absoluto que se sobrepõe aos interesses individuais, restringindo-os e subordinando-os, o reconhecimento de tais indivíduos como sujeitos portadores de direitos inalienáveis – entre os quais se destaca o da propriedade – faz deles contratantes ativos do pacto social (Faustino 2021a). Aliás, para o filósofo alemão, o Estado é uma espécie de universalidade concreta asseguradora desses interesses nos planos ético, político e estético. Por isso, até mesmo a *consciência dominada* é reconhecida como sujeito, elevando-se à condição de *consciência independente* (*em-si* e *para-si*), à medida que serve ao senhor por meio do trabalho (Hegel 1999: 132).

Em segundo lugar, é justamente a afirmação hegeliana da identidade (consciência de si) como resultado da interação dialética com a diferença que será retomada, a seu modo, tanto na dimensão de *ser-para-o-outro*, de Sartre (2008), como na noção de *Erlebnis* [experiência vivida], presente em Richard Wright (1993), Maurice Merleau-Ponty (1945 [1994]) e Simone de Beauvoir (2016). Partindo de um diálogo com Edmund Husserl e Martin Heidegger, Sartre discordará da interdependência entre *ser* e *não ser*, tal como postulada por Hegel, por acreditar que ela resulta em uma ontologia fechada. Em seu lugar, propõe uma separação entre *ser-em-si* (aquele que é fundamentado e encerrado em si mesmo) e *ser-para-si* (o ser da consciência e liberdade em sua negação do ser). A realidade humana, para o filósofo francês, apresenta-se como *não ser*, uma vez que não é definida ou determinada *a priori*, e a consciência, em seu ato de apreender o mundo e a si, nega aquilo que é, em um movimento continuamente aberto.

Assim, o *para-si* – diferentemente e em oposição ao *em-si* do ser – apresenta-se indeterminado como um *néant* [nada]. O *nada* ou o *não ser*, portanto, é liberdade possibilitada pela falta de determinação *a priori* (Sartre 2008). Aqui, pois, reside a definição de *zona do não ser*, de Frantz Fanon, que é infernal justamente porque não existe liberdade sem a angustiante responsabilidade diante das es-

# 60

colhas. Mas não existem pontos de partida aos quais se pode voltar, muito menos garantias teleológicas. Para Fanon, "o homem é um SIM que vibra com as harmonias cósmicas. Desgarrado, disperso, confuso, condenado a ver se dissolverem uma a uma as verdades que elaborou, deve deixar de projetar no mundo uma antinomia que lhe é concomitante" (Fanon [1952] 2020: 22).

Embora seja possível presumir que a sociogenia fanoniana atribuísse um peso muito maior que os existencialistas franceses àquilo que estes nomeavam *situação*, isto é, aos limites materiais concretos e subjetivos postos à liberdade pela sociabilidade em dado contexto social, é visível a influência dessa tradição teórica nas formas pelas quais Fanon relaciona identidade e diferença. Por isso, logo na introdução, ele se aproxima da noção sartriana de *néant*, como *não ser* (Sartre 2008), para postular a sua zona do não ser como uma "descida ao verdadeiro inferno" (Fanon [1952] 2020: 22) da existência humana em sua indeterminação e liberdade. Veremos, pois, que para Fanon ambas as dimensões são tragicamente alteradas pela *situação* colonial.

## INTERDIÇÃO COLONIAL DO RECONHECIMENTO: A IMPOSSIBILIDADE DE DESCER AO VERDADEIRO INFERNO

Ao observar a sociabilidade colonial, Fanon diagnostica um distúrbio na reciprocidade própria à dialética hegeliana,[30] argumentando que o racismo impede, de um lado, que a consciência "independente" se veja como parte da *outra* que a compõe e, do outro, que a "consciência dominada" alcance a "verdadeira independência" como "consciência-de-si livre". O Outro não lhe aparece como elemento constituinte do Eu (embora continue a sê-lo) e, em con-

---

**30** Agradeço especialmente ao prof. dr. Valter Silvério e à prof. dra. Nádia Cardoso por chamarem minha atenção a esse detalhe.

sequência, a universalidade – de ambos, diga-se, conquistada no contato – aparece como própria de apenas uma delas: ao *dizer* "o que é o humano", o europeu, com as mãos cheias de sangue e a consciência tranquila, *descreve a si mesmo*, excluindo como *menos* ou *não* humano qualquer outro que não lhe pareça com ele próprio.[31]

E, desde então, o *europeu/branco/ocidental* passa a ser tomado como expressão universal do Ser, enquanto o não europeu desaparece de qualquer formulação a respeito do humano ao ser reduzido a um signo maldito: *nègre* [negro]. "É o branco que cria o negro" (Fanon [1959] 1968: 38), como símbolo maldito, no exato momento em que não reconhece a sua humanidade. A mobilização da demarcação racial, exatamente no momento em que emergia na Europa uma ideia de humanidade como entidade livre e igual autodeterminada a partir da história, surge como condição para a universalização da sociabilidade burguesa e para a sua violência intrínseca, sem que fosse necessário universalizar as conquistas sociais a ela inerentes (Faustino 2021a; Amin 2021).

O emprego – possível apenas na língua francesa – da palavra *nègre*, em vez de *noir*, para definir esse sujeito *assujeitado* pela colonização exprime o *status* rebaixado de sua humanidade para o

---

31 A ênfase na palavra "dizer" busca chamar a atenção da leitora para o problema relacionado por Fanon e as possíveis discussões daí advindas. Quem tem o poder da fala eleva-se ao posto de Deus: "No princípio era o Verbo, e o Verbo estava com Deus, e o Verbo era Deus. Ele estava no princípio com Deus. Todas as coisas foram feitas por intermédio dele e, sem ele, nada do que foi feito se fez. A vida estava nele e a vida era a luz dos homens. A luz resplandece nas trevas, e as trevas não prevaleceram contra ela" (João 1:1–5). Lewis Gordon (2015) fala que o racismo antinegro eleva não só o branco mas também tudo aquilo que se identifica como ocidental, à categoria de divindade (*theodicy*). Não é à toa, como lembra Henry (2000), que o nativo Caliban, da peça *A tempestade*, de Shakespeare, vê-se diante de um dilema existencial: para amaldiçoar o seu algoz, precisa aprender a língua deste e, com ela, os valores que negam a si mesmo como ser humano. No mesmo caminho, Spivak (2010) formula o célebre questionamento: "Pode o subalterno falar?".

# 62

nível da animalidade objetificada.[32] Em uma analogia com o contexto anglófono, *nègre* poderia ser traduzido como o ofensivo *nigger*, enquanto *noir* seria simplesmente *black*, ou seja, antônimo de *white* (L. R. Gordon 2015: 22). O decaimento (*estranhamento*) à condição de *nègre* – portanto, à de *escravo inessencial* – tem consequências objetivas e subjetivas que precisam ser descortinadas caso se almeje entender – e, sobretudo, transformar – as relações postas pela universalização desigual e combinada do capital nas colônias. No entanto, esse decaimento não se resume a uma metáfora ou mera significação restrita ao universo simbólico. Ele exprime, como descreve a crítica teórica Jota Mombaça a partir de seu conceito de Plantação:

> o sistema de apropriação da vida negra como matéria destituída de valor e, simultaneamente, constitutiva daquilo que Denise Ferreira da Silva chama de "equação ética do valor". Em outras palavras, a Plantação descreve aqui um modo particular de agenciar a sujeição negra em favor da reprodução de um sistema produtivo que continua a obra da escravidão na medida em que faz coincidir processos de extração de valor com um regime de violência antinegra. (Mombaça 2020: 4)

Pode-se presumir que essa constatação, se consideradas as mediações espaçotemporais, possa ser aplicada a outras situações de opressão e exploração nas quais a dimensão humana de outrem seja ontologicamente negada. No caso da América portuguesa, os termos coloniais "negros" foram empregados tanto aos africanos

---

**32** Achille Mbembe, no mesmo caminho, algumas décadas depois, falará da criação moderna de uma *condition nègre* imposta aos africanos escravizados. Para o colonialismo, argumenta o filósofo camaronês, *nègre* representa a redução do africano tanto à bestialidade como à objetificação de homem-objeto, homem-mercadoria, homem-moeda (Mbembe 2012). Notem que um dos seus livros mais importantes se chama *Critique de la raison* NÈGRE, e não *Critique de la raison* NOIR. Embora não haja um critério absolutamente rígido, geralmente Fanon usa o termo *noir* para descrever uma classificação grupal e *nègre* como uma adjetivação inferiorizante.

escravizados – os "negros da guiné" ou seus descendentes "crioulos" – quanto às populações originárias, os condenados de Abya Yala, nomeadas pejorativamente como "negros da terra", "bugres", "índios" ou "indígenas", legitimando ética e juridicamente o genocídio e a servidão dessas populações (Tosold 2018; Núñes et al. 2020). O aspecto que interessa aqui não é a palavra em si, mas a função dos significados monstruosos e amaldiçoados a ela atribuídos em determinados contextos históricos concretos. Os casos da transfobia,[33] da xenofobia[34] e da chamada guerra às drogas[35] são sintomáticos a esse respeito. A sua aparição – sobretudo, quando empreendida contra corpos lidos como *negros* – é quase sempre acompanhada por um conjunto de fetiches monstrificantes heteroatribuídos que mobilizam e, supostamente, justificam todo tipo de objetificação, abjeção e violência.

Em Fanon, contudo, o problema adquire uma expressão ainda mais profunda: o negro (seja enquanto *nègre*, seja enquanto *noir*) não existe *em-si*, como ser substantivo; é apenas uma abstração criada pela *Weltanschauung* [cosmovisão] reificada da sociedade colonial. Sua presença é atestada apenas como predicado da agência do "verdadeiro" *sujeito* (o colonizador). O negro só aparece no esquema humano para atuar em relação ao branco, diante do qual vê sua "resistência ontológica" (Fanon [1952] 2020: 125) desfazer-se em uma ausência dolorosamente *nauseante*.[36]

33 O conceito de "afronecrotransfobia", proposto por Yordanna Lara Pereira Rego (2019) para discutir a relação entre transfobia e racismo, e o de "Plantação cognitiva", proposto por Jota Mombaça (2020) para pensar a vida negra como matéria destituída de valor, são leituras obrigatórias nesse sentido.
34 Ver o conceito de "xenofobia racializada" em Faustino e Oliveira (2021).
35 Ver o trabalho de Marisa Feffermann (2018) sobre o papel do racismo na violência estatal perpetrada contra jovens negros trabalhadores do mercado ilegal.
36 Fanon emprega por diversas vezes o termo sartriano *nausée* [náusea] ou o termo kierkegaardiano *angoisse* [angústia] para se referir ao mal-estar colonial (Faustino 2019). Observa-se aqui, no entanto, um sentido oposto àquele proposto pelo conceito de *náusea* de Sartre e pelo de *angústia* de Kierkegaard. A náusea que dá título à novela filosófica sartriana e a angústia

> A agitação vinda do exterior afetou o negro. O negro foi instigado. Valores que não vieram ao mundo por ação sua, valores que não resultaram da elevação sistólica de seu sangue, vieram dançar sua colorida ciranda ao seu redor. A agitação não diferenciou o negro. Ele passou de um modo de vida a outro, mas não de uma vida a outra. [...] O negro se fartou de agradecer ao branco [...]. De tempos em tempos, ele luta pela Liberdade e pela Justiça, no entanto se trata sempre de liberdade branca e de justiça branca, isto é, valores excretados pelos senhores. O ex-escravo, que não encontra em sua memória nem a luta pela liberdade nem a angústia da liberdade da qual fala Kierkegaard, fica com a garganta seca diante do jovem branco que brinca e canta na corda bamba da existência. (Fanon [1952] 2020: 230–31)

A referência a Søren Kierkegaard é bastante elucidativa da posição de Fanon sobre a existência humana e os seus conflitos paradoxais, pois "o homem é um SIM que vibra com as harmonias cósmicas. Desgarrado, disperso, confuso, condenado a ver se dissolverem uma a uma as verdades que elaborou, deve deixar de projetar no mundo uma antinomia que lhe é concomitante" (Fanon [1952] 2020: 22). Mas ao negro, lamenta Fanon, não é permitido *descer ao verdadeiro inferno*, por isso a reciprocidade prevista na dialética se vê interditada (Santos 2020), como se pode ler:

> Esperamos ter mostrado que o senhor, neste caso, difere essencialmente daquele descrito por Hegel. Há reciprocidade em Hegel, enquanto aqui o senhor escarnece da consciência do escravo. Ele não exige reconhecimento do escravo, apenas seu trabalho.
>
> Do mesmo modo, o escravo, neste caso, não é de modo algum assimilável àquele que, perdendo-se no objeto, encontra no trabalho a fonte da sua libertação.

---

que faz Abraão tremer não é o mal-estar burguês diante da liberdade e da responsabilidade com as próprias escolhas, e sim o desconforto de ser reconhecido em seu para-si.

O negro quer ser como o senhor.
Assim, ele é menos independente do que o escravo hegeliano.
Em Hegel, o escravo se aparta do senhor e se volta para o objeto.
Aqui, o escravo se volta para o senhor e abandona o objeto.
(Fanon [1952] 2020: 230–31)

Essa passagem tensiona tanto as abordagens mais clássicas, propositoras de uma práxis política emancipadora, como as abordagens mais liberais, mobilizadas em torno de um reconhecimento cultural (Santos 2020). Entretanto, como veremos, ela expressa apenas uma parte do argumento fanoniano.

## O RACISMO E A RACIALIZAÇÃO

Fanon ressalta o quanto o racismo e a racialização são parte de um processo maior de dominação: a violenta e desigual expansão das relações capitalistas de produção para o mundo não europeu (Fanon [2015] 2021). Por essa razão, para ele seria incorreto acreditar que as forças sociais que empreendem uma guerra colonial o fazem tendo em vista um confronto cultural; pelo contrário, afirma: "a guerra é um negócio comercial gigantesco e toda a perspectiva deve ter isto em conta. A primeira necessidade é a escravização, no sentido mais rigoroso, da população autóctone" (Fanon [1961] 2010: 37–38).

O mundo colonial é um mundo congenitamente cindido, e a separação entre os polos é mantida pela força das armas (Fanon [1961] 2010). Diferentemente do que ocorre na metrópole, onde a exploração econômica dos trabalhadores é mascarada pelo sentimento de unidade nacional ou de superioridade racial e até mesmo pela democracia, nas colônias a dominação não pode ser disfarçada e se expressa de maneira irrestrita, inviabilizando qualquer movimentação política que se aproxime de uma sociedade civil. Diante da situação colonial, a violência dispensa a necessi-

# 66

dade de legitimação, já que o Outro – esse objeto que não é mais visto nem tratado como extensão do Eu – só aparece como predicado dos desejos e gozos do colonizador.

Nesse ponto, chegamos ao segundo nível da análise, pois "a expropriação, a espoliação, a invasão, o assassinato objetivo se desdobram numa pilhagem de esquemas culturais, ou pelo menos a propiciam" (Fanon [1964] 2021: 72), engendrando posições sociais *epidermizadas* que, marcadas por uma divisão racial do trabalho, pressupõem o lugar dos indivíduos a partir das marcas fenotípicas e culturais que carregam. Assim, para Fanon, o racismo é tanto um *produto* como um *processo* do qual o grupo dominante lança mão para desarticular as possíveis linhas de força do dominado, destruindo seus valores, seus sistemas de referência e seu panorama social, pois "as linhas de força não mais organizam, desmoronadas diante de um novo sistema estabelecido pela força, não proposto mas imposto, sob o peso de sabres e canhões" (Fanon [1964] 2021: 72).

No caso de Fanon, não se trata de afirmar que o racismo é um epifenômeno das contradições de classe, muito menos que se dissolveria diante de uma solidariedade abstrata entre os proletários do mundo,[37] mas, ao contrário, de afirmar que o racismo é apropriado, na sociedade moderna, como elemento que torna possível o empreendimento colonial. Além disso, a posição de Fanon permite perceber o quanto essa prática de negação da humanidade não se restringiu aos territórios colonialmente ocupados, configurando-se também como eixo estruturante da própria modernidade: "Sim, a

---

37 Essa posição é nítida quando se observa o diálogo crítico que Fanon estabelece com a esquerda francesa durante a luta de libertação da Argélia: "Nesse ponto, a reflexão nos permite descobrir uma particularidade importante da realidade colonial argelina. No seio de uma nação, é típico e banal identificar duas forças antagônicas: a classe operária e o capitalismo burguês. Num país colonial, essa distinção se revela totalmente inadequada. O que define a situação colonial é, em vez disso, o caráter indiferenciado da dominação estrangeira" (Fanon [1964] 2021: 128).

civilização europeia e seus representantes mais qualificados são responsáveis pelo racismo colonial" (Fanon [1952] 2020: 105).

Nessa altura, torna-se mais fácil visualizar o terceiro nível de análise que, embora presente nos momentos anteriores, expressa uma forma mais profunda de reificação: a racialização das experiências do colonizado. O primeiro aspecto da racialização é a epidermização dos lugares e posições sociais, ou seja, aquilo que se entende por raça passa a ser definidor das oportunidades e barreiras vividas pelos indivíduos ao longo de sua vida. Por essa razão, nas colônias, afirma Fanon, "a infraestrutura econômica é também uma superestrutura. A causa é consequência: alguém é rico porque é branco, alguém é branco porque é rico" (Fanon [1961] 2010: 56). É essa a raiz da figuração do colonizado como um ser enclausurado em seu corpo, tido quase sempre como bruto, rústico e emocionalmente instável, em contraposição ao europeu, apresentado sempre como expressão universal das qualidades úteis ao controle do mundo. Tanto a pretensa europeização da razão ou do sujeito quanto a objetificação reificada do negro – ou não branco/ocidental/europeu – são expressões desse mesmo processo de racialização (Faustino 2013b, 2018c).

Como veremos na seção referente à dupla consciência, o outro aspecto da racialização é a interiorização subjetiva dessa epidermização por parte tanto do colonizador como do colonizado.[38] É o momento em que os indivíduos deixam de se reconhecer mutuamente como humanos para verem a si e aos outros através da lente distorcida do colonialismo. A fantasmagórica e hierárquica contraposição binária entre branco × negro é assumida por ambos como identidade fixa e essencial, moldando de forma empobrecedora a percepção de si e do mundo. Mas, antes de adentrarmos essa questão, é fundamental seguir discutindo as bases materiais e ideológicas da racialização, sobretudo a sua dimensão relacional

---

**38** Ver "A dupla consciência e a interiorização da inferioridade", pp. 75–83 deste volume.

68

e dialeticamente contraditória, o que implica considerar tanto os fechamentos que ela impõe como as possíveis fissuras que podem ser exploradas diante deles.

# A TEODICEIA, A DUPLA CONSCIÊNCIA E O DUPLO NARCISISMO

Ao falar dos fechamentos identitários promovidos pela racialização, Fanon apresenta em *Pele negra, máscaras brancas* a seguinte afirmação: "O branco está encerrado em sua brancura. O negro, em sua negrura. Tentaremos delimitar as tendências desse *duplo narcisismo* e as motivações às quais ele remete" (Fanon [1952] 2020: 23; grifo meu). No entanto, para o desespero de seus comentadores, entre os quais me incluo, ele não retorna a essa noção de duplo narcisismo, que parece ser um dos eixos teóricos fundamentais de toda a sua obra. Para dar conta dela e, sobretudo, delimitar a sua importância na obra fanoniana, é mister retomar o debate do qual ele parte e os diálogos que propicia.

Embora Fanon não faça referências explícitas, é possível aproximar a noção de duplo narcisismo da categoria *double consciousness* [dupla consciência], oferecida pelo sociólogo estadunidense W. E. B. Du Bois (1999). Para esse último, o racismo cinde a sociedade a partir de uma espécie de véu que turva a consciência de brancos e negros a respeito de si mesmos. Ao branco, sobretudo das classes exploradas, era garantido um salário simbólico que lhe conferia a sensação de partícipe da *bíos* política, em detrimento do não reconhecimento do negro, o qual, antes de ser simplesmente *American* [americano], era hifenizado[39] como *Afro-*

---

**39** "Hifenização" é o termo empregado por Audre Lorde para se referir à experiência de exclusão – mas também aos potenciais de insurgência – de

*-American* [afro-americano]. A consequência subjetiva dessa duplicação é a suspensão ética, política e estética das pessoas negras da pólis pública que constitui o contrato social; são *afro* antes de serem *americanas*, portanto o seu acesso aos direitos tem sempre esse marcador como critério de restrição, mas, ao mesmo tempo, não estão isentas das coerções e sanções previstas a quem transgride a ética jurídica que não as inclui.

Em Fanon, a *interdição do reconhecimento do negro* cumpre a função de viabilizar o empreendimento colonial, ao passo que legitima o branco, o Ocidente e a Europa – junto com as relações de produção que lhes convêm – como o caminho, a verdade e a vida, oferecendo condições de possibilidade para a universalização da produção do mais-valor como objetivo último e único de toda a humanidade (Faustino 2021a). Mas esse processo só é possível mediante um conjunto de mistificações fantasmagóricas que criam negros e brancos como entidades fetichizadas e opostas entre si, impondo também um estranhamento dessas supostas identidades (brancos, negros etc.) com aquilo que é universal ao gênero humano (Žižek 2011). A grande questão é como Fanon articula a identidade e a diferença sem se reduzir nem às abordagens essencialistas nem às abordagens anti-identitárias. Para isso, há que se avançar para além da recusa ou adesão aprioristicas da identidade em direção à tão mal-afamada dialética.

## O IDENTITARISMO BRANCO ENQUANTO TEODICEIA

Frantz Fanon era um crítico da identidade. Sua formação teórica, sua trajetória de vida e suas escolhas políticas o desestimulavam

pessoas com dupla identidade cultural em sociedades excludentes. O hífen, nos casos estudados por ela, não indica apenas a separação entre a origem e a identidade atual como também as formas de opressão que se legitimam mediante a demarcação exógena dessas origens (Lorde 2020). No mesmo caminho, Kilomba (2019) falará em "outridade".

# 70

a apostar em qualquer noção fixa, a-histórica ou transcendental de apreensão do mundo e de si. Assim, teceu ácidos comentários às noções correntes de essência negra, fazendo de seus escritos conhecidas críticas às noções de identidade.[40] Um aspecto basilar – e não tão comentado – dessa posição, no entanto, é a crítica fanoniana ao identitarismo branco (Faustino 2017a).

Partindo da noção hegeliana/sartriana de *ser-para-o-outro*, mas avançando para além dela, Fanon discute como tanto a brancura quanto a negrura se constituem a partir de relações reciprocamente fetichizadoras. Não se trata, aqui, de uma falsa simetria, mas, pelo contrário, de uma análise rigorosa da dimensão relacional da identidade e da diferença. "É o branco que cria o negro" (Fanon [1959] 1968: 33), no exato momento em que deixa de reconhecê-lo como parte desse "humano" que se forjou na modernidade[41] (Faustino 2021a), mas, ao fazê-lo, cria a si próprio, também, como grupo racializado e, portanto, restrito às representações opostas ao que projetou em sua criação.

Para explicitar a profundidade e a abrangência do pensamento de Fanon a esse respeito, o filósofo jamaicano Lewis Gordon (2008) lança mão do conceito teológico-filosófico de *theodicy* [teo-

---

**40** Como será abordado adiante, essa posição inspirou tanto as críticas pós--coloniais à identidade negra como aquelas à identidade de gênero na teoria *queer* e às noções de deficiência na teoria *crip*.

**41** Recorde-se de que a defesa da igualdade e da liberdade como constituintes da realidade humana se apresentou como uma tarefa de primeira grandeza à burguesia em ascensão nos primeiros séculos de existência do capitalismo: a extração de mais-valor depende da existência de um trabalhador livre de qualquer amarra social e sem outras possibilidades de subsistência para vender a sua força de trabalho no mercado; e a regulação dessa nova forma de exploração, bem como o acesso da nova classe economicamente dominante ao Estado e a outras formas de poder, dependem da instituição de uma ética que viabilize um pacto social fundado na igualdade jurídica. A defesa formal da igualdade e da liberdade como fundamento ético, político e estético do projeto de Homem foi uma tarefa protagonizada por essa mesma burguesia, que só o pôde fazer porque enriqueceu com a rapinagem colonial (Marx 2013).

diceia] a partir daquilo que nomeia como *theodicean rationalizations* [racionalizações deificadas]. O termo "teodiceia" tem origem no grego *theós* (θεός = Deus) e *díkē* (δίκη = Justiça) e significa "justiça de Deus", mas é na resposta dada por Agostinho de Hipona ao chamado trilema do mal, também conhecido como paradoxo de Epicuro, que a teodiceia encontra uma das formulações mais bem elaboradas: se Deus é onisciente, onipotente e benevolente, por que, então, não acaba com o mal do mundo? Se não o faz porque não pode, mesmo desejando, não é onipotente; se não o faz porque não sabe de sua existência, não é onisciente; se sabe, em sua onisciência, e poderia acabar com ele, em sua onipotência, mas ainda assim não o faz, não é benevolente.[42]

A resposta de Santo Agostinho a tal indagação se converte em ícone narrativo daquilo que Gordon nomeia como racionalizações deificadas: "E investiguei o que era a iniquidade, e não encontrei uma substância, mas a perversão da vontade que se desvia da suprema substância – de ti, Deus – rumo ao ínfimo, jogando para longe sua interioridade, e, no exterior, inchando-se" (Santo Agostinho 2017: livro 7, XVI, 22).

Para o célebre filósofo católico africano,[43] a resposta estaria no fato de que o *mal* não compunha o sistema divino nem fora criado por Deus, mas pelo livre-arbítrio humano corrompido, que escolheria imprudentemente se afastar Dele, "longe da bondade – ou seja, em direção à destruição" (Koepsell e Arp 2014). Esse é o ponto que interessa a Lewis Gordon, a fim de enfatizar as contribuições

---

42 Embora o trilema seja associado a Epicuro, ele pode ter sido formulado anteriormente pelo cético Carnéades, de Cirene (*c.* 213–129 a.C.) (Plantinga 1974).

43 Hipona (em latim, Hippo Regius), onde nasceu Santo Agostinho, era o nome da atual cidade de Annaba, na Argélia. Filho de pai romano (Patricius) e mãe berbere (Mônica), Agostinho nunca saiu do continente africano, o que se faz relevante na medida em que, para ele, o próprio Ocidente só pode ser explicado pela relação que estabelece com aquilo que se convencionou como externo a si mesmo (L. R. Gordon 2008).

de Fanon para o entendimento da teodiceia ocidental moderna: se Deus é infinitamente bom e perfeito, o mal e a corrupção só podem ser reconhecidos – quando o são – como ameaça ou distanciamento Dele, como algo que está fora Dele, nunca como algo que O compõe. Assim, a *racionalização teodiceica* do Ocidente atua como um mecanismo ideológico de autoengano que transfere falsamente "para fora" do sistema – colonial capitalista – todas as contradições que lhes são próprias (o mal, a corrupção, a violência, a rapinagem), apresentando a si mesmo como perfeito e a esses atributos como próprios das vítimas que assujeita pelo caminho, *i.e.*, divinizando o branco (Faustino 2018c).

Como já foi discutido, a interdição colonial da reciprocidade que constitui o reconhecimento resulta, ao mesmo tempo, na criação do negro [*nègre*] como monstro selvagem – e, por isso, sujeito a toda sorte de violência e objetificação – e do branco como a verdade e a vida segundo as quais caminharia a história humana universal. Se o Antropoceno se trata da era geológica e social própria à universalização das relações capitalistas de produção, marcada pela conversão do ser humano em demiurgo ativo da (própria) história, a contribuição de Fanon é denunciar que esse suposto deus, quase absoluto, enxerga a si próprio como branco (Faustino 2013b). A teodiceia identitária que se estabelece nas garras dessa burguesia – sem sexo, sem cor, sem religião – apresenta-se, paradoxalmente, sob a divinização da Europa, do Ocidente do branco.

No colonialismo – necessário à universalização do capital –,[44] espera-se que o colonizado participe do processo de produção e

---

**44** Lembremos o insuspeito Karl Marx no capítulo "A assim chamada acumulação primitiva", de *O capital*, quando afirma que o "sistema colonial amadureceu o comércio e a navegação como plantas num hibernáculo. [...] Os tesouros espoliados fora da Europa diretamente mediante o saqueio, a escravização e o latrocínio refluíam à metrópole e lá se transformavam em capital. [...] Daí o papel preponderante que o sistema colonial desempenhava nessa época. [...] Tal sistema proclamou a produção de mais-valor como finalidade última e única da humanidade (Marx 2013: 823–24).

reprodução da vida apenas mediante seus músculos, ou seja, sua força de trabalho cativa.[45] É verdade que, para usar os músculos, ele necessita de um cérebro e de pensamentos, sonhos, motivações, desejos, ambições, mas, quando reconhecidos no colonizado, tais elementos, próprios de quem controla o "jogo", não têm o mesmo valor que os do colonizador, que é o senhor. Em um sentido estrito, não é esperado que ele pense, sinta ou produza significado relevante sobre si e o mundo, mas, caso o faça e/ou quando o fizer, esse saber será rapidamente apropriado pelo colonizador, como se fosse seu desde o início, já que a estética, a ética e a política não são qualidades identificáveis com os *escravos*. Assim, o colonizado – negro da terra ou da guiné – é simbolicamente reduzido ao seu corpo.

Entretanto, o corpo, segundo o *dualismo cartesiano*, deve ser dominado pela razão.[46] É a razão, enquanto *res cogitans*, que expressaria a humanidade, e não o corpo, mera *res extensa* – em seus instintos denunciadores de nossa dimensão natural/animal. Para o humanismo burguês, por exemplo, é a razão que permitiria expressar a liberdade e a autodeterminação humana, na medida em que o Homem toma a natureza – incluindo o seu corpo – como objeto de sua realização. A Razão seria própria do humano, e a natureza, o meio pelo qual o sujeito se realiza. Porém, alerta

45 Para Aristóteles, diferentemente do homem de governo (*politikón*), do rei (*basilikón*), do chefe de família (*oikonomikón*) e do senhor de escravos (*despotikón*), o escravo é um ser humano que não pode governar a si próprio e, portanto, pode ser tomado como *instrumento animado* de outrem: "Com efeito, todas as coisas recebem os cuidados daqueles que as usam, mas não pode haver amizade nem justiça para com os objetos inanimados. E não pode se ter amizade por um cavalo ou um boi, nem por um escravo enquanto escravo [...], porque não há nada em comum. Pois, o escravo é um instrumento animado e o instrumento é um escravo inanimado" (Aristóteles apud Tosi 2003: 88).

46 As críticas de Fanon ao dualismo cartesiano, visivelmente influenciadas por sua leitura de Merleau-Ponty (1945 [1994]), podem ser encontradas, em detalhes, em diversas passagens de *Alienação e liberdade: escritos psiquiátricos*.

Fanon, nessa narrativa teodiceica, o sujeito universal é sempre o branco europeu, e o negro, mero corpo animalizado, condição de sua satisfação. O branco é apresentado como expressão *universal* do gênero humano, que, como tal, nem sequer precisa ser especificado em sua raça, enquanto o negro, nas raras ocasiões em que é percebido, é figurado no específico, como corpo: o branco passa a ser tomado como sujeito universal, racional, demiurgo da ciência, da filosofia, da tecnologia e do progresso, e o negro, por sua vez, suposto escravo das pulsões naturais e primitivas, visto como mero objeto das relações sociais empreendidas por e entre brancos (Faustino 2013b).

Contudo, essa suposta superioridade coloca o colonizador diante do curioso paradoxo da castração. A racialização oriunda desse processo alienante cria mecanismos de compensação e liberação psíquicas (*Ersatz*) que permitem ao branco projetar simbolicamente a sua agressividade e selvageria e, ao mesmo tempo, isentar-se da culpa ou responsabilidade pelos privilégios vividos em uma sociedade racista.[47] No entanto, ao encerrar reificadamente o colonizado nos fetiches próprios, que não pode ver em si, o branco turva a própria visão no véu das relações raciais. Mais do que isso, ao tomar contato com esses elementos seus projetados no outro, assusta-se (ou se atrai) em um jogo sadomasoquista. Como argumenta Fanon em *Pele negra, máscaras brancas*: "O branco está convencido de que o negro é uma besta; se não é

---

47 Como argumenta Fanon: "Se quisermos responder adequadamente, somos obrigados a recorrer à noção de *catarse coletiva*. Em qualquer sociedade, em qualquer coletividade, existe, deve existir, um canal, uma porta de saída, por onde as energias acumuladas sob a forma de agressividade possam ser liberadas. É a que visam as brincadeiras nas instituições que acolhem crianças, os psicodramas nas terapias coletivas e, de forma mais ampla, as revistas ilustradas para os jovens – naturalmente, cada tipo de sociedade requer uma forma específica de catarse. As histórias de Tarzan, de exploradores mirins, de Mickey e de todas as revistas ilustradas visam uma genuína descompressão da agressividade coletiva" (Fanon [1952] 2020: 161; grifo do original).

o comprimento do pênis, é a potência sexual que o afeta. Ele precisa se defender diante desse 'diferente dele'. Ou seja, caracterizar o Outro. O Outro será o suporte de suas preocupações e de seus desejos" (Fanon [1952] 2020: 183).

Já que uma "aquisição intelectual exige em troca perda do potencial sexual" (Fanon [1952] 2020: 178), o fetiche que separa o intelectual do sexual[48] acaba por isentar simbolicamente o branco de tudo que ele acredita transferir ao negro: a natureza, o corpo, a violência e, sobretudo, as próprias contradições. O negro "está fixado no genital; ou, pelo menos, foi onde o fixaram" (Fanon [1952] 2020: 178). Assim, argumenta o autor, "para a maioria dos brancos […], o negro encarna a potência genital acima da moral e das proibições" (Fanon [1952] 2020: 189), e o branco – em decorrência do próprio mito que o representa como razão absoluta –, a ausência, a atrofia ou a debilidade dessa "potência". Não por acaso, provoca Fanon, esse corpo negro, mesmo dominado, suscita tanto *frisson*.[49] Assim, a pessoa negra se torna "um objeto fobígeno e ansiógeno" (Fanon [1952] 2020: 166), depositário – epidermizado – de todas as projeções fetichizadas daquilo que "falta" ao branco ou que não se deseja nele reconhecer.

O autor explica ainda que se trata de um medo irracional, pré-lógico, em relação a algum *objeto* real ou imaginado, pois a "fobia é uma neurose caracterizada pelo medo ansioso de um objeto (no sentido mais amplo de qualquer coisa externa ao indivíduo) ou, por extensão, de uma situação" (Angelo Hesnard apud Fanon [1952] 2020: 169). "Ter a fobia do negro é ter medo do biológico.

---

**48** "*O pensador*, de Rodin, com uma ereção, eis uma imagem chocante. Não seria decente 'se manter durão' em todo lugar. O negro representa o perigo biológico" (Fanon [1952] 2020: 178).

**49** Seja de desejo, seja de repulsa, para Fanon o resultado é o mesmo. Retomando os estudos psicanalíticos de Helene Deutsch e Marie Bonaparte, ele afirma: "De um ponto de vista heurístico, sem pretender que seja a realidade, gostaríamos de propor uma explicação da fantasia: um negro me estupra" (Fanon [1952] 2020: 190).

Pois o negro é apenas biológico. São animais. Vivem nus. E só Deus sabe" (Fanon [1952] 2020: 178). O negro é corpo e, como corpo, com seu membro exageradamente avantajado, hipersexualizado e o mais próximo possível dos impulsos naturais (ou animais) e primitivos, desajusta o esquema corporal do/a branco/a. Tem-se aqui, explica Fanon, um misto masoquista de repulsa e desejo que explica por que a maioria dos linchamentos ocorridos na primeira metade do século xx nos Estados Unidos era acompanhada da extração literal do pênis dos homens assassinados.

Ao se referir a essas projeções monstruosas do negro, assim como à percepção distorcida de falta em si que suscitam no branco, Fanon chega dizer que elas se convertem em um desejo masoquista de autoviolação. Para sustentar sua argumentação, apresenta o exemplo de homens brancos que procuram homens negros para manter relações sexuais com suas esposas ou consigo,[50] ou de mulheres que afirmam que, depois de terem se "deitado" com um negro, nunca mais tiveram prazer com outro "tipo" de homem.[51] Em outro momento, Fanon cita, indignado, um trecho da obra literária *Martinique*, do respeitado escritor francês Michel Cournot (1949), na qual um personagem alerta para a perda irrecuperável do charme de seu interlocutor – aparentemente, um homem branco e heterossexual – após a sua mulher ter transado com um negro:

Michel Cournot foi capaz de escrever: "A espada do negro é uma espada. Quando ele passou tua mulher pelo seu fio, ela sentiu algo. Foi

**50** É necessário explicitar que a crítica aqui não é ao relacionamento (sexual ou afetivo) inter-racial em si, mas aos casos em que ele é orientado e mediado pela racialização. Em um site de filmes pornográficos ou em aplicativos de busca por parceiros sexuais, uma pessoa negra não é procurada como pessoa, mas como negra, em seus atributos físicos ou comportamentais supostamente sobre-humanos.

**51** Ver os casos apresentados no capítulo "O negro e a psicopatologia", de *Pele negra, máscaras brancas*.

uma revelação. No abismo que eles deixaram para trás, teu penduri-calho se perdeu. De tanto remar, deixarias o quarto inundado em suor, e seria como se só estivesses a cantarolar. Pode-se dar adeus... Quatro negros de membro exposto tapariam as fendas de toda uma catedral. Para sair, precisariam esperar a volta à normalidade; e, nesse enrosco, não é moleza [...]". [...] Quando lemos essa passagem umas dez vezes e quando nos deixamos levar, quer dizer, quando nos entregamos ao movimento das imagens, não percebemos mais o negro, e sim um membro: o negro foi eclipsado. Virou membro. Ele *é* pênis. (Fanon [1952] 2020: 182)

Indignado, Fanon prossegue: "É fácil imaginar o que tais descri-ções são capazes de provocar em uma jovem lionesa. Horror? De-sejo? Em todo caso, não a indiferença. Mas qual é a verdade?" (Fa-non [1952] 2020: 182). A verdade por trás dessas projeções brancas, segundo argumenta, é uma polaridade proporcionalmente arti-culada: a suposta extensão avantajada do pênis do negro ou o calor irrefreável da mulata corresponderiam, no nível do fetiche, ao subdesenvolvimento de suas faculdades mentais. Por isso, nada se espera deles que não sejam as habilidades próprias do corpo: o futebol, a dança, a sensualidade, as cores, a ginga, a malícia, a vi-rilidade, a libido incontrolável e um corpo descomunalmente ani-mal(izado). A questão que ele intencionalmente deixa em aberto é: "pode o branco se comportar de forma sadia em relação ao ne-gro, pode o negro se comportar de forma sadia em relação ao branco?" (Fanon [1952] 2020: 182).

## A DUPLA CONSCIÊNCIA E A INTERIORIZAÇÃO DA INFERIORIDADE

Voltando a Du Bois, percebe-se que a primeira parte do problema da dupla consciência está na projeção que o branco faz do ne-gro como não humano. Enquanto Du Bois (1999) recusa catego-ricamente a tese do *problema negro* em voga em sua época para

# 78

afirmar que o racismo é um *problema branco*, Fanon, no mesmo caminho, afirma que "é o branco que cria o negro" (Fanon [1959] 1968: 38). Um dos problemas que emerge daí tem a ver com a já mencionada natureza relacional da identidade. Se o Eu necessita de um Outro para tomar consciência de si, *ao criar o negro*, como especi(e)fico,[52] apartado e estranhado da universalidade humana genérica, o europeu colonialista *cria a si próprio como branco*, estranhando-se, portanto, daquilo que é o seu Outro.

Ocorre que essa racialização do branco é acompanhada pela teodiceia que o endeusa e o toma fantasiosamente como referencial universal de humano, racializando, assim, a sua própria percepção do que é humano e do que é universal. Tudo isso, como vimos, só é possível a partir da desumanização e demonização monstrificada do negro. A grande questão, tanto para Du Bois como para Fanon, é que o racismo – esse problema branco de implicações objetivas e subjetivas – não se restringe aos seus protagonistas, apresentando-se ao negro como a alteridade sob a qual este forjará, não passivamente, a própria identidade.

Para ambos os autores, os indivíduos do grupo objetificado tendem a interiorizar o olhar distorcido imposto pelo branco. Aqui se localiza a dimensão mais dramática do problema, pois a consciência, em sua busca narcísica por compor uma imagem a

---

52 O neologismo *especi(e)fico* é proposto aqui como conceito que busca explicitar o *status* rebaixado do negro na sociabilidade colonial. Enquanto o branco é figurado como universal, o negro, seu oposto, é retirado da particularidade sociocultural na qual efetivamente existe como tal para ser fixado fetichizadamente como espécie específica e não humana. O branco, embora exista enquanto particularidade, não precisa tomar parte dela nem a ela é reduzido, já que figura como expressão universal do gênero humano; está relativamente livre para ser indivíduo e, ao mesmo tempo, humano. Já o negro, fixado na especificidade, não é visto como parte do todo que compõe o gênero humano, mas como uma espécie fora dele, destituída, assim, tanto da individualidade singular que orienta a noção moderna de pessoa como das qualidades humanas universais. É uma espécie à parte – portanto, específica – de ser, para a qual a humanidade não se aplica, pelo menos não completamente.

respeito de si, não tem de onde partir senão da exterioridade concreta com a qual interage ao longo de sua experiência subjetiva. A exterioridade aqui pode ser tanto os limites, carências e finitudes materiais – por exemplo, as respostas humanas produzidas historicamente pelo trabalho – como a relação intersubjetiva dos indivíduos com outros em seu processo de constituição de si. Não existe Eu sem o Outro, por isso toda imagem de si é, em si, o reflexo de uma enigmática distorção especular.[53] No caso em pauta, porém, a distorção imagética é de outra natureza e ganha uma aparição sombria, como explicita Du Bois ao recordar de sua infância em uma escola integrada, no norte dos Estados Unidos, no século XIX:

> É nos primeiros dias da inquieta meninice que a revelação surge subitamente, de uma só vez, por assim dizer. Lembro-me bem de quando a sombra tomou conta de mim. Eu era uma coisinha de nada, lá longe nas colinas da Nova Inglaterra [...]. Em uma pequenina escola de madeira os meninos e as meninas, não sei por quê, tiveram a ideia de comprar – a dez centavos o pacote – deslumbrantes cartões de visita para trocá-los entre si. A troca foi alegre até que uma menina alta, recém-chegada, recusou meu cartão. Recusou-o peremptoriamente, com um olhar. Então me ocorreu, com uma certa urgência, que eu era diferente dos outros; talvez semelhante no coração, na vida e nos anseios, mas isolado do mundo deles por um imenso véu. (Du Bois 1999: 52–53)

A consciência de si – ou, caso se prefira, as imagens do *self* que compõem o narcisismo – constitui-se especialmente na relação com a alteridade. Mas esse Outro, ao invés de validar intersubjetivamente a *minha* existência, fixa-me na condição essencial de objeto de *suas* relações objetivas e, sobretudo, de *suas* projeções fetichizadas:

---

53 Reconhecendo as devidas diferenças, refiro-me aqui tanto ao famoso estágio do espelho, de Jacques Lacan (1998), como aos jogos de sedução, de Jean Laplanche (2007).

> "Negro imundo!" Ou simplesmente: "Olhe, um negro!". Vim ao mundo preocupado em suscitar um sentido nas coisas, minha alma cheia do desejo de estar na origem do mundo, e eis que *me descubro objeto em meio a outros objetos.*
>
> Encerrado nessa objetividade esmagadora, supliquei a outro alguém. Seu olhar libertador, deslizando sobre o meu corpo subitamente livre de asperezas, restituiu em mim uma leveza que eu acreditava perdida e, afastando-me do mundo, devolveu-me ao mundo. Mas, lá, tropecei já na contravertente, e *o outro, por meio de gestos, atitudes, olhares, fixou-me*, como se fixa um corante com um estabilizador. Eu me enfureci, exigi uma explicação... Nada adiantou. *Explodi. Eis aqui os estilhaços recolhidos por um outro eu.* (Fanon [1952] 2020: 125; grifos meus)

A grande contribuição, não nomeada, da dupla consciência de Du Bois (1999) à formulação de Fanon não é a constatação desse fetichismo branco que projeta no negro as suas próprias fantasias coloniais, e sim o fato de que a dimensão relacional da consciência lega ao negro esse referencial fetichizado como a imagem supostamente acabada de si. Em outras palavras, o problema não se resume a um identitarismo branco a projetar um ideal de humano que mantém o negro fora, mas, sobretudo, ao fato de que as pessoas negras interiorizam esse fetiche maldito como se fosse, de fato, a sua própria imagem. Uma vez imbuídas desse olhar reificador, agem direcionando a negação contra si próprias, e não ao Outro que lhes opõe resistência.

As consequências são incontornáveis: o escravo hegeliano almeja a liberdade, luta por ela e, mesmo quando dominado, conquista-a por meio do trabalho; em Fanon, por sua vez, o escravo, que também quer ser livre, depara com um mundo onde a brancura é a medida da liberdade, da humanidade e da universalidade. Nesses termos racializados, a *negação*, implícita na dinâmica do reconhecimento, adquire um aspecto anômalo, inviabilizando o funcionamento de todo o sistema: fechado em sua *coisidade* reificada, o negro não busca mais liberdade, mas ser branco. Assim, lamenta Fanon, "não há luta aberta entre o branco e o negro", pois "o negro [...] não travou a luta pela liberdade" (Fanon [1952] 2020: 227, 229).[54] E continua, de forma indigesta:

> O negro é um escravo a quem foi permitido adotar uma atitude de senhor.
>
> O branco é um senhor que permitiu a seus escravos comer à sua mesa.
>
> Um dia, um bom senhor branco que tinha influência disse a seus amigos: "Sejamos gentis com os negros...".
>
> Então os senhores brancos, queixando-se, pois aquilo lhes era muito penoso, decidiram alçar os homens-máquinas-bestas à categoria suprema de *homens*. (Fanon [1952] 2020: 229–30; grifo do original)

O problema para o negro é que essas representações reciprocamente racializadas ligam-se a uma hierarquia que confere ao branco a posição de privilégio e comando. Mais do que isso, já que o branco é tido como expressão universal do humano, a brancura se torna o *único* caminho para o *Ser*. O negro se vê, assim, diante de um duplo problema: por um lado, como resposta à pressão externa, busca organizar o seu esquema corporal, linguístico e simbólico sob os parâmetros da brancura. Fanon alerta para a inviabilidade dessa primeira alternativa, já que os privilégios que lhe deram origem necessitam manter a diferenciação racializada entre o Eu e o Outro, de forma que as máscaras brancas utilizadas pelo Outro sirvam para atestar o seu *status* de macaco, mas jamais para igualá-lo àqueles que estão no poder.

---

**54** A seguir, Fanon ([1952] 2020: 231) argumenta: "o negro ignora o preço da liberdade, pois não lutou por ela. De tempos em tempos, ele luta pela Liberdade e pela Justiça, no entanto se trata sempre de liberdade branca e de justiça branca, isto é, valores excretados pelos senhores. O ex-escravo, que não encontra em sua memória nem a luta pela liberdade nem a angústia da liberdade da qual fala Kierkegaard, fica com a garganta seca diante do jovem branco que brinca e canta na corda bamba da existência".

# 82

Os efeitos psíquicos desse desmantelamento narcísico, especialmente naquilo que faz as pessoas negras sentirem-se párias estranhas em sua própria casa (Du Bois 1999: 53), são amplamente explorados por Fanon em *Pele negra, máscaras brancas*, a partir de imagens dramaticamente descritas em primeira pessoa:

> "Olhe, um negro!" Era um estímulo externo que me futucava de passagem. Eu esboçava um sorriso.
>
> "Olhe, um negro!" Era verdade, eu me divertia.
>
> "Olhe, um negro!" O círculo pouco a pouco se estreitava. Eu me divertia abertamente.
>
> "Mamãe, olhe o negro, estou com medo!" Medo! Medo! E eis que agora eu era temido. Queria me divertir com isso até engasgar, mas isso se havia tornado impossível para mim. (Fanon [1952] 2020: 127)

Por outro lado, já que o *self* é produzido na relação (no caso mencionado, racializada), e principalmente porque o colonizador detém os meios de manipulação das representações, o negro passa a ver o mundo e a si próprio com o olhar fornecido por seu algoz, concordando com todas as prerrogativas que lhe conferem o *status* de animal, assumindo a culpa por ser o "fardo do homem branco",[55] como argumenta o jovem estudante de psiquiatria ao comentar a circulação da cultura de massas ocidental nos países colonizados:

[55] Segundo o poema escrito em 1899 pelo poeta inglês Rudyard Kipling, "The White Man's Burden" [O fardo do homem branco], tal fardo seria a "responsabilidade" que os brancos deveriam assumir em sua empreitada de conquista e "civilização" dos povos "bárbaros", metade criança, metade demônio. Como se lê na penúltima estrofe: *"Take up the White Man's burden / Ye dare not stoop to less / Nor call too loud on Freedom / To cloake your weariness; / By all ye cry or whisper, / By all ye leave or do, / The silent, sullen peoples / Shall weigh your Gods and you"* ["Tomai o fardo do homem branco / Vós, não tenteis impedir / Não clamem alto pela Liberdade / Para esconderem sua fadiga / Porque tudo que desejarem ou sussurrarem, / Porque serão levados ou farão, / Os povos silenciosos e calados / Seu Deus e tu, medirão"; tradução disponível em pt.wikisource.org, sem indicação de autoria].

São revistas escritas por brancos para crianças brancas. Mas o drama reside nisso. Nas Antilhas, e temos todas as razões para acreditar que a situação seja a mesma nas outras colônias, são essas mesmas revistas ilustradas que são devoradas pelos jovens nativos. E o Lobo, o Diabo, o Gênio Maligno, o Mal, o Selvagem são sempre representados por um negro ou um índio, e, como há sempre uma identificação com o vencedor, a criança negra se torna o explorador, o aventureiro, o missionário "que corre o risco de ser comido pelos negros malvados" com a mesma facilidade com que o faz a criança branca. Dirão talvez que isso não é tão importante; mas só porque não refletiram sobre o papel dessas revistas ilustradas. (Fanon [1952] 2020: 161–62)

Diante dessa "objetividade esmagadora" (Fanon [1952] 2020: 125) que se apresenta sistematicamente à constituição da subjetividade negra, desde as primeiras até as últimas experiências de vida, o negro volta-se contra si mesmo visando afastar-se dessa maldição em direção à teodiceia branca, a única supostamente válida como critério de humanização e hominização. Como afirma Fanon: "A consciência moral implica uma espécie de cisão, uma ruptura da consciência, com uma parte clara que se opõe à parte sombria. Para que haja moral, é necessário que desapareça da consciência o preto, o escuro, o negro. Por isso, um negro estará a todo momento combatendo a própria imagem" (Fanon [1952] 2020: 204).

Daí a preocupação excessiva das pessoas negras, quando em espaços tidos como brancos, de policiar a própria linguagem em direção à interiorização da norma (considerada) culta; a procura consciente e inconsciente de uma autocontenção corporal que disfarce sua suposta ausência de civilidade; a busca constante pela interiorização dos valores éticos e estéticos próprios à cultura europeia, busca essa que inclui – uma vez interiorizada essa visão do Outro (branco) sobre si próprio, mas também sobre ele mesmo – o desejo incontrolável de ser branco:

Da parte mais negra de minha alma, através da zona sombreada, irrompe em mim este súbito desejo de ser *branco*.

Não quero ser reconhecido como *negro*, mas como *branco*.

Mas – e eis aqui um reconhecimento que Hegel não descreveu – quem pode propiciar isso, senão a branca? Ao me amar, ela me prova que sou digno de um amor branco. Sou amado como um branco.

Sou um branco.

Seu amor me franqueia o ilustre corredor que leva à pregnância plena...

Desposo a cultura branca, a beleza branca, a brancura branca.

Nestes seios brancos que minhas ubíquas mãos acariciam, são a civilização e a dignidade brancas que faço minhas. (Fanon [1952] 2020: 79)

O dilema aqui apresentado está longe de se resumir a uma questão afetiva ou de relações de gênero,[56] embora não se possa abstrair dela (Faustino 2014). A *via* afetiva aqui é apenas uma das vias possíveis de se chegar ao mundo branco e, enfim, ser reconhecido como humano. Mas não é menos violenta e imoral que a acadêmica, profissional, cultural, política, religiosa, entre outras,

---

**56** Embora existam diferenças qualitativas entre o sexismo e o racismo (Beauvoir 1966), essas formas de estranhamento humano-societário se articulam violentamente na modernidade (Firestone 1976; Davis 2016; Bueno 2020). O sexismo ocidental, ao qual brancos e negros na diáspora estão submetidos, não apenas inferioriza as mulheres mas também as objetifica como um bem a ser possuído pelo homem. A presença do racismo nessa mesma sociedade não desfaz as relações e hierarquias de gênero, mas faz com que as mulheres negras sejam vistas como *bens* de menor valor em detrimento das mulheres brancas. Essa objetificação legitima, em termos de mercado afetivo, um violento pacto masculino de valoração de pessoas, autorizando o preterimento e o descarte das relações com mulheres negras em busca da relação com mulheres brancas, como símbolo de ostentação e humanização dos homens negros que, por alguma exceção social, puderam desertar de seu grupo (Carneiro 1995). Para Fanon, essa objetificação e esse descarte não são exclusividade de homens negros nem se resumem às dinâmicas próprias do sexismo.

nem uma busca exclusiva de homens negros. Fanon dá a entender que, em situações sociais particulares de relativo poder na ordem social estranhada – como o enquadramento em determinados padrões estéticos, financeiros ou de poder –, as mulheres negras fariam o mesmo, uma vez que também estão sujeitas às garras violentas da racialização, como exemplifica em sua polêmica análise sobre Mayotte Capécia:

> Pois, afinal, é preciso branquear a raça; isso é algo que todas as martinicanas sabem, dizem, repetem. Branquear a raça, salvar a raça [...] garantir sua brancura. [...] É extraordinária a quantidade de frases, provérbios, diretrizes básicas que regem a escolha de um namorado nas Antilhas. A questão é não voltar a se afundar no meio da negrada, e toda antilhana fará um esforço, em seus flertes ou em seus casos, para eleger o menos negro. Por vezes, para justificar um mau investimento, ela se vê obrigada a invocar argumentos como: "Fulano é negro, mas a miséria é mais negra que ele". Conhecemos diversas conterrâneas, estudantes na França, que nos confessaram com candura, uma candura toda branca, que seriam incapazes de se casar com um negro. (Ter conseguido escapar e então voltar a isso de livre vontade? Ah, não! Obrigada.) Na verdade, acrescentavam, não é que questionemos o valor dos negros, mas, você sabe, é melhor ser branco. (Fanon [1952] 2020: 62–63)

Essa busca pelo mundo branco revela uma raiva afetiva em se sentir *pequeno*, uma raiva que precisa ser compensada e só pode sê-lo pela aproximação com o "superior" (Fanon [1952] 2020), e, ao mesmo tempo, um empreendimento desesperado para escapar – mesmo que por sua confirmação – das consequências da racialização. Lamentavelmente, para o negro, todas as tentativas de transfigurar-se – e, principalmente, de transgredir –, em função da linguagem racista, são frustradas pelo peso da realidade colonial: o que importa é que o negro *deseje* ser branco, *veja-se* como branco e, se possível, *comporte-se* como um, mas *nunca* seja, de fato, branco, a ponto de ser considerado *um de nós*.

# O DUPLO NARCISISMO

A teoria do duplo narcisismo de Fanon aprofunda dois aspectos já adiantados por Du Bois. Primeiramente, o branco é igualmente racializado, *i.e.*, a despeito de sua posição de privilégio, também terá a visão turva pelo véu interposto pela racialização, perdendo, com isso, parte de sua própria humanidade. Em segundo lugar, a universalização do narcisismo branco pela imposição colonial (Faustino 2013b) resulta quase sempre, para o negro, na interiorização do branco como *ideal de ego* (Souza [1983] 2021) e, em consequência, em uma dolorosa e sisífica luta contra si mesmo em direção à brancura. Como se viu, diante dessa barreira intransponível, o negro deseja ser branco, como suposto *caminho da verdade e da vida* em direção à hominização e à humanização.

No entanto, argumenta Fanon: por mais que o negro, ao se deparar com a brancura como medida de todas as coisas, aceite-a como única e legítima salvadora,[57] violentando-se, assim, cuidadosamente, em direção a um afastamento autoflagelante de si, por mais que esteja *vestindo a roupa da escola*,[58] ainda assim, a pessoa negra é sobredeterminada "a partir do exterior", ou seja, é vítima de sua "aparição" (Fanon 1952: 113; tradução livre), e essa extirpação *desalojante* aprisiona tanto "o negro em sua negrura" como "o branco em sua brancura" (Fanon [1952] 2020: 23).

---

**57** Lembremos do título do famoso e premiado quadro de Modesto Brocos, *A redenção de Cam*, pintado quando o artista espanhol lecionava na Escola Nacional de Belas Artes do Rio de Janeiro e que foi ganhador da medalha de ouro no Salão Nacional de Belas Artes, em 1895, a menos de uma década da abolição da escravidão.

**58** Alusão ao assassinato de Marcos Vinícius, aos catorze anos, pela Polícia Militar do Rio de Janeiro, ao voltar da escola em 2018. A última frase pronunciada pelo jovem, antes de morrer, foi: "Mãe, ele [o policial] não viu que eu estava com a roupa da escola?".

Diante dessa impossibilidade de ter a própria existência validada pela presença e pelo reconhecimento do outro, o negro, "desorientado, incapaz de sair por aí com o outro, o branco implacável que [o aprisiona], [vai] para longe da [sua] própria presença, muito longe, e [se faz] objeto", e continua:

> O que mais seria isso para mim, senão um descolamento, uma extração, uma hemorragia que fazia sangue negro coagular por todo o meu corpo? Mesmo assim, eu não queria essa reconsideração, essa tematização. *Queria simplesmente ser um homem entre outros homens.* Queria ter chegado lépido e jovial a um mundo que fosse nosso e que juntos construíssemos. (Fanon [1952] 2020: 128; grifo meu)

Frantz Fanon entendia a racialização como um *círculo vicioso* que aprisiona o branco em sua brancura e o negro em sua negrura e gera uma espécie de narcisismo castrado em que tanto as pessoas brancas como as pessoas negras deixam de reconhecer-se no outro e, com isso, passam a estranhar sobretudo elementos que também são seus, embora fetichisticamente projetados apenas no outro. Por isso, argumentou interrogativamente, logo na introdução de *Pele negra, máscaras brancas*:

> *O branco está encerrado em sua brancura.*
>
> *O negro, em sua negrura.*
>
> Tentaremos delimitar as tendências desse *duplo narcisismo* e as motivações às quais ele remete.
>
> No princípio das nossas reflexões, pareceu-nos inoportuno explicitar as conclusões a serem lidas.
>
> Foi unicamente a preocupação de pôr fim a um círculo vicioso que orientou nossos esforços.
>
> É fato: os brancos se consideram superiores aos negros. Mais um fato: os negros querem demonstrar aos brancos, custe o que custar, a riqueza de seu pensamento, o poderio equiparável da sua mente.
>
> *Como escapar disso?* (Fanon [1952] 2020: 23–24; grifos meus)

88

Como escapar desse "círculo infernal" que impede as pessoas racializadas de voltarem a si por meio da restituição do outro, de forma a viabilizar o "reconhecimento [de] sua realidade humana" (Fanon [1952] 2020: 227)? O que fazer para que o *sim à vida, ao amor e à generosidade* não seja obliterado pela fixação mortificante da racialização, em uma sociabilidade estranhada em que a negrura apresenta-se como maldição na cena social antes do sujeito, restringindo-o de modo incontornável em suas possibilidades de existir acionalmente?[59] É o que se pergunta Fanon, citando Nietzsche, na seção destinada ao diálogo com a dialética hegeliana. Será que não há saída e o que resta é o ressentimento reativo para com quem me grita "negro"?

Uma das expressões do duplo narcisismo é quando a pessoa negra, subjetivamente petrificada pelas frustradas tentativas de aceitação como humana, engole o choro amargo e abre mão de estar na vastidão profunda do mundo, aceitando como seu o lugar podre, imundo e mutilante em que a racialização a aprisionou.[60] Dialogando criticamente com a perspectiva de dialética oferecida por Sartre, Fanon formula o dilema nos seguintes termos: "Ao me dar conta de que o negro é o símbolo do pecado, eu me vejo odiando o negro. Mas percebo

**59** Inspirado na teoria nietzschiana do ressentimento, mas a empregando em seus próprios termos, Fanon fala do racismo como processo inibidor da ação: "O que estamos sugerindo? Basicamente o seguinte: quando os negros se acercam do mundo branco, ocorre uma certa ação sensibilizadora. Se a estrutura psíquica se mostra frágil, assistimos a um colapso do ego. O negro deixa de se comportar como indivíduo *acional*" (Fanon [1952] 2020: 169; grifo do original). **60** Como descreve Fanon em primeira pessoa: "O mutilado da Guerra do Pacífico disse ao meu irmão: 'Aceite a sua cor como eu aceito o meu coto; ambos somos vítimas de acidentes'. No entanto, recuso com todo o meu ser essa amputação. Sinto em mim uma alma tão vasta quanto o mundo, uma alma realmente profunda como o mais profundo dos rios, meu peito tem um poder de expansão infinito. Sou dádiva, mas me aconselham a humildade do inválido... Ontem, ao abrir os olhos para o mundo, vi o céu se retorcer de uma ponta a outra. Quis me levantar, mas o silêncio eviscerado fluía de volta para mim, com as asas paralisadas. Irresponsável, cavalgando o espaço entre o Nada e o Infinito, comecei a chorar" (Fanon [1952] 2020: 153–54).

que sou um negro". E prossegue: "Para evitar esse conflito, existem duas soluções. Ou peço aos outros que não deem atenção à minha pele", ignorando-a, "ou, pelo contrário, quero que se deem conta dela. Então tento valorizar o que é mau – já que, irrefletidamente, admiti que o preto era a cor do mal" (Fanon [1952] 2020: 207).

O que Fanon está alertando é que o duplo narcisismo segue ativo mesmo nas situações em que o sujeito racializado busca inverter os termos oferecidos por seu opressor e positivar aquilo que era visto como negativo. Se o desafio é libertar negros e brancos de suas jaulas narcísicas, a saída visualizada por Fanon não poderia ser nada menos que o fim dessa

> situação neurótica, em que sou obrigado a escolher uma solução doentia, conflituosa, alimentada por fantasmas, antagônica, desumana, enfim, resta-me apenas uma solução: pairar por cima desse drama absurdo que os outros montaram ao meu redor, descartar esses dois termos [negro e branco] que são igualmente inaceitáveis e, por meio de um particular que seja humano, avançar rumo ao universal. (Fanon [1952] 2020: 207–08)

Mas como avançar na direção desse universal? Seria abrindo mão de qualquer identificação com quem goza de uma desgraça comum? Seria recusando ou implodindo discursivamente as classificações e projeções exogenamente atribuídas e, simplesmente, afirmando-se como ser humano genérico? Mas como obter sucesso nessa empreitada se o outro, ou melhor, o Outro, segue negando-se a validar-lhe a existência? Será possível a esse que é diferenciado nas relações sociais o luxo de abrir mão da consciência de sua desgraça, sobretudo da agência em torno dessa consciência, quando tal distinção lhe é cotidianamente jogada na cara sob olhares, palavras e tiros? Para Fanon, o negro deve recusar a sua negrura, mas não sem antes matar o branco que habita perturbadoramente dentro de si. E citando seu mestre Aimé Césaire, Fanon prossegue poeticamente: "Tendo recuperado essa noite, ou seja, o sentido da sua identidade, Césaire

# 90

constata, antes de mais nada, que: 'Pintaram de branco o pé da ár-vore mas a força da casca não cessa de gritar...'. Então, ao descobrir o branco dentro de si mesmo, ele o mata [...]" (Fanon [1952] 2020: 208).

O grande problema que Fanon enfrenta, desde o início, é que o colonialismo nunca se resumiu a uma expressão poética ou epistê-mica. A morte simbólica do branco – enquanto branco, como con-dição para que o negro possa morrer enquanto negro – depende de uma reviravolta que abale objetivamente "as carcomidas fun-dações do edifício" na direção de "uma reestruturação do mundo" (Fanon [1952] 2020: 25, 95). Ocorre que, quando escreveu *Pele negra, máscaras brancas*, esse clamor revolucionário ainda não se apresentava como possibilidade social concreta, e o livro acaba assumindo um tom pessimista de diagnóstico fatal cuja profilaxia é inexistente, restando apenas o apelo ao universalismo, quase abstrato, da conclusão.

Como explica Peter Geismar, um dos primeiros biógrafos de Fanon:

> A partir das conversas com seus pacientes, das discussões com Césaire sobre o que lia e ouvia na imprensa e nas rádios locais, convencia-se cada vez mais de que a revolução, ou inclusive uma mudança mode-rada, era para a Martinica um futuro muito distante. Não existia a in-fraestrutura de um movimento político radical no campo [...]. Fanon quis lutar para mudar essa situação, mas em 1952 ele não poderia encontrar um ponto de partida para a ação. (Geismar 1972: 31–32)

Foi só a partir de 1956, com a eclosão do movimento de libertação nacional na Argélia, que as possibilidades objetivas de superação da alienação colonial se apresentaram a Fanon. De modo a dar conta desse desafio, ele busca na práxis revolucionária o critério de verdade para relacionar a tensão e a reciprocidade entre iden-tidade e diferença no interior dos processos políticos, culturais e subjetivos. Para tanto, equaciona dialeticamente aquilo que é co-mum aos grupos particulares de identificação aos projetos emancipatórios, sem perder de vista as contradições e as diferenças singulares próprias aos sujeitos engajados nesses projetos, bem como aquilo que se apresenta como exterior, mas que lhe diz respeito e o compõe como parte constituinte da humanidade genérica.

## AS DIMENSÕES ÉTICAS, POLÍTICAS E ESTÉTICAS DA LUTA DE LIBERTAÇÃO

A perspectiva sociogênica pressupõe que as contradições sociais sejam analisadas tendo em vista o contexto social e histórico do qual emergem. O próprio Fanon, em *Pele negra, máscaras brancas*, já chamava a atenção para os limites e as possibilidades colocados pela história ao afirmar que a arquitetura do seu trabalho se situava "na temporalidade": "Todo problema humano exige ser considerado a partir do tempo. O ideal seria que o presente sempre servisse para construir o futuro". No entanto, prossegue o autor, "esse futuro não é o do cosmos, e sim o do meu século, do meu país, da minha existência. De modo algum devo me propor preparar o mundo que me sucederá. Pertenço irredutivelmente à minha época" (Fanon [1952] 2020: 27).

Para o autor, desde o início, a resposta para a alienação colonial seria uma "reestruturação do mundo" que rasgasse radicalmente o tempo e o espaço presentes, superando o mundo tal como o conhecemos (colonial-capitalista) em direção a outras possibilidades de organização social e, sobretudo, a novas formas de humanidade não baseadas na negação de outrem. Isso só seria possível mediante uma transformação radical nas condições sociais de existência, fato que não se visualizava até a redação de *Ensaio sobre a desalienação do negro* (*Pele negra, máscaras brancas*).

Os acontecimentos sociais e políticos da Argélia revolucionária, no entanto, foram decisivos para Fanon, ao apontar-lhe a viabilidade de uma profilaxia aos diagnósticos apresentados em *Pele negra, máscaras brancas*. Se o colonialismo, ao inviabilizar violentamente a reciprocidade do reconhecimento intersubjetivo, estruturava-se por meio de uma perturbadora anomalia da dialética hegeliana, a revolução se apresentava a Fanon como possibilidade de afirmação da dialética, a partir de um caminho hegeliano relativamente distinto daquele apontado pelo filósofo alemão: a violência.[61] A práxis revolucionária teria o poder de negar o estatuto colonial em todas as suas dimensões, restituindo a esse outro reificado a sua posição de sujeito de si e lhe permitindo, assim, ascender de objeto *inessencial* a um novo homem, como é possível ler neste artigo em que comenta a Revolução Argelina:

> De fato a Revolução Argelina restitui seus direitos à existência nacional. De fato ela é testemunha da vontade do povo. Mas o interesse e o valor de nossa revolução residem na mensagem da qual ela é portadora. [...] A Revolução Argelina, ao se propor à libertação do território nacional, visa não apenas à morte desse todo, mas à elaboração de uma nova sociedade. A independência da Argélia não é somente o fim do colonialismo, mas o fim, nessa parte do mundo, de um germe de gangrena e de uma fonte de epidemia.
>
> A libertação do território nacional argelino é uma derrota para o racismo e a exploração do homem; ela inaugura o reinado incondicional da justiça. (Fanon [1964] 2021: 107)

61 Em *Os condenados da terra*, Fanon coloca tais questões nestes termos: "Se quisermos descrevê-la [a descolonização] com precisão, sua definição pode caber na frase bem conhecida: 'os últimos serão os primeiros'. A descolonização é a verificação desta frase [...]. Se os últimos devem ser os primeiros, só pode ser em consequência de um enfrentamento decisivo e mortífero dos dois protagonistas. Essa vontade afirmada de trazer os últimos para o começo da fila, de fazê-los subir (numa cadência rápida demais, dizem alguns) os famosos degraus que definem uma sociedade organizada, só pode triunfar se são jogados na balança todos os meios, inclusive, é claro, a violência" (Fanon [1961] 2010: 53).

Em outro texto, escrito dois anos mais tarde, quando o colonialismo francês já dava sinal de esgotamento e algumas mudanças promovidas pela luta de libertação já podiam ser visualizadas, ele insiste:

> Desejamos poder mostrar, com este primeiro estudo, que sobre a terra argelina nasceu uma nova sociedade. Hoje, os homens e mulheres da Argélia não se parecem com os de 1930, com os de 1954, com os de 1957. A velha Argélia está morta. [...] A nação argelina não se situa no futuro. [...] Está situada exatamente no centro de um novo homem argelino. Há uma nova natureza do homem argelino, uma nova dimensão de sua existência. A tese que afirma que os homens se transformam no exato momento em que modificam o mundo nunca foi tão evidente como o é agora na Argélia. Esta prova de força não remodela somente a consciência do homem sobre si mesmo mas também a ideia que ele tem de seus antigos dominadores e do mundo, por fim, ao seu alcance. Essa luta em níveis diferentes renova os símbolos, os mitos, as crenças e a emoção de um povo. Na Argélia, assistimos à reposição do homem. (Fanon [1959] 1968: 10–12)

Nesse ponto, a comparação com Nietzsche pode ser interessante. Timothy Brennan (2014) lembra que o filósofo alemão repudiava a dialética socrática porque ela pressupunha a possibilidade de as classes baixas ascenderem ao centro do cenário político, enquanto Fanon, ao contrário, clamava por essa dialética como condição de emancipação. Ato Sekyi-Otu (1996), por sua vez, embora afirme que o colonialismo apresentado por Fanon seja mais inteligível pela lógica aristotélica dos contrários do que pela contradição hegeliana, argumenta que a diferença central entre Hegel e Fanon é que o último se afasta da interpretação de um movimento dialético promovido pela autoiluminação da consciência para se aproximar de um humanismo radical que se efetiva a partir da ação.

A práxis, em Fanon, é o momento em que a *"coisa colonizada se torna homem no processo mesmo pelo qual se liberta"* (Fanon [1961] 2010: 53; grifos meus), porque, de um lado, atua para dissol-

# 94

ver objetivamente os *contrários aristotélicos* que se fazem socialmente presentes na política, na economia e mesmo na cultura e, de outro lado, favorece, ao colonizado em luta, a emergência de uma nova forma de perceber o mundo e, consequentemente, a si próprio. Como afirma Judith Rollins (2007), a diferença determinante entre Hegel e Fanon não é a recusa ou não da dialética, mas o fato de o primeiro apostar no trabalho como condição de emancipação do servo enquanto o segundo aposta na práxis revolucionária, como é possível ler em seus escritos produzidos sob o calor da Revolução Argelina:

> Em qualquer nível que a estudemos – encontros interindividuais, novas denominações dos clubes esportivos, composição humana das *cocktail parties* [festas], da polícia, dos conselhos administrativos dos bancos nacionais ou privados –, a descolonização é simplesmente a substituição de uma "espécie" de homens por outra "espécie" de homens. Sem transição, há substituição total, completa, absoluta. (Fanon [1959] 1968: 25)

É verdade, como já se argumentou, que a aposta emancipadora de Fanon não se concretizou como ele esperava, e a violência, implícita tanto no colonialismo como nas movimentações sociais que o contrapunham, foi levada – sob protesto de Fanon – a caminhos infrutíferos.[62] Também é verdade, como o próprio autor já havia alertado, que a estrutura econômica da colônia dificultava uma saída verdadeiramente independente. Com uma economia historicamente organizada para atender aos interesses da metrópole e uma burguesia débil que se limitava a ser intermediária dos antigos colonos, a luta anticolonial regrediu, tal como previsto pelo autor, diante das novas formas de colonização e de exploração. Aliás, dos caminhos teocráticos da Argélia pós-independência ao genocídio em Ruanda,

---

62 Ver, nesse caso, o capítulo 2, "Grandeza e fraquezas da espontaneidade", de *Os condenados da terra*, no qual Fanon alerta para os limites e as contradições implícitos na violência e nas noções reificadas de identidade propostas pelo nacionalismo anticolonial.

da guerra civil em Angola ao surgimento do Boko Haram, da manutenção das iniquidades raciais no pós-*apartheid* sul-africano ao neocolonialismo francês no Mali e adjacências, os alertas de *Os condenados da terra* foram lamentavelmente certeiros.

O aspecto que importa é que a "apropriação crítica de Hegel" (Sekyi-Otu 1996: 25), estabelecida por Fanon ao longo de seus escritos, aponta mais para uma calibanização da dialética – a partir de sua efetivação revolucionária – do que para a sua recusa (Faustino 2021a). Isso não significa restringir a análise às dimensões econômicas da exploração; pelo contrário, atenta-se para a sofisticação e profundidade da abordagem em tela (Faustino 2018a), como se pode ler no trecho a seguir:

> A explosão não ocorrerá hoje. É muito cedo... ou tarde demais. Não chego armado de verdades categóricas.
>
> Minha consciência não está permeada de fulgurações precípuas.
>
> No entanto, com toda a serenidade, acho que seria bom que certas coisas fossem ditas.
>
> Essas coisas, eu as direi, não as gritarei. Pois há muito o grito saiu da minha vida.
>
> E se fez tão distante...
>
> Por que escrever esta obra? Ninguém me pediu que o fizesse. Muito menos aqueles a quem ela se dirige.
>
> E então? Então respondo calmamente que existem imbecis demais neste mundo. E, tendo dito isso, compete a mim demonstrá-lo.
>
> Rumo a um novo humanismo...
>
> A compreensão entre os homens...
>
> Nossos irmãos de cor... Creio em ti, Homem...
>
> O preconceito de raça...
>
> Compreender e amar... (Fanon [1952] 2020: 21)

Essa explosão, se quisesse evitar as armadilhas criadas por aquilo que objetiva superar, deveria rejeitar tanto o universalismo abstrato oferecido pela *teodiceia europeia* como os particularismos reificados que se alimentam do ódio (J. A. Gordon 2013; Sekyi-Otu 2003). A descolonização, como *terapia revolucionária* (L. R. Gordon 2015), teria a função catártica de possibilitar ao sujeito a consciência de si, mas, para isso, ele precisaria colocar os valores ocidentais contra si próprio, em vez de simplesmente rejeitá-los. A temática da violência tem aqui um emprego bastante singular.

# A VIOLÊNCIA DA ORDEM E A EXPLOSÃO DIVINA

Durante muito tempo, o tema da violência foi o único pelo qual Fanon era reconhecido e ao qual era associado. O cientista político brasileiro Marco Antonio Arantes (2011) escreveu um artigo, sob o título "Sartre e o humanismo racista europeu: uma leitura sartriana de Frantz Fanon", para refutar as acusações feitas por Albert Camus e Paul Johnson a Sartre como portador de "uma lógica das consequências, do dente por dente, do olho por olho, a lógica da vingança e do revide", e atribuí-las a Fanon. Chama a atenção em seu artigo, porém, que a "teoria revolucionária" de Sartre é contraposta à "revolta" de Frantz Fanon – efetivamente citado apenas ao final do artigo –, de forma que a posição do primeiro figuraria como uma teoria coerente e revolucionária, enquanto a do último seria mera expressão de uma revolta que se equivocava sempre que se distanciava do filósofo francês.

Como se sabe, Fanon ficou mundialmente famoso devido ao prefácio escrito por Jean-Paul Sartre para o seu último livro, *Os condenados da terra*. Sob o calor das lutas de libertação africana, o filósofo francês sugeriu, no texto, que a violência da qual Fanon emergia salvaria não apenas os colonizados mas o próprio branco e a Europa de sua visível decadência humana (Sartre [1961] 2010). A fama internacional do prefácio, não tanto da obra, resultou na tradução do livro para dezenas de línguas, mas lamentavelmente foi acompanhada, por um lado, do apagamento dos demais textos de Fanon, entre os quais *Pele negra, máscaras brancas*, e, por outro, da redução teórica do próprio livro às observações e aos pontos de vista do filósofo francês – e, em consequência, da redução do pensamento do autor ao tema da chamada "violência revolucionária" (Faustino 2020e).

O compromisso de Sartre com as lutas de libertação e sua apologia delas levaram-no a exaltar os elementos que julgava fundamentais para despertar a consciência europeia de seus limites e contradições próprias, ignorando, assim, outros elementos cuidadosamente tratados e sistematizados ao longo do livro. Não obstante, o prefácio – que por sinal é um texto belíssimo e uma grande homenagem à Revolução Argelina – foi mais lido do que o próprio livro, suscitando uma interpretação distorcida na recepção póstuma do livro e no próprio entendimento da contribuição de Fanon ao pensamento social. Como explica Alice Cherki (2010: 15), psiquiatra e parceira de trabalho de Fanon: "O belo prefácio de Sartre a esse livro, que Fanon desejara, parece que foi mais lido, ao longo dos anos, do que o corpo do texto. Entretanto, de certo modo, esse prefácio desvia as preocupações e o tom de Fanon" para caminhos exógenos. Ainda segundo ela, "Sartre justifica a violência enquanto Fanon a analisa, não a promove como um fim em si, mas vê nela uma passagem obrigatória".

*Os condenados da terra* se inicia com a constatação de que a "violência total" representada pelo identitarismo branco em suas dimensões subjetivas e objetivas é a norma – e não a exceção – da sociedade colonial, a partir daquilo que Benjamin (2013) nomeava de "violência mítica". Posteriormente, problematiza as possibilidades, os riscos e os limites da luta anticolonial como oportunidade dialética de romper com esse círculo infernal. Parafraseando Benjamin (2013), poderíamos afirmar que Fanon não deseja a violência, apenas diagnostica a sua inevitabilidade "legítima" diante de uma ordem "miticamente" violenta (Faustino 2018c, 2020e). Mas a delimitação dessas mediações obriga a um

**98**

exame mais detido do conjunto da obra fanoniana, que não se limite à leitura de um capítulo isolado e, muito menos, do prefácio bem-intencionado de um dos seus livros.

Para Fanon, o colonialismo só poderia existir por meio da violência ou não se reproduziria socialmente, mas isso não significa que as expressões de poder e dominação que o fundamentam se restrinjam aos seus limites territoriais. São a violência, a ditadura e a superexploração da força de trabalho nos territórios colonizados que permitem a paz, a democracia e o Estado de bem-estar social nas metrópoles. Aliás, aquilo que na metrópole se apresenta como o direito à participação na *bíos* política só se sustenta mediante a exclusão total ou parcial do colonizado da ética, da política e da estética que fundamentam os pactos sociais próprios à sociabilidade burguesa.

Assim, a paz e a democracia para uns são, imediatamente, a ausência de voz para outros, de tal maneira que as formas de dominação e os danos de toda ordem nem sequer são reconhecidos como violentos; ao contrário – caso o colonizado não atrapalhe o fluxo –, a ordem social colonial poderá ser considerada pacífica pelos seus beneficiários. Para Fanon, no entanto, a violência não se expressaria apenas pela interrupção abrupta de certa cena supostamente pacífica – uma manifestação que interdita o tráfego, um grito ou mesmo um ato terrorista – mas também pela própria imposição de uma paz sem voz que constitui a ordem social em uma sociedade desigual. Como se pode ler no primeiro capítulo de seu *Os condenados da terra*: "O mundo colonizado é um mundo cortado em dois. A linha de corte, a fronteira, é indicada pelas casernas e pelos postos policiais" (Fanon [1961] 2010: 55).

Embora se possa supor que a violência por ele aludida se refira à presença da caserna e dos postos policiais guardando com armas e cassetetes as fronteiras entre os territórios colonizados e os territórios metropolitanos, a grande denúncia de Fanon se refere a uma violência anterior: a violência é a própria linha de corte, a cerca, a delimitação de fronteira e seus muros, cindindo o mundo entre quem está dentro – da ética, da política e da estética – e quem será considerado total ou parcialmente fora, ao mesmo tempo sem deixar de fazer parte e de ser atravessado pela mesma sociabilidade (Faustino 2021a). Antes de a polícia chegar, há que se perguntar por que ela foi chamada, ou melhor, em que contextos, por que e para quem ela é socialmente necessária. As forças de repressão estatais ou privadas são apenas porta-vozes de uma violência muito mais profunda: "Nas colônias, *o interlocutor legítimo e institucional do colonizado, o porta-voz do colono e do regime de opressão* é o policial ou o soldado" (Fanon [1961] 2010: 55; grifo meu).

A paz, na metrópole, só pode existir em razão de sua impossibilidade nas colônias. É disso que se trata a violência analisada por Fanon, como se observa:

> Nas *sociedades de tipo capitalista*, o ensino, religioso ou leigo, a formação dos reflexos morais e transmissíveis de pai para filho, a honestidade exemplar de operários condecorados depois de cinquenta anos de bons e leais serviços, o amor estimulado à harmonia e à sabedoria, essas formas estéticas do respeito à ordem estabelecida, criam em torno do explorado uma *atmosfera de submissão e de inibição que alivia consideravelmente a tarefa das forças da ordem.* [...] entre o explorado e o poder interpõe-se uma multidão de professores de moral, de conselheiros, de "desorientadores". *Nas regiões coloniais*, em contrapartida, o policial e o soldado, por sua presença imediata, suas intervenções diretas e frequentes, mantêm o contato com o colonizado e lhe aconselham, com coronhadas ou napalm, que fique quieto. Como vemos, o intermediário do poder utiliza uma linguagem de pura violência. O intermediário não alivia a opressão, não disfarça a dominação. Ele as expõe, ele as manifesta com a consciência tranquila das forças da ordem. *O intermediário leva a violência para as casas e para os cérebros dos colonizados.* (Fanon [1961] 2010: 55; grifos meus)

Embora a nomeação da metrópole como "sociedade de tipo capitalista" não seja muito feliz, uma vez que sugere, na contramão do conjunto de sua obra, que o capitalismo seja um sistema e o colonialismo outro, distinto, ainda assim a diferenciação sociológica por ela empreendida permite analisar a metrópole e a colônia como complementares e reciprocamente determinantes, ambas compondo, cada qual em sua particularidade desigual e combinada, diferentes facetas do complexo sociometabólico do capital. Por isso o diálogo contraditório, no mesmo parágrafo, entre as dimensões éticas, políticas e estéticas que constituem a sociedade civil burguesa, seus mecanismos simbólicos de coesão social e de legitimação e a negação dessas mesmas dimensões nos territórios coloniais.

As dimensões éticas e estéticas se relacionam dialeticamente com política, à medida que refletem, ao mesmo tempo que fundamentam e legitimam, o complexo colonial (Faustino 2021b). O termo "estética", por exemplo, vem do grego *aisthesis* e se refere ao julgamento ou à percepção que se faz a respeito do que é belo, feio, bom, mau, desejável e indesejável. O colonialismo cria uma *Weltanschauung* que associa o branco sempre ao *sublime* e o negro ao *execrável* (Fanon [1952] 2020: 110). Daí o papel fundamental do racismo e da racialização (Faustino 2018b).

Desde crianças, as pessoas negras vão percebendo que, por mais que se esforcem no intento de serem reconhecidas pela sociedade branca, jamais conseguem estar de acordo com aquilo que se espera de um verdadeiro *ser humano: ser branco*.[63] Por mais que vigiem, punam e mutilem a si próprias de modo a tentar se aproximar dessa caricatura racializada de humano, jamais são reconhecidas como tal; portanto, o reconhecimento de sua humanidade permanece interditado pelo Outro, mas, lamentavelmente, também para si mesmas. Preso a uma espécie de *plantação cognitiva*,[64] o colonizado é levado, assim, a se questionar frequentemente

---

63 Recordemo-nos da provocação apresentada por Fanon, em *Pele negra, máscaras brancas*, ao afirmar que "o negro não é um homem" (Fanon [1952] 2020: 22).

64 Termo proposto por Jota Mombaça (2020) para descrever a sujeição e a violência antinegra implícitas no que denomina, em diálogo com Denise

sobre quem ou o que é. A percepção estética, nesse caso, não se resume a um mero *padrão de beleza ocidental*, mas, antes, a um *padrão de humanidade* – ou, se quisermos, a um jeito de ser ou existir no mundo que o negro supostamente jamais alcançará.

Diante desse aparente paradoxo, algumas pessoas insistem *ad nauseam* em uma busca sisífica e delirante pelo próprio embranquecimento, ao ponto de perderem-se permanentemente de si. Outras, depois de investirem em vão toda a sua energia nesse tóxico amor não correspondido, explodem violentamente em ódio e agressividade contra esse objeto – agora maldito – que lhe proporcionou tanto sofrimento. É o momento em que o colonizado rompe – não apenas politicamente mas, sobretudo, afetivamente – com o colonizador, buscando distanciar-se dele o máximo possível, buscando matá-lo dentro de si, para reencontrar-se com o próprio desejo.

Entretanto, dado o caráter ontologicamente violento da sociedade colonial, a luta só poderia ter êxito se mobilizasse uma potência material e espiritual ainda maior, a ponto de negar tanto objetiva como subjetivamente as bases dessa violência; do contrário, sucumbiria. Não há aqui um culto à violência nem a busca por sua justificação, mas a constatação do caráter eminentemente violento da sociedade colonial e de seus dispositivos de reprodução e controle. É então que talvez seja possível identificar uma divergência *hegeliana* em relação a Hegel, pois, enquanto o escravo hegeliano se edifica a partir do trabalho, o escravo em Fanon se edifica a partir da luta: a luta é a única possibilidade de o indivíduo tornado coisa – substância passiva – perceber-se agente do processo histórico:

> Ao nível dos indivíduos, a violência desintoxica. Ela livra o colonizado do seu complexo de inferioridade, das suas atitudes contemplativas ou desesperadas. Ela o torna intrépido, reabilita-o aos seus próprios

---

Ferreira da Silva (2017), como *acumulação negativa do valor*. Para ambas as intelectuais, as raízes coloniais que compõem a plantação cognitiva se apresentam tão profundas que, por vezes, até as tentativas de questioná-las ou confrontá-las acabam fortalecendo-as em uma espécie de *infinitum colonial*.

olhos. Mesmo se a luta armada foi simbólica e mesmo que ele seja desmobilizado por uma descolonização rápida, o povo tem o tempo de convencer-se de que a libertação foi um problema de todos e de cada um, que o líder não tem um mérito especial. A violência eleva o povo à altura de líder. (Fanon [1961] 2010: 112)

Essa negação *prático-espírito-sensível* da negação colonial não se efetiva, para Fanon, sem trazer consigo alguns paradoxos éticos. Para o colonizado, a única verdade que importa é a verdade que precipita o desmantelamento do colonialismo e favorece a emergência da nação. Mas essa posição – conjunturalmente necessária – mantém intacto o maniqueísmo criado pela situação colonial: o colono, outrora endeusado, passa a representar o demônio a ser abatido a todo custo (Fanon [1961] 2010). A agressividade sedimentada por anos de humilhação deixa de se manifestar apenas na violência intragrupal e passa a ser cada vez mais direcionada ao novo bode expiatório de todos os problemas: o colono em pessoa.

Os conflitos inerentes a esse estágio são inúmeros: "Ninguém toma facilmente a decisão de mandar matar um civil na rua. Ninguém coloca uma bomba em um lugar público sem sofrer um problema de consciência" (Fanon [1959] 1968: 38). No início da luta de libertação, explica Fanon, dada a intensidade da violência colonial, alguns líderes supuseram ser possível empreender atos violentos (ou terroristas) sem graves problemas de consciência, mas perceberam estar equivocados e por vezes vacilavam diante de determinadas tarefas:

Muitas vezes, os responsáveis (pelas táticas de luta) suspenderam ações ou chamaram no último minuto o *fidai* encarregado de colocar uma bomba. Essas vacilações se explicam pela imagem dos civis mortos ou terrivelmente feridos. Ademais, havia a preocupação política de evitar certos gestos que corriam o risco de desnaturalizar a causa da liberdade. Também existia o temor de que alguns europeus, em contato com a Frente, fossem vitimados em algum atentado. Portanto,

**103**

existia a tripla preocupação de não acumular vítimas inocentes, de não oferecer uma imagem falsa da Revolução e, por fim, de manter a seu lado os democratas franceses, os democratas de todos os países do mundo e os europeus da Argélia alinhados ao ideal nacional argelino. (Fanon [1959] 1968: 38–39)

Há, no entanto, um paradoxo quando se pensa a proporcionalidade da força anticolonial, pois o colonizador, em seu esforço de preservação da rapinagem, não abre mão dos métodos mais desumanos possíveis. Essa constatação coloca a seguinte pergunta: até onde a violência anticolonial pode avançar sem se converter em barbárie?

Sem responder exatamente à pergunta que faz a si mesmo, Fanon a rebate: "Não, não é verdade que a Revolução foi tão longe quanto o colonialismo" (Fanon [1959] 1968: 7). Ao mesmo tempo, reconhece que o dilema colocado não se dissolve com "respostas fáceis", enfatizando: "As novas relações não consistem na substituição de uma barbárie por outra; na substituição de uma destruição do homem por outra" (Fanon [1959] 1968: 15), pois atrás da figura do colonizador há um homem, e a ignorância desse fato leva ao aborto da libertação nacional:

O que desejamos é que os argelinos descubram o homem por trás do colonizador, esse homem, por sua vez, organizador e vítima de um sistema que o sufocou e reduziu ao silêncio. E, quanto a nós, desde há muito tempo temos arrancado o argelino da opressão secular e implacável. Nós nos colocamos de pé e avançamos. Quem pode nos reconduzir à servidão? Desejamos uma Argélia aberta a todos, propícia a todos os talentos. Assim a desejamos e assim a faremos. Não cremos que exista força capaz de nos impedir. (Fanon [1959] 1968: 15)

Como veremos, entretanto, para Fanon, é apenas quando a luta é orientada por valores éticos que permitem ao colonizado se reconhecer também naquilo que nega que a violência anticolonial

## A CRÍTICA À IDENTIDADE E AO DUPLO NARCISISMO

O colonialismo é um processo de dominação que extrapola em muito a dimensão econômica da ordem social. Seus dispositivos materiais e simbólicos visam levar o colonizado a acreditar que realmente é inferior e que o ocupante, com seus exércitos, igrejas e tecnologias, presta-lhe um favor ao invadir violentamente o seu território:

> O resultado, conscientemente perseguido pelo colonialismo, era pôr na cabeça dos indígenas que a partida do colono significaria para eles a volta à barbárie, à degradação, à animalização. No plano do inconsciente, o colonialismo não procurava, pois, ser percebido pelo indígena como uma mãe gentil e benevolente, que protege a criança contra um ambiente hostil, mas sob a forma de uma mãe que continuamente impede o filho fundamentalmente perverso de suicidar-se, de dar livre curso aos seus instintos maléficos. A mãe colonial defende o filho contra ele mesmo, contra o seu ego, contra a sua fisiologia, sua biologia, sua infelicidade ontológica. (Fanon [1961] 2010: 244)

Diante desse quadro, a reivindicação da identidade cultural por parte do intelectual colonizado "não é um luxo, mas exigência de um programa coerente" (Fanon [1961] 2010: 244). A negritude representou o questionamento da pretensa superioridade europeia (Fanon [1961] 2010: 255), configurando-se como "antítese afetiva, senão lógica, desse insulto que o homem branco fazia à humanidade" (Fanon [1961] 2010: 246). Por isso, completa o autor: "Essa negritude lançada contra o desprezo do branco se revelou, em certos setores, como o único fator capaz de derrubar interdições e maldições" (Fanon [1961] 2010: 246) postas pelo colonialismo.

Assim, Fanon reconhece a legitimidade histórica da luta antirracista e dos movimentos de afirmação cultural (Fanon [1961] 2010) na medida em que confrontam os valores racistas europeus. Se, por um lado, é "o branco que cria o negro [*nègre*]", por outro, reconhece, "é o negro que cria a negritude" (Fanon [1959] 1968: 29), afirmando-se na luta por um *reconhecimento objetivo* de si.

No entanto, essa contraposição chega a um impasse, uma vez que "a afirmação incondicional da cultura europeia sucede a afirmação incondicional da cultura africana" (Fanon [1959] 1968: 29). Se o colonialismo definiu como *essencialmente negros* atributos como *emoção, corpo, virilidade, ludicidade* e, sobretudo, classificou-os como inferiores em relação a *razão, civilização, cultura, universalidade*, que seriam encarnadas pelo europeu, o movimento de negritude, provoca Fanon, apenas inverte os polos da hierarquia, quando não rompe com esses fetichismos racializados que a sustentam, passando, assim, a considerar como positivo aquilo que havia sido classificado como inferior pelo colonialismo, como pode ser visto na afirmação de Senghor:

> Eis aí a alma negra, se é que ela pode realmente ser definida. Aceito que ela seja a filha do meio. Aceito também que a África seja o "Continente Negro". É que, aqui, a ação do meio é especialmente sensível. A ação dessa luz tão primitivamente pura na savana e nos confins da floresta onde nasceram as civilizações, despojada e despojante, que valoriza o essencial como a essência das coisas; esse clima cuja violência exalta e domina ao mesmo tempo. Posso aceitar tudo isso se servir para explicar melhor. (Senghor 1939)

A *inocência*, a *musicalidade*, o *ritmo "nato"* do negro/africano passam a ser afirmados como elementos essenciais, mas agora vistos como superiores e desejáveis em comparação com a *frieza tecnicista do mundo ocidental* (Senghor 1939). As "almas da gente negra" passam a ser classificadas como essências metafísicas que precisariam ser resgatadas e afirmadas para o negro se reencontrar com o seu Eu su-

**106**

postamente original. Para Fanon ([1961] 2010), está aí uma atraente armadilha, porque essa pretensa "essência" que se busca restaurar é, na verdade, uma invenção do racismo colonial, a serviço da desumanização do africano escravizado nas Américas (Faustino 2013b).

Fanon chama a atenção, ainda, para o caráter dinâmico da cultura e alerta para os riscos de se cultuar uma cultura engessada. Segundo ele, os seres humanos são o que fazem e como o fazem, mas os movimentos de afirmação cultural invertem a ordem de composição do mundo, tomando o secundário como primário, valorizando o produto em detrimento do produtor. Para além da paixão desenfreada pela chamada cultura negra, a verdadeira subversão estaria no ato de encontrar o povo, perdendo-se nele para, posteriormente, agitá-lo com a luta anticolonial, como resumiu Ahmed Sékou Touré, em citação resgatada por Fanon ([1961] 2010: 239): "Não basta escrever um canto revolucionário para participar da revolução africana; é preciso fazer essa revolução com o povo". Seria necessário, portanto, ir além da afirmação das especificidades culturais historicamente negadas, não se limitar a elas, caso se queira descer ao verdadeiro inferno e abalar as carcomidas fundações do edifício. Pois, como afirma Fanon ([1961] 2010: 268), "os homens de cultura africanos que se batem ainda em nome da cultura negro-africana, que multiplicam os congressos em nome da unidade dessa cultura, devem, hoje, perceber que sua atividade se reduziu a confrontar peças ou a comparar sarcófagos".

É o colonialismo, por seu turno, ao perceber a dinâmica subversiva do povo em movimento, que buscará atribuir uma ausência de movimento histórico à cultura colonizada, engessando-a em catálogos antropológicos. Em vez de se lançar apaixonadamente sobre uma cultura engessada, "o dito combatente, o colonizado, depois de tentar perder-se no povo, com o povo, vai, ao contrário, sacudir o povo. Ao invés de privilegiar a letargia do povo, ele se transforma em despertador do povo" (Fanon [1961] 2010: 256). Trata-se, portanto, não de preservar ou resgatar as culturas, mas de ir ao seu encontro para ressignificá-las na luta com o povo, em busca da emancipação efetiva, e não apenas simbólica (Faustino 2018b). Como argumenta o psiquiatra martinicano:

> O homem de cultura, ao invés de partir à procura dessa substância, deixa-se hipnotizar por esses farrapos mumificados que, estabilizados, significam, pelo contrário, a negação, a superação, a invenção. A cultura nunca tem a translucidez do costume. A cultura foge, eminentemente, de toda simplificação. Na sua essência, ela está no oposto ao costume, que é sempre uma deterioração da cultura. Querer colar na tradição ou reatualizar as tradições abandonadas é não ir apenas contra a história, mas contra o povo. Quando um povo apoia uma luta armada ou mesmo política contra um colonialismo implacável, a tradição muda de significado. O que era técnica de resistência passiva pode ser nesse período radicalmente condenado. Num país subdesenvolvido em fase de luta, as tradições são fundamentalmente instáveis e sulcadas por correntes centrífugas. (Fanon [1961] 2010: 258)

Assim, Fanon não rejeita a necessidade histórica da mobilização identitária enquanto possibilidade de alinhavo conjuntural de um sentimento de solidariedade grupal em dada situação de ataque comum e de subalternização. Aliás, como enfatiza, "essa redescoberta, essa valorização absoluta de aspecto quase irreal, objetivamente indefensável, reveste-se de uma importância subjetiva incomparável" (Fanon [1964] 2021: 83). Sua crítica não é sobre a identidade em si, como movimento conscientemente aberto de identificação, mas sobre as armadilhas representadas por aquilo que o filósofo Douglas Barros (2019) chama de *metafísica da raça* ou da identidade.

# O NOVO HUMANISMO

O posicionamento de Fanon sobre as categorias *humano*, *humanismo*, *universal*, *ontologia*, *identidade* e *essência* é objeto de intenso

# 108

debate na literatura especializada em seu pensamento. De um lado, há os que argumentam pela existência de elementos teóricos anti-humanistas que levam, se não à implosão, pelo menos à rasura de tais categorias. Do outro lado, estão os que advogam pela existência de um Fanon que se dirige à implementação integral do humanismo como pensado pelos radicais burgueses do Iluminismo. O presente estudo se localiza em uma terceira perspectiva, que identifica em Fanon a recusa de um humanismo abstrato de caráter eurocêntrico burguês e a afirmação de um novo humanismo, voltado à articulação contingente de demandas particulares e universais da agência humana.

De todo modo, tanto nos debates com os intelectuais da negritude como nos alertas aos movimentos de libertação nacional, é nítido que a luta anticolonial, para Fanon, quando não orientada por um horizonte humanista, incorre no risco de definhar nos mesmos elementos que lhe deram propulsão. A afirmação da identidade (negra, no caso), outrora negada, como vimos, é condição política e estética para desautorizar as "verdades" do colonizador; entretanto, quando se aceita como dada a pseudouniversalidade do dominador e, ainda assim, diante de sua esmagadora negação, limita-se à afirmação apenas daquilo que ele deixou de ver em si, amplifica-se a potência negadora contra si próprio ao invés de expurgá-la.

Dito de outro modo, se o branco, a partir de suas cruzes e espadas, elege a si próprio como expressão *universal* do ser humano, permitindo ao negro existir apenas naqueles espaços *específicos* que ele – o branco – deixou de ver em si, e o negro, em contrapartida, contenta-se com essa especificidade, abrindo mão de disputar os termos da universalidade com o seu algoz, a luta anticolonial, por mais ameaçadora e violenta que possa parecer, já nasceu morta. Nesse sentido, Fanon recorre à dialética para rejeitar o duplo narcisismo:

> Percebe-se por que Sartre vê no posicionamento marxista assumido pelos poetas negros a conclusão lógica da negritude. Na verdade, é

**109**

isso que está acontecendo. Ao me dar conta de que o negro é o símbolo do pecado, eu me vejo odiando o negro. Mas percebo que sou um negro. Para evitar esse conflito, existem duas soluções. Ou peço aos outros que não deem atenção à minha pele; ou, pelo contrário, quero que se deem conta dela. Então tento valorizar o que é mau – já que, irrefletidamente, admiti que o preto era a cor do mal. Para pôr fim nessa situação neurótica, em que sou obrigado a escolher uma solução doentia, conflituosa, alimentada por fantasmas, antagônica, desumana, enfim, resta-me apenas uma solução: pairar por cima desse drama absurdo que os outros montaram ao meu redor, descartar esses dois termos que são igualmente inaceitáveis e, por meio de um particular que seja humano, avançar rumo ao universal. (Fanon [1952] 2020: 207–08)

Mesmo sem negar a necessidade histórica da negritude, mas caminhando com ela para além do que ela se propunha, Fanon advoga para a importância de não perder de vista a dimensão universal da existência humana: "o problema capital, fundamental, que é o de restituir o homem a seu devido lugar" (Fanon [1952] 2020: 87). Em Fanon, o *ser humano* é, antes de tudo, *um ser que questiona*, aberto à contingência histórica que precede qualquer essência fixa.[65] O problema é que o racismo inculca nele uma série de taras infantis criadas pela situação colonial (Fanon [1952] 2020: 24). O que interessa, portanto, não é provar que o *negro* é igual

---

**65** Nesse ponto, Sartre, em diálogo com a noção husserliano-heideggeriana de *realidade humana*, afirma: "Que significa aqui o dizer-se que a existência precede a essência? Significa que o homem primeiramente existe, se descobre, surge no mundo; e que só depois se define. O homem, tal como concebe o existencialista, se não é definível, é porque primeiramente não é nada. Só depois será alguma coisa e tal como a si próprio se fizer. Assim não haverá natureza humana, visto que não há Deus para a conceber. O homem é, não apenas como ele se concebe, mas como ele quer que seja, como ele se concebe depois da existência, como ele deseja após este impulso para a existência; o homem não é mais que o que ele faz. Tal é o primeiro princípio do existencialismo" (Sartre 1970: 216–17).

# 110

ao *branco*, mas libertar ambos dos complexos coloniais que os forjaram, libertando o branco de sua *brancura* e o negro de sua *negrura*, desfazendo, assim, o *duplo narcisismo colonial*.

Isso não significa que Fanon rejeita a noção de identidade cultural ou nacional, mas que alerta para a necessidade de assumir que esse jogo especular de identificação só é possível na relação com o Outro: "A consciência de si não é fechamento para a comunicação. A reflexão filosófica nos ensina, ao contrário, que a primeira é a garantia da segunda. A consciência nacional, que não é o nacionalismo, é a única a nos dar dimensão internacional" (Fanon [1961] 2010: 282).

Assim, a teoria racial crítica de Fanon rejeita uma raça fundacional e metafísica (Barros 2019) e foca em uma ontologia moral e social. Como argumenta Sekyi-Otu, a mensagem de Fanon é que, em primeiro lugar, os nossos torturadores não se dão ao trabalho de serem relativistas culturais; pelo contrário, reivindicam, sob o nosso sangue, o mundo inteiro para si, enquanto *nós*, iludidos por seus *suaves venenos*, lançamo-nos cegamente sobre aquilo que eles rejeitam. Não se trata, portanto, de negar a possibilidade de se afirmar a partir das diferenças, mas, pelo contrário, de não perder de vista as determinações gerais dessas diferenças em sua relação com outras determinações e identificações, evitando dar contornos metafísicos à necessária consciência negro-africana (Sekyi-Otu 2003: 13–14).

Essa posição aberta exige que a luta rompa com a forma colonial de ver o mundo – e a si próprio –, de maneira que seja possível conceber-se como parte do todo, e não isoladamente: "Não sou responsável apenas pela revolta de Santo Domingo. Toda vez que um ser humano fez aflorar a dignidade do espírito, toda vez que um ser humano disse não a uma tentativa de escravizar o seu semelhante, eu me solidarizei com o seu ato" (Fanon [1952] 2020: 237). Isso significa, por outro lado, que a crítica de Fanon ao humanismo europeu não representa a sua recusa, mas a exigência de sua concretização (Faustino 2018c). Antes disso, é a denúncia da incapacidade – e da hipocrisia – europeia para efetivar as aspirações universais que um dia fomentou:

> Deixemos essa Europa que fala sem parar do homem e ao mesmo tempo o massacra em todos os lugares em que o encontra, em todas as esquinas de suas próprias ruas, em todos os cantos do mundo. [...] Essa Europa que nunca para de falar do homem, de proclamar que só se preocupa com o homem. Sabemos hoje com que sofrimentos a humanidade pagou cada uma das vitórias do seu espírito. Vamos, camaradas, o jogo europeu está definitivamente terminado, é preciso achar outra coisa. Podemos fazer tudo hoje, com a condição de não imitar a Europa, com a condição de não ter a obsessão de alcançar a Europa. (Fanon [1961] 2010: 361–62, 364)

Para deixar de lado a Europa, não basta recusar sua hipocrisia, é necessário recusar também os seus maniqueísmos e dualismos. No entanto, nessa recusa à imitação caricatural, não é a "busca pelo homem", em si, que deve ser evitada, mas a sua negação concreta onde quer que ele se encontre: "Quando procuro o homem na técnica e no estilo europeus, vejo uma sucessão de negações do homem, uma avalanche de assassinatos" (Fanon [1961] 2010: 364). Assim, a recusa da Europa exige a ruptura de seu narcisismo e, ao mesmo tempo, a invenção e a concretização colaborativa de novos projetos de homens, levados a cabo pelos povos do Terceiro Mundo para pôr de pé um homem novo (Faustino 2021a).

Esse é o conteúdo do novo humanismo, proposto pelo autor desde seu primeiro texto e perseguido ao longo de sua teoria e prática. Entretanto, para se concretizar historicamente, esse novo humanismo não pode se limitar à mera afirmação de valores, devendo ser perseguido por meio de uma práxis efetiva que conduza a sociedade a patamares em que o Outro seja realmente uma possibilidade:

> Não levamos a ingenuidade ao ponto de acreditar que os apelos à razão ou ao respeito pelo ser humano podem mudar a realidade. Para o negro que trabalha nos canaviais de Le Robert, só existe uma solução: a luta. E ele empreenderá e travará essa luta não seguindo uma

análise marxista ou idealista, mas simplesmente porque só será capaz de conceber a sua existência sob a forma de um combate travado contra a exploração, a miséria e a fome. (Fanon [1952] 2020: 235)

A práxis política é apresentada, em Fanon ([1961] 2010), como o caminho sem o qual não é possível rejeitar efetivamente os esquemas coloniais. Em primeiro lugar, como luta política que viabiliza a queda do regime colonial; e, em segundo, como luta que se faz também subjetivamente, na medida em que devolve ao colonizado a possibilidade de se ver e se perceber como sujeito da história. O novo humanismo é, portanto, essa busca pela transformação concreta da própria existência, permitindo que o colonizado se perceba – na exata medida em que efetivamente passa a ser – parte de uma particularidade universal: "Nos objetivos e nos métodos da luta está prefigurado esse novo humanismo" (Fanon [1961] 2010: 364).

Mas é no encontro com o povo – e não apenas com os seus saberes – que essa *nova* perspectiva pode ser edificada. Trata-se de um "combate que mobiliza todas as camadas do povo, que expressa as intenções e as impaciências do povo, que não teme apoiar-se quase exclusivamente sobre esse povo, e é necessariamente triunfante" (Fanon [1961] 2010: 281). E é exatamente nesse encontro que reside a *novidade* que Fanon propõe: "O governo nacional deve, antes de preocupar-se com o prestígio internacional, dar dignidade a cada cidadão, mobilizar os cérebros, encher os olhos de coisas humanas, desenvolver um panorama humano, porque habitado por homens conscientes e soberanos" (Fanon [1961] 2010: 235). A grande tarefa que fica, depois do pequeno recorte aqui empreendido, é a observação de como esses diversos elementos serão recebidos por diferentes tendências teóricas que reivindicaram o pensamento de Frantz Fanon.

Capítulo 3

# O (ANTI, PÓS, DE)COLONIAL E A DISPUTA EM TORNO DE FANON

*A análise do real é delicada. Um pesquisador pode adotar duas atitudes em relação ao seu tema. Ou ele se contenta em descrever, como fazem os anatomistas [...]. Ou então, depois de descrever o real, ele se propõe transformá-lo. [...] A literatura oficial ou anedótica produziu demasiadas histórias de negros para que sejam silenciadas. Reuni-las, porém, não representa avanço nenhum na verdadeira tarefa, que é expor seu mecanismo. O essencial para nós não é acumular fatos, comportamentos, mas encontrar seu sentido.*

FRANTZ FANON, *Pele negra, máscaras brancas*

# OS MOVIMENTOS ANTICOLONIAIS, A IDENTIDADE E OS MÚLTIPLOS FANONISMOS: UMA PRIMEIRA APROXIMAÇÃO

Passados setenta anos da publicação do seu primeiro livro, *Pele negra, máscaras brancas*, de 1952, pode-se observar uma vasta produção teórica em torno do que seriam o legado e a contribuição de Fanon para a compreensão da sociedade contemporânea. A lista honrosa de personagens por ele influenciados inclui os membros do Black Panther Party [Partido dos Panteras Negras], tais como Bobby Seale, Huey Newton e Angela Davis, nos Estados Unidos; Steve Biko, criador do Black Consciousness Movement [Movimento da Consciência Negra], na África do Sul; Bobby Sands, membro influente do Provisional Irish Republican Army (Provisional IRA) [Exército Republicano Irlandês Provisório], na Irlanda do Norte; Ali Shariati, importante intelectual da Revolução Iraniana; o escritor e ativista paquistanês Tariq Ali; o filósofo argentino Enrique Dussel, formulador da filosofia da libertação; o brasileiro Paulo Freire, formulador da pedagogia da libertação; os críticos culturais anglófonos Edward Said, Homi Bhabha, Stuart Hall e Gayatri Chakravorty Spivak; o filósofo jamaicano Lewis Gordon; o filósofo e teórico crítico esloveno Slavoj Žižek; o geógrafo britânico David Harvey; a filósofa estadunidense Judith Butler, entre outros. Inte-

# 116

lectuais tão diversos em suas proposições e perspectivas quanto nos pressupostos teóricos/epistemológicos que sustentam suas posições. Por essa razão, vários estudiosos têm chamado a atenção para a existência de distintos "fanonismos" (Alessandrini 1997, 1999; Bhabha 2004; Gates Jr. 1991; Gordon, Sharpley-Whiting e White 1996; L. R. Gordon 2015; Hall 1996a; Lazarus 1999a, 1999b, 2006, 2011b, 2012; Macey 2000; Mbembe 2012; Rabaka 2010; Sekyi--Otu 1996).

Em 1996, Gordon, Sharpley-Whiting e White apresentaram uma sistematização temporal desses estudos, dividindo-os em fases distintas. A primeira fase, de embocadura terceiro-mundista e voltada a aplicações e reações imediatas à obra fanoniana e a temas como violência e práxis revolucionária, vigorou do final dos anos 1950 até os anos 1970, abrigando autores liberais, como Hannah Arendt e Sidney Hook; marxistas-leninistas, como Nguyen Nghe (pseudônimo de Nguyễn Khắc Viện) e Jack Woddis; ou anticoloniais como Albert Memmi e Huey Newton. A segunda fase, por sua vez, vigente na década de 1970, é marcada pelas biografias produzidas por Peter Geismar, David Caute, Irene Gendizer, Patrick Ehlen, David Macey e, mais recentemente, pelo trabalho de Alice Cherki (cuja primeira edição, francesa, é de 2000), sendo um período caracterizado pelo interesse na trajetória pessoal de Fanon. Na terceira fase, iniciada na década de 1980, destacam-se os trabalhos de Hussain Adam, Emmanuel Hansen e Renate Zahar, que evidenciam a importância de Fanon para as ciências humanas. A quarta fase, iniciada ao final dos anos 1980 e vigente até os nossos dias, é expressa pelo advento dos estudos culturais, pós-coloniais e pós-modernos na academia, com os trabalhos de Edward Said, Homi Bhabha, Abdul JanMohamed, Henry Louis Gates Jr., Neil Lazarus e Achille Mbembe.

Gordon, Sharpley-Whiting e White (1996) apresentaram ainda uma quinta fase, a qual denominam "compromisso com o pensamento de Fanon para o desenvolvimento de seu trabalho", caracterizada pela busca de "elementos úteis em Fanon para entender a realidade atual". Para eles, o livro *Psychology of Oppression*, de Hussein Abdilahi Bulhan (1985), é um texto inaugural dessa fase, que só se consolida em 1995 com a publicação de *The Hermeneutics of African Philosophy*, de Tsenay Serequeberhan (1994), *Fanon's Dialectic of Experience*, de Ato Sekyi-Otu (1996), e *Fanon and the Crisis of European Man*, de Lewis Gordon (1995b). Passados quase dez anos desde essa primeira sistematização, Lewis Gordon publicou *What Fanon Said: A Philosophical Introduction to His Life and Thought* (2015), em que atualiza a lista de autores posicionados na quinta fase e argumenta pela emergência de uma sexta fase. À quinta fase, acrescenta nomes como Judith Butler, George Ciccariello-Maher, Drucilla Cornell, Nathalie Etoke, Nigel Gibson, Jane Anna Gordon, Neil Roberts, Paget Henry, Nelson Maldonado-Torres, Walter Mignolo, Boaventura de Sousa Santos, Michael Monahan, Alejandro De Oto, Richard Pithouse, Michel Contat, Michel Rybalka, Françoise Vergès, Sylvia Wynter, entre outros, relacionados ao feminismo, à dependência global, à *africana theory*, ao pensamento anticolonial, à filosofia latino-americana e à filosofia da libertação. A sexta fase, nomeada por Gordon de *Fanon studies*, é aquela em que o campo de estudos sobre o pensamento de Fanon se configura como campo teórico a partir de um debate que se volta à crítica da própria produção. Essa fase, segundo ele, é inaugurada pela reflexão crítica de autores como Henry Gates Jr., Anthony Alessandrini, Nigel Gibson e Cedric Robinson e ampliada pelos trabalhos de Jane Anna Gordon, Alejandro De Oto, Michel Contat, Michel Rybalka, Mireille Fanon-Mendès-France, Sonia Dayan-Herzbrun, Étienne Balibar, Achille Mbembe, V. Y. Mudimbe, Matthieu Renault, Jean-Paul Rocchi (L. R. Gordon 2015: 3–4).

A observação do descritor "Frantz Fanon" no mecanismo de pesquisa on-line Google Books Ngram Viewer[1] entre o período

---

1 Trata-se de um site que mapeia a frequência e a incidência de determinadas palavras ou cadeias de palavras a partir de uma contagem anual de

de 1950 e 2019 indica três importantes curvas temporais na quantidade de referências ao autor nos livros em língua inglesa digitalizados pelo Google:

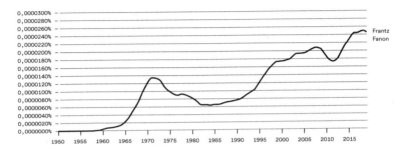

Figura 1 Evolução e involução de referências a Frantz Fanon na literatura de língua inglesa (1950–2019). Fonte: Google Books Ngram Viewer.

A primeira onda de referências a Fanon se inicia no final dos anos 1950 e tem o seu pico em 1971, período marcado pelo engajamento do martinicano nos movimentos anticoloniais e, sobretudo, pela circulação terceiro-mundista de seu trabalho. A quantidade de referências começa a involuir em um período concomitante à perda progressiva de hegemonia das perspectivas revolucionárias em todo o mundo, chegando a quase 50% de seu pico em 1983. Pode-se supor que esse número seguiria em declínio se não fosse a emergência do pensamento pós-colonial, cujos marcos foram, respectivamente, a publicação de *Orientalismo*, de Edward Said, em 1978, e o prefácio de Homi Bhabha à edição inglesa de *Pele negra, máscaras brancas*, pela Pluto Press, em 1986. O declínio do terceiro-mundismo revolucionário se cruza com a retomada pós-colonial, que permite uma nova evolução nas referências, de 1983 até 2008, quando vivenciam uma leve involução na literatura

---

n-gramas encontrados em fontes impressas nos *corpora* de texto do Google em determinados idiomas. O aplicativo permite observar a evolução ou a involução de descritores específicos ao longo do tempo.

anglófona. Como será demonstrado nos capítulos subsequentes, é nesse momento que o pensamento pós-colonial chega ao Brasil, apresentando Fanon como um de seus fundadores. É também o período de consolidação das reações teóricas à recepção pós-colonial do pensamento fanoniano. A partir de 2010, tem-se uma nova e ininterrupta evolução, que se prolonga até 2019, limite observável pelo *software* em questão.

O que interessa aqui é que o surgimento de novas fases ou estágios de estudos não remete, necessariamente, à articulação de uma vertente teórica específica, mas ao tipo de pergunta que autores vinculados a matrizes teóricas diversas estão fazendo a respeito de Fanon e suas contribuições para as ciências humanas contemporâneas. Uma exceção notável a essa regra é a quarta fase, associada ao advento dos estudos culturais ou pós-coloniais anglófonos, cujos questionamentos estão vinculados aos pressupostos teóricos que a compõem, a saber: em que medida o trabalho de Fanon inaugura ou encontra a crítica pós-estruturalista às noções de sujeito, humanismo e identidade. Nos outros casos, a delimitação dos "elementos úteis em Fanon para entender a realidade atual" (quinta fase) e os pressupostos teóricos sob os quais se dão as práticas de autorreflexão (sexta fase) são muito diversos, a depender do autor que se aborde.

Essas diferenças instigam a pensar como as diversas vertentes teóricas presentes nas ciências sociais contemporâneas, em especial as que se debruçam sobre o amplo conjunto de temas tratados por Fanon, articulam-se, dialogam ou diferenciam-se no interior do campo teórico denominado *Fanon studies*, disputando e/ou negociando os termos que alimentam os debates contemporâneos. Esse foi o questionamento de Reiland Rabaka em seu *Forms of Fanonism: Frantz Fanon's Critical Theory and the Dialectics of Decolonization* (2010). Em uma extensa sistematização do que chama de "formas de fanonismo", o autor apresenta cinco grandes vertentes político-teóricas constituintes dos *Fanon studies* contemporâneos: fanonismo antirracista; fanonismo decolonial;

**120**

fanonismo marxista; fanonismo feminista; fanonismo revolucionário humanista (Faustino 2015).

Entretanto, argumenta o autor, tal sistematização converge para um filtro que recorta apenas o que é "útil" ou "inútil", "retrógrado" ou "progressista" para o seu próprio projeto, que ele denomina "libertação humana e transformação social(ista) no século XXI" (Rabaka 2010: 34). Embora pareça politicamente interessante, sua proposta de sistematização acaba se mostrando sociologicamente frágil ao tirar do foco os estudos que escapam ou contrariam essa perspectiva. De todo modo, o estudo se configura como leitura indispensável a quem se interessa em compreender os múltiplos fanonismos existentes na língua inglesa.

Aqui, tomo os trabalhos anteriormente apresentados como interlocutores para uma sistematização que reconheça a existência contemporânea das múltiplas formas de fanonismo, que identifique o que cada uma delas destaca como "elementos úteis em Fanon para entender a realidade atual" (Gordon, Sharpley-Whiting e White 1996) e observar em que sentido conduzem à "discussão autorreflexiva a respeito dos momentos anteriores" (L. R. Gordon 2015), destacando e problematizando as matrizes teóricas que orientam essas múltiplas *leituras*. Nessa empreitada, foi fundamental reconhecer a pluralidade teórica, epistêmica e política do pensamento antirracista contemporâneo em seu diálogo, em suas disputas e em suas negociações com tradições distintas da filosofia, da teoria crítica e das ciências sociais em geral. Para tal, foi necessário empreender uma revisão de escopo que permitisse apresentar uma síntese do estado da arte dos trabalhos contemporâneos publicados, especialmente nos últimos quinze anos que antecederam a coleta de dados, finalizada no ano de 2015.

—

A obra de Frantz Fanon é mais bem entendida quando analisada em seu contexto, como fruto e, ao mesmo tempo, inspiração dos movimentos de luta anticoloniais. Embora a sua produção transcenda o uso que se fez dela naquele momento e, de fato, tenha inspirado futuras rupturas políticas e teóricas com o identitarismo terceiro-mundista, é fundamental reconhecer que Fanon apostou a sua vida na conformação de um bloco de resistência intercontinental anti-imperialista e anticolonial de luta, protagonizado pelos povos colonizados em aliança com todas as forças progressistas que a isso se dispusessem (Lippold 2021).

No processo vivido com empolgação por Fanon, não apenas a Argélia entrava em ebulição mas também o conjunto de insurgências ocorridas na região se inspirava nas então recentes derrotas, totais ou parciais, do colonialismo europeu em eventos como o Congresso Pan-Africano de Manchester (1945), a Guerra da Coreia (1950–53), a Revolução Chinesa (1949), a derrota francesa em Dien Bien Phu, no Vietnã (1954), a perda francesa do Magrebe, com a independência do Marrocos e da Tunísia (1956), e, em especial, a conferência de Bandung, na Indonésia (1955) e os decorrentes realinhamentos políticos em torno de um projeto terceiro-mundista.[2] Após a morte de Fanon, seu pensamento segue inspirando decisivamente os rumos desse movimento nos Estados Unidos, na América Latina, na Ásia e no Oriente Médio (Faustino 2020c). Alguns nomes notáveis do continente africano que foram por ele influenciados merecem nota, como destaca o filósofo camaronês Achille Mbembe, no período de recepção do pensamento fanoniano que ele classifica como "primeira idade":

> Sem as reflexões de Fanon sobre a natureza do campesinato, o poder das "massas" ou o potencial revolucionário das classes lúmpen, o tra-

---

2 A conferência de Bandung, cidade da Indonésia, reuniu líderes de 29 países asiáticos e africanos entre 18 e 24 de abril de 1955. Entre os principais temas tratados estavam o colonialismo, o imperialismo e as independências nacionais, além da importante e nova concepção de Terceiro Mundo. O encontro influenciou importantes pensadores do pós-guerra, entre os quais Frantz Fanon e os revolucionários argelinos.

> balho de Amílcar Cabral provavelmente não teria assumido a forma que acabou por assumir. Nem as trajetórias da luta armada contra o colonialismo português na Guiné-Bissau, Angola, Zimbábue e Moçambique. Em grande parte, as teses do tanzaniano Julius Nyerere sobre um "socialismo africano", cujos atributos fundamentais seriam aldeão (de aldeias) e comunitário, são uma resposta indireta a *Os condenados da terra*. (Mbembe 2021)

Embora se possa discutir se os elementos e nuances presentes em sua obra tenham sido suficientemente explorados nesse período, é fato que Fanon pertence irredutivelmente à sua época, como ele mesmo afirma (Fanon [1952] 2020: 27), a qual é indissociável das lutas anticoloniais. Muitas de suas críticas mais ácidas se dirigiam aos movimentos e processos em que ele apostou e dos quais não abria mão – e aqui reside a encruzilhada implícita à disputa em torno do seu pensamento.

O que configura os movimentos anticoloniais, em suas premissas teóricas e políticas, antes de mais nada, é a aposta em uma práxis revolucionária que os libertaria do jugo colonial. Em linhas gerais, essa noção de práxis exigia a reivindicação calibanizada das noções modernas de sujeito, razão e nação, assim como a mobilização *identitária* – identidade nacional, identidade negra, identidade islâmica etc. – em torno da noção de uma totalidade comum que superasse as diferenças, de forma a viabilizar uma coesão política que fizesse frente cultural, política ou belicamente ao colonialismo. São esses, pois, o contexto de Fanon, suas críticas e adesões, e o foco das divergências que surgirão posteriormente em torno do seu pensamento é exatamente a encruzilhada de suas posições nesse contexto.

# A VIRADA PÓS-COLONIAL E A PERSPECTIVA DA DIFERENÇA

Como mencionado, Frantz Fanon ficou internacionalmente conhecido a partir da sombra do prefácio de Jean-Paul Sartre ao seu último livro, *Os condenados da terra*, entre as décadas de 1960 e 1980. Essa sombra resultou na recepção calorosa pelos movimentos anticoloniais e da esquerda terceiro-mundista, assim como na grande visibilidade desse livro e da defesa da violência revolucionária, sob o custo da obliteração de todos os outros livros e temas ofertados pelo autor. Foi somente com a emergência dos chamados *cultural studies* [estudos culturais], ou *postcolonial studies* [estudos pós-coloniais], ou ainda *diaspora studies* [estudos da diáspora], no Reino Unido no final do século XX, que a recepção do pensamento de Fanon adquiriu novos rumos.

Embora não caiba aqui uma exposição exaustiva da gênese e da fundamentação teórica dessa perspectiva, é válido reconhecer os seus vínculos, diálogos e particularidades em relação às perspectivas conhecidas como pós-estruturalistas e pós-modernas (Peters 2000). A teoria pós-colonial foi apresentada por intelectuais migrantes oriundos das ex-colônias britânicas que viviam no Reino Unido no final do século XX, período de grande debate sobre cultura, identidades, diferença, fronteiras nacionais e autoritarismo, presente inclusive em experiências históricas de orientação socialista ou anticolonial.

Um elemento importante para a compreensão desse itinerário é o surgimento da *new left* [nova esquerda] inglesa. O período de incertezas do pós-guerra e a revelação dos crimes de Stálin resultaram em uma série de crises e transformações que levaram à ruptura de diversos movimentos políticos e intelectuais ligados à esquerda marxista. O economicismo mecanicista da época e os seus entroncamentos estruturalistas passaram a ser refutados por diversos pensadores para dar espaço a análises que privile-

**124**

giassem a cultura e as suas condições de produção. Nesse contexto, destacaram-se o crítico literário Raymond Williams, com seu materialismo cultural, entendido por ele como "teoria das especificidades da produção cultural e literária material, dentro do materialismo histórico" (Williams 1979: 12), e o historiador E. P. Thompson, com seu foco na experiência como elemento fundamental para o entendimento do conceito de cultura.

Embora essa crítica tenha se desenvolvido no interior do marxismo, seu efeito imediato foi a abertura teórica para novos objetos e perspectivas interpretativas. Foi principalmente por meio de pensadores como Edward Said e Stuart Hall – e também, inicialmente, de um diálogo crítico com o marxismo – que os estudos culturais estreitaram laços com as perspectivas pós-estruturalistas francesas, elaborando novas perguntas e respostas.

A partir do pós-estruturalismo, nomes como Foucault, Derrida, Lacan e mesmo Althusser (esse último bastante criticado pelos anteriores) advogaram por uma leitura pós-canônica dos clássicos da sociologia e abriram espaço para o questionamento do sujeito iluminista e das suas pretensões – hegelianas – de autoconsciência e emancipação. A crítica acentuada ao estruturalismo e, principalmente, ao marxismo expressou um "novo" paradigma interpretativo – de assumida influência nietzschiano-heideggeriana –, que passou a se pautar pelo abandono da busca por um centro ou uma essência fixa. O descentramento do sujeito, da política e do ser anunciaram, para esses autores, a centralidade fluida da subjetividade, das representações e significações. A classe, a razão e o universal passaram a ser vistos como coisas (na verdade, *discursos*) do passado, principalmente depois da constatação de que os seus porta-vozes se mostraram mais despóticos do que aqueles a quem denunciavam.

Embora esse movimento e os seus participantes não possam ser vistos como um bloco monolítico de ideias, há certo consenso em relação a alguns pontos que lhes são comuns, como a busca por métodos voltados à "desconstrução dos essencialismos", a crítica ao nacionalismo e às "concepções dominantes da modernidade" (Costa 2006a: 117). A influência francesa é visível nas "leituras" e "discursos" que os estudos pós-coloniais estabelecem sobre os clássicos das ciências sociais e a sociedade contemporânea. Michael Peters, em seu *Pós-estruturalismo e filosofia da diferença: uma introdução*, chega a classificar o pensamento pós-colonial como uma extensão inglesa do pós-estruturalismo francês. A afinidade dessas vertentes só não é maior, segundo os pensadores pós-coloniais, devido à ausência, nos cânones do pós-estruturalismo, de uma reflexão mais aprofundada a respeito do colonialismo, central para os autores pós-coloniais.

Um terceiro elemento que merece destaque na genealogia do pensamento pós-colonial é o movimento de libertação das colônias asiáticas e africanas, ocorrido após a chamada Segunda Guerra Mundial. O mundo, principalmente o europeu, não ficou imune às violentas guerras de libertação e às suas rupturas políticas, estéticas e espirituais. Dos movimentos negros radicais – como o dos Panteras Negras – aos intelectuais franceses dos *sixties*, nota-se a presença de uma ruptura irreparável no narcisismo europeu, internalizado por todos os povos, grupos e indivíduos submetidos ao jugo "ocidental": "A *História da loucura* vai converter-se imediatamente no sintoma de uma ruptura com a história do indivíduo ocidental, ao qual o autor [Foucault] opõe a imagem do seu duplo, esquecido e recalcado, produto da exclusão, a loucura. Ora, o povo argelino, ao sair do quadro político francês, também representava uma história do excluído" (Dosse 2007: 169).

Esses processos, cada qual por seus caminhos e encruzilhadas, ganharão novo fôlego com a publicação, em 1979, de *A condição pós-moderna*, de Jean-François Lyotard, e suas reflexões sobre as transformações nas ciências sociais diante dos novos dilemas da sociedade contemporânea, entendida por ele como pós-industrial e, portanto, pós-moderna. Outros autores, como Deleuze, em suas reflexões sobre o rizoma e o descentramento do ser, e Daniel Bell, com sua obra *O advento da sociedade pós-industrial*, também merecem destaque no processo. Destaca-se igualmente, nesse itinerário, a existência, nos anos 1970, do Grupo Sul-Asiático de Estudos Subalternos, inicialmente liderado por Ranajit Guha, ex-marxista indiano focado no estudo das culturas subalternizadas. O grupo busca em Antonio Gramsci a inspiração para o seu nome, mas ressignifica o termo "subalterno" a partir das influências pós-estruturalistas em voga. Na década de 1980, fica internacionalmente conhecido por intermédio de autores como Partha Chatterjee, Dipesh Chakrabarty e Gayatri Chakravorty Spivak.

É esse o contexto intelectual do surgimento dos estudos pós-coloniais no seio dos estudos culturais ingleses na década de 1980. A diferença central entre ambos é que agora – embora "as rupturas significativas" também sejam provocadas por "tentativas de recuperação ou atualização" dos antigos paradigmas (Hall 2009: 132) – o debate sobre a cultura e a experiência passam a ser analisados à luz da racialização provocada pela situação colonial, presente mesmo nos grandes centros capitalistas, repletos de imigrantes de toda parte do mundo. O debate foucaultiano sobre o lócus de enunciação é aqui retomado, mas sob a óptica das cisões entre centro e periferia provocadas pelo colonialismo.

Para além disso, a presença inconteste dos "novos" paradigmas nas ciências sociais e os seus anúncios "pós-canônicos" ofereceram condições para uma reflexão que observasse o colonialismo a partir de seu questionamento e de seu desejo de superação. Como afirma Rita Ciotta Neves:

> Os estudos pós-coloniais afirmam-se, por sua vez, quando a ideia de modernidade, com a sua complexa herança estruturalista e formalista, principia, nos finais da década de 70, a declinar. Hoje, estes estudos indicam, como afirma Patrizia Calefato, "o espaço teórico, político e poético reconhecido não só como o que vem 'depois' do colonialismo, ou seja, depois dos acontecimentos históricos da descolonização iniciados na segunda metade do século XX [...], mas também como o 'pós' pós-colonialismo: uma situação que, histórica e geopoliticamente, é já uma situação de globalização em que as razões profundas do co-

lonialismo, juntamente com os conflitos pós-coloniais e a violência mundializada que transforma as minorias em êxodos, abriram cenários novos". (Neves 2009: 235)

Com essa (nova) perspectiva, não bastava mais, como haviam feito Williams e Thompson, analisar e valorar a cultura das classes subalternas em direção a um projeto unificador e/ou totalizante. Não bastava, também, segundo seus formuladores, a simples adesão ao "pós-modernismo" como programa teórico e político. Segundo o sociólogo Sérgio Costa, um dos interlocutores dos estudos pós-coloniais no Brasil, o "descentramento das narrativas e dos sujeitos contemporâneos" seria uma condição pós-moderna da sociabilidade contemporânea, mas os projetos e agenciamentos políticos deveriam ir em outra direção, apontando para o combate a toda forma de opressão (Costa 2006a: 118). Os "conceitos de classe e gênero como particulares e fundamentais categorias conceituais e organizadoras" passam a dar lugar à "consciência das especificidades do sujeito" (Bhabha apud Neves 2009: 235–36; modif.) (sempre) na "fronteira" entre o "presente" e o "além" (Bhabha 2003: 19), pautadas por múltiplas relações identitárias, negociações de poder e significação em *rasura*, tal como anunciado por Derrida. De acordo com Homi Bhabha:

[Os estudos pós-coloniais] querem estudar os confrontos entre culturas que estão numa relação de subordinação; ou seja, estudar a marginalidade colonial, considerada segundo uma perspectiva espacial, política e cultural. Deste último ponto de vista, entramos num novo conceito de cultura e em novos paradigmas da realidade. Os conceitos de classe e gênero deixando o lugar ao conceito de "sujeito", com as suas identidades sociais, políticas, sexuais e ideológicas. Cai o conceito de Estado/nação e de identidade nacional pura, deixando o lugar a uma identidade híbrida e mestiça. As "grandes narrativas" são substituídas pela história das migrações pós-coloniais e da diáspora cultural e política que caracterizam a nossa atualidade. Os "esquecidos"

# 128

levantam a cabeça e começam a falar, contando as suas histórias de marginalidade e de esquecimento. A cultura vira-se para "as margens" e transforma-se numa "práxis de sobrevivência". A literatura torna-se trans (e não inter) nacional. Em suma, o colonialismo aparece cada vez mais como um conceito/chave fundamental para decodificar o presente. (apud Neves 2009: 235–36; modif.)

Esses pensadores também são conhecidos como os teóricos da diáspora, já que a maioria deles viveu na pele a sensação incômoda do constante *deslocamento*, classificado, muitas vezes, como um "não lugar", por serem imigrantes (africanos, caribenhos, indianos e palestinos) nos Estados Unidos e na Inglaterra. A sua presença – e a dos demais imigrantes das ex-colônias – nos grandes centros capitalistas não os blindava de vivenciar uma *diferenciação* reificadora diante dos demais trabalhadores e seres humanos, oferecendo-lhes uma visão privilegiada do que Heidegger chamou de *Unheimlichkeit*, ou seja, "ninguém está em casa" (Hall 2009: 27). A cultura "ancestral" (mesmo nos casos em que o ancestral é uma reinvenção) e a experiência comum da racialização aparecerão nesse contexto como estopins políticos mais poderosos do que as "antigas" reivindicações de classe, dando lugar a novos arranjos "discursivos" e identitários (Brah 1996).

É, portanto, a partir desses pressupostos que os autores mais antigos, como Frantz Fanon (1925–61), Aimé Césaire (1913–2008) e Albert Memmi (1920–2020) serão retomados como porta-vozes do mundo colonizado e, sobretudo, no caso de Fanon, como instaurador de uma grande ruptura no âmbito das ciências sociais (Ballestrin 2013). Para os pensadores pós-coloniais, Fanon teria inaugurado a prerrogativa pós-estruturalista da *différance* ao apresentar o colonial(ismo) como regime de verdade e, ao mesmo tempo, apontar para o caráter ambivalente do desejo e da identificação (Bhabha 1996). Além disso, segundo entendem, a proposição fanoniana aludiria ao agenciamento teórico, estético e epistêmico a partir de novas *políticas de representação* que traduziriam ou negociariam uma articulação entre elementos antagônicos e contraditórios (Hall 1997b; Spivak 1990).

Outro texto germinal para essa vertente é *Orientalismo*, publicado originalmente em 1978 por Edward Said. Partindo de um repertório teórico amplo e diverso, o autor retoma as contribuições de Fanon para pensar o imperialismo como constitutivo do Ocidente moderno, com suas desumanizadoras divisões raciais hierárquicas impostas ao mundo pelas noções eurocêntricas de humanismo (Said 1993, 2004). É interessante observar a esse respeito que, embora a noção de poder-saber (Foucault 2000, 2008) coloque-se para Said como premissa central, a sua crítica ao humanismo não resulta no anti-humanismo, mas no que ele classifica como *humanismo crítico*, ou seja, "uma crítica ao Humanismo em nome do Humanismo" (Said 2007).

No mesmo caminho de Said, Paul Gilroy (1992) retoma o conceito de racialização, presente no artigo "Racismo e cultura" – escrito em 1956 por Fanon ([1964] 2021) –, ao estudar as identidades e deslocamentos culturais que caracterizam as contraculturas da modernidade. A partir daí, retoma os trabalhos de W. E. B. Du Bois, Richard Wright e Frederick Douglass como referências para questionar o eurocentrismo próprio do Iluminismo, ao passo que repudia neles o que seriam as suas cumplicidades com uma *razão racializada*, pautada pelos paradigmas "fascistas" de raça e nação (Gilroy 2000a). Para ele, as "certezas proporcionadas pela raça" escondem, em seus "atalhos de solidariedade", todas as fantasias e pressupostos que levaram a modernidade ao fascismo e, por isso, devem ser radicalmente criticadas, repudiadas e substituídas por noções de identidade abertas às ambivalências políticas e às *vernacularidades* assumidas pelas culturas na modernidade (Gilroy 2005).

A partir desse ponto, propõe a noção de diáspora como perspectiva teórica que afirme a possibilidade de "relacionar, senão combinar e unificar, as experiências modernas das comunidades e interesses negros em várias partes do mundo", contrapondo, assim, as noções anticoloniais de retorno revolucionário a uma *africani-*

**130**

*dade essencial* (Gilroy 1992). Em sintonia com os horizontes apontados por Said, Gilroy toma o *novo humanismo* como subsídio para propor um "humanismo planetário, cosmopolita e universal" que subverta as divisões raciais impostas pelos colonizadores (Gilroy 2000a: 157).

Na senda aberta e trilhada por Gilroy, Anthony Alessandrini apresenta um Fanon cosmopolita, propositor de uma "solidariedade transnacional" ou "pós-colonial" humanista (Alessandrini 1997, 1999, 2000, 2014), contraposta à opressão onde quer que ela se encontre. Entretanto, para Alessandrini, esse humanismo estratégico não é, como nos movimentos anticoloniais, a afirmação de fronteiras fixas entre o Eu e o Outro, e sim, tal como em Foucault, uma crítica frontal ao *sujeito soberano do humanismo* (Alessandrini 2009). Além disso, Alessandrini retoma Scott (1999) para propor uma leitura contextualizada de Fanon, atenta à singularidade do contexto vivido por ele, evitando, assim, empolgar-se com as afirmações do intelectual martinicano produzidas no calor das lutas anticoloniais (Alessandrini 2014).

Em outra direção relativamente distinta dessa, encontram-se os autores que refutam integralmente o humanismo e, além disso, identificam e embasam essa recusa em Fanon. Homi Bhabha, por exemplo, atribui relações entre Fanon, Lacan e Derrida para afirmar que o primeiro, ao evidenciar "o processo de identificação na analítica do desejo", oferece elementos que privilegiam a dimensão subjetiva da demanda política e refuta as noções iluministas de sujeito e razão (Bhabha 2004: xv). A partir dessa posição, destaca que, em *Pele negra, máscaras brancas*, os processos de "identificação na analítica do desejo" revelam que: existir é ser chamado à existência em relação a uma alteridade; o lugar da identificação é espaço de cisão; a identificação (e não a identidade) nunca é fixa ou essencial (Bhabha 1986 [2020]). Posteriormente, Bhabha estenderá o argumento em seu prefácio a *Os condenados da terra*, afirmando que a particularidade do pensamento e da escrita de Fanon é o descentramento das hierarquias entre sujeito e objeto, objetividade e subjetividade, a partir da criação de "disjunções repetidas – seguidas de justaposições próximas – entre a vontade do agente político e o desejo do sujeito psicoafetivo" (Bhabha 2004: XXXVII).

Em um diálogo com Gayatri Chakravorty Spivak (1990), Bhabha afirma que o caráter transgressor de Fanon está em sua proximidade com a perspectiva derridiana da *tradução* e *negociação*, que lhe possibilita, tal como na *différance* (Derrida 2012), conceber uma articulação entre elementos antagônicos e contraditórios, indo além da lógica dicotômica do discurso colonial. Entretanto, apesar da associação que estabelece entre Fanon, Lacan e Derrida, quando se refere a *Pele negra, máscaras brancas* Bhabha considera que as posições do primeiro ficam lamentavelmente perdidas entre uma "fixidez binária" e a "fluidez discursiva":

> O desejo "ontologizado" de Fanon para o reconhecimento de uma forma negra ou "nativa" de alienação ou de negação é, de fato, um desejo impossível (e implausível), por razões semelhantes às que descrevi acima como a "espetacularização" da alteridade; pois é uma demanda estar consciente dos processos necessariamente inconscientes e não imagéticos de negação, que constituem a própria base do reconhecimento e da representação simbólica. [...] O "Reivindico que levem em conta minha atividade negadora [...] [para estabelecer] um mundo de reconhecimentos recíprocos" leva Fanon à recusa da vida psíquica conflituosa para o antilhano. Isso ocorre não porque o "complexo psíquico" surge como uma designação europeia de identidade com a construção da sociedade disciplinar, mas porque seu homem universal e ontológico requer um modo homogêneo de cultura e costumes, sem o drama da diferença sexual. (Bhabha 1996: 201)

Em um caminho semelhante, Stuart Hall (1996b) encara o que considera as *convoluções sartriano-hegelianas* de Fanon como um limite, mas rebate a crítica de Bhabha, enfatizando a centralidade da psicanálise na compreensão da alienação colonial em Fanon. Para ele, Fanon teria questionado os regimes modernos de repre-

**132**

sentação e as estruturas de linguagem a eles implícitas, fazendo um convite à ação a partir de uma prática de ressignificação (Hall 1996c). O autor afirma ainda que o trabalho de Fanon ajuda a perceber que a raça, embora constituída como signo linguístico, não poderia ser resumida à ficção, já que o suposto *fact of blackness* [fato da negrura][3] se configuraria como segredo culposo, código oculto, trauma indizível na "condição cultural de nossa existência", que racializa a experiência dos sujeitos (Hall 1997a, 1980). Sob a influência das perspectivas de *Dasein*, de Heidegger, e *différance*, de Derrida, Stuart Hall propõe um diálogo com Gilroy e Brah para retomar a noção de *diáspora* como campo teórico que afirma o caráter fluido e intersubjetivo das identidades, entendidas sempre como expressão de jogos de negação, negociação e hibridismo.

Avtar Brah também retoma as proposições derridianas da diferença para pensar a interseccionalidade entre o social, o psíquico, a política e a produção intelectual, as articulações entre os campos econômico, político e cultural, assim como a perspectiva da diáspora como condição permanente de fronteira e localização multiaxial. As contribuições de Fanon para tanto seriam pensar a crítica ao humanismo não apenas como mérito do pós-estruturalismo mas também, principalmente, como resultado do sur-

---

3 Para Lewis Gordon, há uma imprecisão na edição inglesa de *Pele negra, máscaras brancas*, cujo tradutor, Charles Lam Markmann, opta por *fact of blackness* [fato da negrura] para traduzir a expressão *expérience vécue du Noir* [experiência vivida do negro]. Para Gordon, essa opção oculta a dimensão fenomenológica do texto. Assim, sugere traduzir o termo como "a experiência vivida do negro", já que as discussões oferecidas nesse capítulo são visivelmente inspiradas no subtítulo do volume 2 de *O segundo sexo*, *A experiência vivida*, de Simone de Beauvoir, livro em que, não por acaso, a autora reconhece ter recebido influências diretas de Richard Wright para a formulação de sua reflexão sobre "tornar-se mulher". Gordon lembra ainda que o termo *expérience vécue*, que sempre foi muito caro ao existencialismo, foi introduzido na língua francesa por Maurice Merleau-Ponty (1945 [1994]), inspirado no conceito alemão de *Erlebnis* [experiência vivida], amplamente utilizado por Fanon (L. R. Gordon 2015).

gimento do movimento global contra o colonialismo e contra o imperialismo por parte dos movimentos feministas e antirracistas do pós-guerra (Brah 1996).

## OUTRAS LEITURAS DE FANON A PARTIR DA DIFERENÇA

A questão central para essa vertente teórica, como um todo, é que os pressupostos pós-estruturalistas de fluidez, contingência e enunciação são articulados aos "discursos" de grupos subalternizados para a produção de uma crítica ao humanismo e à razão, isto é, aos discursos de poder do homem branco ocidental (Spivak 1990). Inspiradas nessa posição, mas não se resumindo a ela, é possível identificar outras tradições teóricas distintas que têm informado as leituras contemporâneas de Fanon, a saber, o afropolitanismo, o afropessimismo, a esquizoanálise e as teorias *queer* e *crip*.

O primeiro desses movimentos teóricos, nomeado pelo filósofo camaronês Achille Mbembe como afropolitanismo, tem em Fanon uma das mais notáveis inspirações. Não apenas Fanon é um dos autores mais citados por Mbembe mas também este é frequentemente reconhecido como um de seus interlocutores contemporâneos mais qualificados. Não à toa, a edição francesa do primeiro volume das *Œuvres* (Fanon 2011) conta com um notável prefácio de sua autoria, no qual problematiza a sua visão sobre o que considera datado e o que considera atual em Frantz Fanon. No texto, Mbembe apresenta uma instigante proposta de periodização da recepção póstuma do psiquiatra martinicano. Os movimentos anticoloniais, nomeados por ele como "primeira idade", seriam marcados por uma combinação de humanismo e nativismo, mediada pela práxis revolucionária.

A "segunda idade de Fanon", que na visão de Mbembe já está se esgotando no mundo anglo-saxão, seria a emergência e o ressecamento do giro pós-colonial. Essa posição é curiosa porque, por diversas vezes, Mbembe é associado a tal tradição. Embora tenha afirmado inúmeras vezes que não se reconhece como um autor pós-colonial,[4] é fato que sua análise de Fanon aproxima-se tanto do cosmopolitismo de Gilroy (2005) e Alessandrini (2000) como da filosofia pós-estruturalista da diferença – que perpassa o conjunto dos autores pós-coloniais. Ainda assim, sua vinculação com a filosofia europeia aproxima-se mais de autores como Michel Foucault, Giorgio Agamben e Georges Bataille do que da *différance* derridiana. Isso talvez lhe permita alocar-se na fronteira entre uma crítica à identidade racial e nacional, nomeada por ele como nativismo, sem deixar de postular a centralidade da condição negra como dispositivo atual de governo e, ao mesmo tempo, das contribuições singulares da África para as possibilidades contemporâneas de saída da grande noite neoliberal (Mbembe 2014b, 2021). Por isso, considera o pensamento pós-colonial superado por uma "terceira idade de Fanon", marcada pelos novos processos de violência e morte, entendidos por ele como uma rebalcanização do mundo sobre a qual Fanon teria muito a dizer. A sua percepção de tempo, no entanto, faz com que também considere Fanon um autor relativamente datado, pelo menos no que tange ao seu diagnóstico a respeito da situação colonial (Mbembe 2001) e, sobretudo, à sua aposta em uma profilaxia revolucionária:

A descolonização – contanto que um conceito tão aberto possa efetivamente constituir uma marca – não terá passado de um fantasma sem densidade? Em última análise, não terá sido apenas um acidente tumultuoso, um estilhaço à superfície, uma pequena fenda externa, o

**4** Em uma entrevista em que o seu livro *De la postcolonie* (Mbembe 2003) é mobilizado para reconhecê-lo como "uma das vozes mais prestigiadas e autorizadas" dos estudos pós-coloniais, Mbembe rebate: "Não, não é verdade, eu não pratico a teoria pós-colonial. Já o disse muitas vezes, mas ninguém me quer ouvir. A '*postcolonie*', que dá o título a esse meu livro, não é a mesma coisa que a teoria pós-colonial. Não me oponho de modo nenhum à teoria pós-colonial […], mas não me reivindico dessa herança intelectual" (Mbembe 2018).

sinal de um futuro a subtrair-se? Será a dualidade colonização/descolonização dotada de um único sentido? Enquanto fenômenos históricos, uma não se refletirá na outra, uma não implicará a outra, como duas faces de um mesmo espelho? (Mbembe 2014b: 14; modif.)

De todo modo, comemora o fato de os movimentos anticoloniais terem colocado a África no centro da universalidade emancipatória, ainda que, como acredita, presos aos limites daquele tempo: à perspectiva da práxis e da identidade. Assim, o afropolitanismo a partir do qual Mbembe propõe que se leia Fanon tenta oferecer ao mesmo tempo uma apologia do continente africano como futuro eixo do cosmopolitismo mundial e uma recusa do nativismo identitário essencialista. Como argumenta:

> O afropolitanismo não é o mesmo que o pan-africanismo ou a Negritude. O afropolitanismo é uma estilística, uma estética e uma certa poética do mundo. É uma maneira de ser no mundo que recusa, por princípio, toda forma de identidade vitimizadora, o que não significa que ela não tenha consciência das injustiças e da violência que a lei do mundo infringiu a esse continente e a seus habitantes. É igualmente uma tomada de posição política e cultural em relação à nação, à raça e à questão da diferença em geral. Na medida em que nossos Estados são invenções (além do mais, recentes), eles não têm, estritamente falado, nada em sua essência que nos obrigaria a lhes render um culto – o que não significa que nós sejamos indiferentes ao seu destino. (Mbembe 2015: 70–71)

Num caminho relativamente diverso, encontramos a teoria *queer*. O nome da filósofa estadunidense Judith Butler merece destaque aqui, não apenas por ser uma das fundadoras dessa teoria mas também porque tem oferecido uma instigante releitura do pensamento de Frantz Fanon para dialogar criticamente com o feminismo e o movimento LGBTQIA+ ou, pelo menos, com as premissas essencialistas de identidade de gênero e orientação sexual que

# 136

eventualmente circulem entre os seus referenciais teóricos. Essa posição traz consigo não somente a crítica à identidade como possibilidade particular de estar no mundo humano mas também a crítica à própria noção de humano.

Butler argumenta que a principal contribuição de Fanon está em perceber que o humanismo e a própria ideia de "vida humana" levariam a crer que as formas de vida que extrapolam as normas do reconhecimento – branco, masculino e heterossexual – não são humanas, devendo, portanto, ser excluídas com a morte física ou simbólica. Em suas reflexões sobre a *performatividade do desejo*, a autora afirma que a historicidade da raça em Fanon coadunaria com a perspectiva heideggeriana do tempo ao enfatizar que o "humano" não pode ser capturado de uma vez por todas (Butler 2004, 2006).

A proximidade com os principais expoentes do pensamento pós-colonial na crítica à identidade é tamanha que talvez o diferencial da teoria *queer* seja mais o objeto de estudo do que os pressupostos teóricos. Ainda assim, o diálogo proposto por ela entre a filosofia derridiana da diferença e a perspectiva psicanalítica da identificação para desfazer o gênero (2004) lembra muito os esforços antirracialistas de Homi Bhabha (1996) e Paul Gilroy (1992). Butler não é a única referência nesse debate, de modo que a sua centralidade aqui se explica pelos notáveis diálogos com Fanon. É curioso, no entanto, um recente movimento observado, em toda a América Latina em diálogo com o pensamento decolonial, de "decolonização da teoria *queer*", a partir da incorporação de novas nomeações e epistemes que tomam a formulação supracitada como ponto de partida, mas buscam não se limitar a ela (Ávila 2017).

No mesmo caminho, e bastante influenciada pela teoria *queer*, em particular, e o feminismo, em geral, encontra-se a teoria *crip*. Tendo como mote a chamada por uma *decolonising disability theory* [teoria da decolonização da deficiência], a teoria *crip* inspira-se em Fanon para virar de cabeça para baixo as concepções hegemônicas de deficiência, a fim de propor novas visões a respeito das políticas mobilizadas em torno desse tema. Em um movimento que lembra muito a assertiva aqui exaustivamente mobilizada de que "é o branco que cria o negro, mas é o negro que cria a negritude" (Fanon [1959] 1968: 29), o termo *crip*, corruptela de *cripple* – "aleijado", termo usado na língua inglesa para estigmatizar pessoas com deficiência –, passa a ser mobilizado por essa comunidade não apenas para esvaziar o seu sentido pejorativo mas sobretudo para tensionar as noções a respeito do que se entende por deficiência.

Como se pode ver nas palavras de uma de suas formuladoras em um artigo denominado "Crip Time" [tempo *crip*]: "ao invés de dobrar corpos e mentes deficientes para encontrar o relógio, o tempo *crip* dobra o relógio para encontrar corpos e mentes deficientes" (Samuels 2017). Nessa perspectiva em que as noções capacitistas de normal e patológico são radicalmente recusadas, emerge um intenso debate sobre a existência ou não do capacitismo no pensamento de Fanon ao retratar a racialização como uma amputação que lhe sugere a "humildade dos aleijados". O trabalho de Julie Avril Minich, intitulado "The Decolonizer's Guide to Disability" [O guia do decolonizador para a deficiência] é um dos primeiros de que tivemos notícia a rastrear a presença de Fanon nos estudos sobre a deficiência, dialogando sobre os limites e possibilidades de sua teoria diante do tema com autores como Garland-Thomson (2009), Antebi (2009) e Quayson (2007).

Outra perspectiva teórica que se destaca, aqui, é o afropessimismo. Entendido por seus formuladores – Orlando Patterson, Frank B. Wilderson III e Jared Sexton – como uma lente crítica que tematiza a violência antinegra em suas múltiplas dimensões, o afropessimismo elege Frantz Fanon como um referencial teórico central. A antinegritude é entendida como uma violência específica contra pessoas negras que não encontra paralelo em outras formas de opressão, já que seu objetivo não é disciplinar e assimilar o negro a uma certa ordem, mas mantê-lo permanentemente fora dela. Por isso, toma-se a noção de *zona do não ser*

**138**

como negação, em vez de como liberdade, para afirmar que a escravidão não terminou e que o corpo do negro continua a ser considerado não humano (Wilderson III 2014).

Se as vertentes teóricas anteriores se aproximavam do pós-estruturalismo como fundamento último de sua crítica às opressões e às identidades, o afropessimismo busca fundamentar-se na tradição negra radical que informou o anti-imperialismo anticolonial do Partido dos Panteras Negras, buscando romper com as teorias críticas da raça estadunidenses que almejam alguma integração na sociedade tal como ela está organizada. Sendo a negritude entendida pelo prisma da escravidão perpétua, os autores procuram, em resposta, inverter o polo teórico e estético e mostrar a escravidão pela óptica dos subjugados. Contrastando Marx com Fanon, afirmam que, enquanto o primeiro foca a sujeição ao capital, o segundo foca a escravidão. Assim, opõem o colonialismo ao capitalismo como sistemas distintos, em vez de pensá-los como expressão articulada de um mesmo complexo de complexos. Dessa forma, não almejam o fim do capitalismo, mas o "fim do mundo como o conhecemos" (Wilderson III 2021).

Por fim, e não menos importante, é válido mencionar as leituras esquizoanalíticas de Frantz Fanon. A esquizoanálise é um campo de teorias e práticas psíquicas inaugurada por Gilles Deleuze e Félix Guattari em seu clássico *O anti-Édipo*, de 1972. No livro – que tem como um de seus focos questionar a universalidade do Édipo psicanalítico e a posição de Freud a respeito da sexualidade –, Fanon é citado com distinção ao apontar os limites da psicanálise para lidar com a questão colonial e colocar o desejo e a ambiguidade no centro da cena política. Seguindo essa pista, Guillaume Sibertin-Blanc (2015), professor de filosofia na Université Paris 8 Vincennes-Saint-Denis, publicou um artigo instigante que reacendeu a disputa em torno de Frantz Fanon em novos termos. Para Blanc, Fanon seria o verdadeiro inventor da esquizoanálise, com escritos que antecedem *O anti-Édipo* em pelo menos uma década.

Numa direção semelhante, mas agora contrastando as premissas da esquizoanálise com a fenomenologia merleau-pontiana, Cristina Póstleman (2021) enfatiza a afirmação fanoniana segundo a qual a consciência representacional não existe nos corpos racializados, tal como previsto em *Fenomenologia da percepção* (Merleau-Ponty [1945] 1994). A partir desse ponto, a autora propõe uma leitura fanoniana da esquizoanálise deleuziana, ou, em suas palavras, "uma leitura pós-colonial de Deleuze e Guattari" (Póstleman 2021: 142), que, segundo sugere, são sinônimos. A partir daí, ela mobiliza a literatura pós-colonial e decolonial para argumentar:

> Se em Fanon a batalha contra o colonialismo e a racialização está na dimensão performativa da escrita que trata e lida com a zona do não ser, em D/G é nesse tom de autoadvertência a que aludimos no início, num compromisso que palpita na forma de surtos de "deseuropeização", como podemos chamar *a priori*, como advertência de uma certa trama configurada com categorias-bumerangue, que, por não atingirem o alvo, se voltam contra os próprios interesses epistemológicos. (Póstleman 2021: 146)

Esse movimento permite à autora retomar a noção fanoniana de zona do não ser como possibilidade de criar outras linguagens adequadas a fim de deslocar as projeções coloniais (De Oto e Póstleman, 2018). Nesse sentido, como se vê, a descolonização fanoniana é apresentada, assim como no pensamento pós-colonial, como algo que se dá a partir de jogos de representação.

# O DECOLONIAL, O RETORNO ANTICOLONIAL E OUTRAS REAÇÕES E ADEQUAÇÕES À VIRADA PÓS-COLONIAL

As posições adotadas pela virada pós-colonial desencadearam reações de todos os lados entre os leitores contemporâneos de Fanon e configuraram um debate acalorado no campo. Essas reações revelam não apenas a diversidade de posições do antirracismo mas também, sobretudo, quão privilegiado esse campo é para se observarem as principais disputas existentes nas ciências sociais contemporâneas. Para além disso, a análise desse processo diz mais sobre os tradutores e as premissas que fundamentam as suas posições do que sobre o próprio pensamento supostamente traduzido.

## O FANONISMO DECOLONIAL

Uma das recepções contemporâneas de Fanon que se apresentará como alternativa ao pensamento pós-colonial é o chamado pensamento decolonial. Essa vertente teórica foi formulada na década de 1990 por um conjunto de pensadores americanos que passaram a ser identificados como Grupo Modernidade/Colonialidade, ou M/C. Tal empreendimento teórico se originou a partir de uma série de diálogos realizados entre esses pensadores – dentre os quais se destacam Aníbal Quijano, Enrique Dussel, Immanuel Wallerstein, Walter Mignolo, entre outros – e os intelectuais anglófonos ligados ao Grupo Sul-Asiático de Estudos Subalternos, uma das bases teóricas dos estudos pós-coloniais. A ideia inicial era criar o Grupo Latino-Americano de Estudos Subalternos, mas os autores latino-americanos acabaram rompendo com os intelectuais anglófonos por discordar de sua aproximação excessiva com o pós-estruturalismo.

Em resposta, redirecionaram a análise à mobilização de algumas premissas epistêmicas presentes nas prerrogativas pós-

-coloniais, articulando-as aos grandes debates já existentes no continente americano, em que se destacavam a filosofia da libertação, a teoria da dependência e a teoria do sistema-mundo. A partir daí, estruturaram três eixos dialógicos: 1) a inserção do continente americano no debate pós-colonial; 2) a ruptura com os estudos culturais e subalternos – indianos e latino-americanos – e pós-coloniais; 3) a radicalização do argumento pós-colonial por meio do movimento de "giro decolonial" (Maldonado-Torres 2004). Como veremos, as reflexões de Fanon serão utilizadas nesse giro decolonial como constatação das dimensões intrinsecamente coloniais da modernidade e dos seus diversos entroncamentos, nomeados como colonialidade[5] do *ser*, do *saber* e do *poder* (Ballestrin 2013; Escobar 2003; Quijano 1988).

Para os autores, a *colonialidade do poder* atua pela imposição de lógicas subjetivas, materiais e culturais adequadas ao sistema-mundo euro-norte-americano capitalista/patriarcal/moderno/ colonial (Grosfoguel 2008; Mignolo 2013). Nesse sentido, a reflexão foucaultiana sobre o lócus da enunciação é tomada como referência para problematizar a "geopolítica do conhecimento" (Dussel 2000) e a "corpo-política do conhecimento" (Grosfoguel 2008), que silencia as cosmovisões subalternizadas em benefício dos saberes e interesses do Norte Global (Santos 1999). É interessante enfatizar que, para eles, o lugar epistêmico étnico-racial/sexual/de gênero em que o *sujeito enunciador* encontra-se é pensado principalmente em termos geopolíticos. Como argumenta Ramón Grosfoguel, foi primeiramente nas Américas que chegaram o homem heterossexual/branco/patriarcal/cristão/militar/capitalista/europeu e as suas várias "hierarquias globais enredadas e coexistentes no espaço e no tempo" (Grosfoguel 2008); por esse motivo, a inversão teórica proposta pelo giro decolonial coloca o continente ameri-

---

5 Ballestrin (2013) sugere que o conceito de colonialidade, tão caro ao Grupo M/C, seja fruto de uma fusão entre as reflexões de Fanon sobre o colonialismo e as ideias de Dussel sobre o *ego conquiro* (eu conquistador) como proto-história do *ego cogito* cartesiano.

# 142

cano no centro da reflexão sobre a modernidade, entendendo-o como a primeira periferia do sistema-mundo e a primeira oportunidade de acumulação primitiva (Castro-Goméz 2005).

Entretanto, como em Dussel (2000) a crítica à modernidade não implica a rejeição aos pressupostos da razão e da ética, a perspectiva da *decoloniality*[6] que esses autores defendem passa pela *crioulização*[7] dos saberes hegemônicos – principalmente os críticos, produzidos nos centros globais de poder – a partir da sua hibridização com os saberes subalternizados do Sul Global (Gagne 2007; Wynter 2001; Maldonado-Torres 2004, 2009; Mignolo 2000; Santos 1999).

Além disso, essa hibridização, que também se observa nos trabalhos de Fanon, pressupõe a vinculação das lutas econômicas com as lutas simbólicas. Como afirma Nelson Maldonado-Torres (2006: 128), o mundo "não é tão dicotômico como a modernidade o queria fazer ver", mas também "não é tão fragmentado como os pós-modernos o anunciam"; portanto, o desafio posto para as "ciências decoloniais" é "reconhecer a diversidade sem atropelar a unidade, reconhecer a continuidade sem menosprezar a mudança e a descontinuidade", considerando, ainda, que aos olhos dos "sujeitos racializados" o mundo não mudou tanto assim.

Para esses pensadores, Fanon contribui com a constatação de que as independências latino-americanas e caribenhas não resultaram no surgimento de sociedades pós-coloniais, mas sim na rearticulação de suas dimensões coloniais, configurando uma

---

6 O termo *decoloniality* [decolonialidade] é empregado pelos autores para designar sua perspectiva epistêmica diferenciada do termo *decolonization* [descolonização], circunscrito historicamente às experiências de independência das colônias africanas e asiáticas. Nesse sentido, ver Mignolo (2011).

7 A ideia de crioulização dos saberes pode ser observada nos diversos autores dessa categoria, mas aparece explicitamente citada por Maldonado-Torres (2004, 2009) em seu diálogo com os autores da categoria que será apresentada a seguir, em especial Jane Anna Gordon (2011, 2014), Lewis Gordon (2008) e Paget Henry (2000).

*colonialidade global*, que se apresenta por meio da permanência traumática da divisão internacional do trabalho entre centros e periferias e, sobretudo, da continuidade das hierarquizações étnico-raciais das populações (Grosfoguel 2013). Por isso, propõem uma diferenciação entre colonialismo [*colonialism*] e colonialidade [*coloniality*] que possibilite evidenciar a ressignificação das hierarquias e exclusões perpetradas pelo capitalismo contemporâneo sob novos formatos e denunciar que a ideia de *pós-colonial* remete a um mito falseador da realidade (Grosfoguel 2013; Mignolo 2003, 2007a; Maldonado-Torres 2007).

Outro aspecto importante que o grupo identifica nos estudos de Fanon é a sua recusa em aceitar as premissas da universalidade ou totalidade. Os autores tomam o conceito de heterarquia, de Kyriakos Kontopoulos (1993), como referência para a elaboração de uma lógica histórica heterogênea (Quijano 2000), em que a subjetividade não seja entendida como decorrente das estruturas sociais, mas como constituinte delas (Grosfoguel 2008). Isso significa, por um lado, que as hierarquias sociais e os códigos identitários são vistos a partir de sistemas múltiplos e abertos de enredamento (Grosfoguel 2008) e, por outro lado, que a universalização de um sistema de valores implica sempre o silenciamento de outros. A civilização ocidental, argumentam, não é nem universal nem global; por isso, a tendente expansão da universalização europeia, iniciada em 1500 e em andamento até os nossos dias, só foi viabilizada a partir de um violento silenciamento de todas as outras formas de ver e pensar o mundo (Mignolo 2013, 2014; Castro-Gómez e Grosfoguel 2007).

Nesse sentido, Quijano diverge de Wallerstein em sua análise de sistema-mundo para afirmar que não há uma lógica única de acumulação capitalista que instrumentalize as divisões étnico--raciais de poder, e sim sistemas-mundos diversos com articulações hierárquicas específicas (Quijano 1998, 2000; Castro-Gómez e Grosfoguel 2007). Além disso, a decolonialidade promovida pelo giro decolonial (Maldonado-Torres 2004) implica uma desocidentalização (Mignolo 2014) que recuse tanto o capitalismo como o comunismo para promover um movimento de resistência prático, teórico, político e epistemológico às lógicas da modernidade/colonialidade (Mignolo 2000). Esse projeto de crítica à modernidade difere do projeto pós-moderno dos autores pós-coloniais e encontra embasamento no projeto de transmodernidade como pluriversalidade, de Enrique Dussel (1994, 2000).

Ainda nesse grupo, ou em diálogo com ele, a obra de Fanon ganha destaque para pensar as ciências humanas contemporâneas. Para Sylvia Wynter, a obra fanoniana representa a "terceira revolução copernicana", na medida em que apresenta o "princípio sociogênico" como constituidor do ser humano e de seus complexos (Wynter 2001; Gagne 2007). Boaventura de Sousa Santos toma Fanon como ponte entre as teorias marxistas da exploração e as teorias foucaultianas da exclusão/opressão para pensar a valorização das epistemologias do Sul (Santos 1999), a descolonização do conhecimento (Gagne 2007; Wynter 2001), os diálogos de Nelson Maldonado-Torres com Emmanuel Lévinas e Paget Henry sobre o choro e a ética do amor em Fanon (Maldonado-Torres 2001, 2004, 2007), as discussões sobre a racialização e a heterogeneidade colonial (Grosfoguel 2013; Mignolo 2003; Maldonado-Torres 2007), assim como as diferenças entre o giro decolonial e as perspectivas pós-coloniais e pós-estruturalistas, como a crítica do antiessencialismo radical (Grosfoguel 2013; Maldonado-Torres 2007).

É importante registrar, no âmbito de influência dessa tradição – embora não vinculada diretamente a ela –, a publicação da coletânea *Tipos de homenajes/tiempos descoloniales: Frantz Fanon – América Latina*, em 2012, organizada pelo cientista político argentino Alejandro De Oto. A obra conta com um prefácio do renomado semiótico argentino Walter Mignolo e com um conjunto de artigos sobre a recepção latino-americana de Fanon, bem como sobre a aproximação de seu pensamento com a filosofia da libertação por meio de autores como Emmanuel Lévinas, Aníbal Quijano e Paulo Freire.

## A AFROCENTRICIDADE, O MARXISMO E
## O PENSAMENTO NEGRO RADICAL:
## UM RETORNO DO FANONISMO ANTICOLONIAL?

O pensamento decolonial não foi a única reação à virada pós-colonial. A partir do retorno do nome de Fanon ao debate, autores vinculados a outras perspectivas teóricas passaram a reivindicar-se herdeiros de seu pensamento. Um dado curioso é que, como vimos, para os pós-coloniais, Fanon é um dos inauguradores da prerrogativa pós-estruturalista; para os adeptos da esquizoanálise, Fanon seria um inventor dessa tradição; para os autores identificados com o afropessimismo, Fanon estaria associado a essa vertente; e, para os decoloniais, por sua vez, ele seria um dos pilares do giro decolonial.

No presente bloco, por sua vez, encontram-se três vertentes teóricas que não têm dúvidas de que Fanon seria marxista. A diferença aqui consiste na percepção de cada uma delas a respeito da suposta relação que o psiquiatra martinicano teria estabelecido com Marx e o marxismo, bem como no juízo de valor que fazem sobre essa relação. São elas: 1. *Afrocentric paradigm*, ou teoria da afrocentricidade, como é conhecida no Brasil; 2. *Black radical tradition*, ou pensamento negro radical; e 3. algumas vertentes identificadas com o marxismo. Embora tenham circulação e influência diferenciadas no Brasil, essas tradições também contribuíram para a retomada contemporânea de Fanon e para a instituição dos estudos sobre o seu pensamento como um campo no país.

Para os autores aqui alocados como teóricos da afrocentricidade, Fanon é importante para a compreensão do colonialismo enquanto subjugação mental. A esse respeito, Utsey, Bolden e Brown (2001) e Wade Nobles (1989, 2009) apoiam-se em um projeto de uma psicologia afrocentrada para eleger Fanon como principal formulador de um método interdisciplinar de abordagem ecológica do colonialismo interno.[8] A partir daí, propõem uma abordagem psicológica anticolonial que considere o "significado singular de ser africano" e confronte o racismo em suas dimensões "desafricanizadoras", superando, assim, os limites eurocêntricos da psicologia ocidental, voltada à manutenção de uma sociedade desigual (Utsey, Bolden e Brown 2001). Destaca-se, nessa linha interpretativa, a publicação do dossiê temático *Afrikan-Centred Psychology: Illuminating the Human Spirit – Spirit(ness), Skh Djr, Moya*, publicado pela revista internacional *AlterNation*, da África Austral, sob a organização de Nhlanhla Mkhize e Wade Nobles, no ano de 2020. Nessa edição temática – que conta, inclusive, com um artigo da psicóloga brasileira Roberta M. Federico –, encontram-se fartas menções a Fanon como um referencial teórico privilegiado para o desvelamento da alienação colonial.

No mesmo caminho, a linguista estadunidense Ama Mazama (2003) e o filósofo Molefi Kete Asante (2007) – ambos conhecidos como pais fundadores da teoria da afrocentricidade – afirmam que Fanon oferece elementos para entender o "*éthos* cultural europeu" como parte determinante e estrutural da "exploração econômica e da supressão política" dos africanos na modernidade, já que denunciaria a sobrevalorização e a imposição colonial da cultura do dominador, além dos estágios de confusão mental que essa dominação acarreta. Para eles, entretanto, a colonização precisaria ser analisada em um contexto "mais amplo" de generalização do *éthos* cultural europeu, que Fanon, supostamente preso aos parâmetros economicistas do marxismo, não teria captado.

O fato é que, aqui, o passado africano, com o seu referencial civilizatório específico, deve ser tanto o ponto de partida cultural como o horizonte político a ser perseguido em um projeto de descolonização, mas Fanon, lamentam os autores, ao recusar o passado e subestimar a experiência africana, expressaria um certo eurocentrismo desenvolvimentista (Mazama 2003). Asante, entretanto, reco-

---

8 Nobles emprega o termo "ecológico" no contexto da noção de "ecologia de saberes", ou seja, do reconhecimento da pluralidade epistemológica.

nhece que, apesar dessa posição, Fanon não é um repetidor acrítico do eurocentrismo, mas um tensionador da ideia de normalidade e desenvolvimento (Asante 2007).

Em um caminho relativamente distinto, encontram-se os trabalhos identificados no campo do pensamento negro radical. Essa tradição tem origem nas produções teóricas que emergiram nos Estados Unidos no contexto do Partido dos Panteras Negras, em uma época em que a temática da revolução estava na ordem do dia. Com o massacre do partido e os fechamentos políticos daí decorrentes, muitos intelectuais migraram para as universidades e, desde então, seguem apontando relações entre capitalismo e racismo a partir de um lugar que ora reivindica as pretensões revolucionárias oferecidas pelo marxismo como horizonte político a ser almejado para a libertação negra, ora critica o que entendem ser os limites eurocêntricos do pensamento marxiano.

O curioso aqui é que, se o paradigma afrocêntrico identifica certos limites eurocêntricos em Fanon, dada sua relação com o marxismo, o pensamento negro radical, ao contrário, visualiza em Fanon as possibilidades de ruptura radicais com o eurocentrismo que identificam no marxismo,[9] elevando-o para além de seus limites, inovando-o e *descolonizando-o* de forma a oferecer uma crítica radical e coerente do capitalismo e do racismo.[10] Essas diferenças em relação às teorias da afrocentricidade são relevantes se considerarmos que, desde o movimento Black Power, já se observava uma tensão, nos Estados Unidos,

9 Como veremos ao longo deste livro, a afirmação de Fanon sobre "estender o marxismo", presente em *Os condenados da terra*, será encarada de maneiras diversas, a depender dos pressupostos teóricos utilizados por seus interlocutores. Para uns, Fanon atualizou (ou revisou) o marxismo; outros argumentam que ele colocou o marxismo em prática ao aplicá-lo à situação colonial; e há aqueles que dizem que, com essa posição, Fanon está refutando o marxismo, ou mesmo o conjunto do pensamento ocidental.

10 Em um esforço para diferenciar sua proposta do conjunto do marxismo, Cedric Robinson classifica Fanon e a si próprio como parte de um marxismo negro, termo que nomeia o seu livro: *Black Marxism: The Making of the Black Radical Tradition*.

# 148

entre as tendências antirracistas negras mais próximas do marxismo – seja ele maoista, trotskista ou historicista – e aquelas mais próximas de um nacionalismo negro de inspiração garveista.[11]

Vale destacar ainda, a título de ilustração da disputa em torno de Fanon, que os autores identificados com o pensamento negro radical lamentam que a retomada do pensamento fanoniano empreendida pelos estudos pós-coloniais a partir do final dos anos 1970 tenha enfatizado as questões subjetivas em detrimento de outras problematizações referentes à práxis revolucionária (Rabaka 2009a, 2010, 2011; Robinson 2000, 2001). No exercício de identificar a existência de diversas formas de fanonismos, Rabaka propõe o *revolutionary Fanonism* [fanonismo revolucionário], isto é, um modo fanoniano de pensar e agir diante das contradições postas pelo capitalismo racializado. O objetivo seria possibilitar uma descolonização revolucionária e uma dialética sankofiana a partir da reafricanização dos povos africanos da diáspora, pois se leva em consideração o fato de que o colonialismo estruturou-se mediante a despersonalização dos colonizados a partir do apagamento de sua herança cultural (Rabaka 2010).

Há um diálogo evidente entre essa dialética sankofiana de Rabaka e o *éthos* cultural do paradigma afrocêntrico no que se refere à ideia de uma *nação negra* colonizada nas Américas, que necessita resgatar os elementos culturais que lhe foram negados. Ambos diferem, porém, quanto ao modo de pensar a relação entre economia, cultura, opressão, exploração. Enquanto Reiland Rabaka e Cedric Robinson compreendem a cultura afrodiaspórica dentro dos parâmetros próprios ao pensamento negro radical, ou seja, em sua relação *dialética* com as relações de produção capitalista, Mazama e Asante, de forma não tão explícita, oferecem uma abordagem mais weberiana de cultura, como esfera primeira que

---

11 Para uma análise mais cuidadosa do debate entre as tendências ligadas a Karl Marx ou a Marcus Garvey, ver: Asante (2003, 2007), Johnson (1998), Robinson (1993, 2000), Singh (2004) e Thomas (2005).

condiciona tanto a exploração e a expressão quanto os parâmetros e horizontes da luta anticolonial.

Já para Ato Sekyi-Otu (2003) e Tsenay Serequeberhan (1994, 2010), também vozes do pensamento negro radical, Fanon contribui para entender os desafios da África *pós-colonial*, mas aqui o termo "pós-colonial" é utilizado de maneira substancialmente diferente daquela dos estudos subalternos e da teoria pós-colonial anglófonos. Em uma proximidade com a proposta de Neil Lazarus (1999a) – de uma prerrogativa "pós-colonial sem o pós-estruturalismo e sem o pós-modernismo" –, esses autores propõem a retomada de *Os condenados da terra* para refletir criticamente sobre as permanências e reconfigurações políticas, sociais e econômicas do colonialismo e do imperialismo no continente africano pós--independência. Na perspectiva gramsciana de Sekyi-Otu (1996), Fanon teria formulado uma narrativa dialética dramática, em que a crítica aos limites coloniais do humanismo ocidental não desemboca nem em um anti-humanismo irracionalista nem em um relativismo ético nativista que enjaula negros/africanos/colonizados nas imagens estereotipadas criadas pelo colonialismo; desemboca, pelo contrário, na proposição de um "novo humanismo", que advoga uma "abertura ao universal" que considere os dilemas racializados da *condição colonial* – ainda vigentes nas sociedades africanas pós-coloniais – sem perder de vista as vicissitudes genéricas e cristalinas do dilema humano (Sekyi-Otu 1996: 21).

Em um caminho relativamente distinto estão os autores aqui considerados marxistas ou humanistas radicais. Com eles, a ênfase recai tanto sobre a presença do marxismo no pensamento de Fanon como sobre a importância de Fanon para o desenvolvimento do marxismo. Enquanto os autores do pensamento negro radical retomam Fanon para defender a necessidade de *estender* o marxismo para além dele – leia-se: para além do eurocentrismo que o marxismo expressaria –, os autores do marxismo ou do humanismo radical posicionam Fanon e a si próprios a partir desse marxismo que os anteriores tensionam. Michael Burawoy, Jacki Crowell e Mike Davis oferecem uma leitura de Fanon mais próxima do marxismo convencional, seja na comparação entre a alienação colonial de Fanon e o fetiche da mercadoria, feita por Crowell (2011), seja na contraposição do Fanon revolucionário terceiro-mundista ao academicismo de Bourdieu, por Burawoy (2010), ou ainda na retomada de Fanon por Davis (2001) para problematizar massivas catástrofes climáticas a partir da expansão colonial do capitalismo. Já Neil Lazarus (1993, 2006, 2011a, 2011b, 2012), Joshua Moufawad-Paul (2013) e Vivek Chibber (2013) retomam o caráter anticolonial do terceiro-mundismo revolucionário que Fanon ajudou a construir para problematizar as continuidades do colonialismo na sociedade pós-colonial e as suas reconfigurações imperialistas contemporâneas.

Verifica-se, em todos eles, embora cada um a seu modo, a classificação dos estudos pós-coloniais como "armadilhas teóricas", que desarmariam os "condenados da terra", privando-os dos elementos práticos e teóricos que possibilitariam sua emancipação. Nessa mesma linha, mas distanciando-se relativamente da valorização terceiro-mundista, Raya Dunayevskaya, Nigel Gibson, Neil Lazarus, David Harvey, Kevin Anderson e Slavoj Žižek enfatizam os vínculos de Fanon com o humanismo radical e os seus pressupostos de razão, história, sujeito, alienação e emancipação. Em um diálogo teórico com C. L. R. James, Raya Dunayevskaya associa Fanon à "ponta mais afiada do humanismo" (1983: III), a partir de uma práxis que eleva essa filosofia a um patamar que nenhum europeu teria sido capaz de atingir.

Nesse mesmo caminho, Nigel Gibson elege o trabalho de Fanon como espinha dorsal de sua teoria para se contrapor às teorias pós-coloniais (Gibson 1999, 2007) e problematizar a renitência das divisões raciais no pós-*apartheid* (Gibson 2011a, 2011b), as estruturas materiais de exploração em seus contextos históricos (Gibson 1999, 2007) e a busca por uma práxis revolucionária que tome "a perspectiva dos condenados" como ponto de partida (Gibson 2011a, 2011b, 1999). David Harvey (2014), Neil Lazarus (1993, 1999a, 1999b, 2006, 2011a, 2011b, 2012), Kevin Anderson (1986) e

Slavoj Žižek (2011, 2016) encontram em Fanon o suporte para a defesa de um humanismo radical que critica o liberalismo, o multiculturalismo, a fragmentação pós-moderna e o particularismo cultural. Para eles, a perspectiva fanoniana do *novo humanismo* explicita que o racismo – bem como as noções estáticas de identidade – não é expressão direta dos pressupostos humanistas, mas a sua adstrição.[12] É a partir desse ponto que Žižek levanta objeções à posição de Hannah Arendt (1968) – ao entender a violência como negação da política – e à de Homi Bhabha (2004) – que, segundo ele, faz uma redução de Fanon ao simbólico – para destacar no autor martinicano a ideia de *particularidade universal* como aporte para a sua proposta de comunismo e, também, a discussão sobre a violência que, para Žižek, se aproxima do conceito de violência divina, de Walter Benjamin (Žižek 2007, 2011).

Em um caminho similar, o historiador marxista italiano Domenico Losurdo (2018) mobiliza o pensamento de Frantz Fanon para uma crítica, em primeiro lugar, ao que denomina "marxismo ocidental", posicionando-o, portanto, na tradição terceiro-mundista do marxismo. Em segundo lugar, visualiza no pensamento do psiquiatra martinicano a possibilidade de uma apreensão concreta das relações entre capitalismo, colonialismo e racismo. Nesse aspecto, faz objeções à leitura de Fanon por Hannah Arendt, quando ela o critica por defender a violência. Para o historiador italiano, Fanon contribuiria para explicitar as relações entre nazismo e colonialismo, expandindo a análise para além daquilo a que o liberalismo europeu, com o qual identifica Arendt, poderia chegar.

Já Immanuel Wallerstein (1970, 1997, 2008) apresenta Fanon como um dos pilares de sua teoria do sistema-mundo capitalista para problematizar três dilemas contemporâneos: 1. a importância e os limites da violência como tática política; 2. o "percurso

---

12 Essa posição a respeito do humanismo será partilhada por autores com uma abordagem fenomenológica e existencialista, mas refutada pelos autores pós-coloniais e decoloniais.

sinuoso" entre a rejeição ao universalismo europeu e a rejeição ao particularismo nacionalista ou identitário; 3. a centralidade da luta de classes vista sempre em seu contexto particular. Devido ao seu diálogo com a teoria da dependência e com os grupos de estudos subalternos indianos e americanos, Wallerstein será tomado como uma das referências teóricas dos autores decoloniais. No mesmo caminho, em um artigo intitulado "Fanon in Africa and Asia" o economista franco-egípcio Samir Amin (2011) destaca a importância de Fanon para o pensamento crítico africano e asiático da segunda metade do século xx e, sobretudo, para uma compreensão global do papel do colonialismo acerca da expansão do capitalismo.

É válido destacar, ainda, no âmbito de uma abordagem marxista de Fanon, a publicação da coletânea *Para além do pós(-)colonial*, em 2018, organizada por Michel Cahen e Ruy Braga. Nela, os organizadores mobilizam o pensamento de Frantz Fanon para propor uma espécie de marxismo pós-colonial que recoloque na ordem do dia o debate a respeito da relação entre capitalismo e colonialismo. Destacam-se, nesse sentido, além do preâmbulo oferecido pelos organizadores, os artigos: "O que pode ser e o que não pode ser a colonialidade: para uma aproximação 'pós-póscolonial' da subalternidade", de Michel Cahen; "Rosa Luxemburgo e a expansão do capitalismo: uma chave marxista para compreender a colonialidade?", de Isabel Loureiro; e "Frantz Fanon e a descolonização dos saberes", de Matthieu Renault.

## O FANONISMO EXISTENCIAL-FENOMENOLÓGICO E A PERSPECTIVA CRÉOLE

Neste bloco, reúnem-se alguns estudos que aproximam Fanon da fenomenologia existencial, destacando a sua proximidade com autores como Sartre, Husserl, Kierkegaard, Merleau-Ponty, Césaire e Du Bois, e uma outra perspectiva teórica, que tem se consolidado na literatura antirracista anglófona, nomeada como perspectiva *créole*, que destaca a relação de Fanon com Rousseau, Hegel, Freud e Glissant.

Os livros *Fanon and the Crisis of European Man: An Essay on Philosophy and the Human Sciences*, de 1995, e *Existentia Africana: Understanding Africana Existential Thought*, de 2000, ambos do filósofo jamaicano Lewis Gordon, são considerados inaugurais para os estudos fenomenológico-existenciais por oferecerem um método de estudo ontológico descritivo chamado de "fenomenologia existencial" (Henry 2006). Como afirma Marilyn Nissim-Sabat, ao fundir influências diversas como "a fenomenologia husserliana, a teoria crítica racial, a sociologia existencial e o pensamento libertário de Karl Marx e Frantz Fanon", com o objetivo de problematizar criticamente as raízes e os efeitos do racismo planetário, Lewis Gordon funda uma filosofia radical e uma antropologia filosófica que avança para um novo humanismo pós-colonial (Nissim-Sabat 2011).

O esforço fenomenológico que Lewis Gordon (2008) e Paget Henry (2006) propõem foi antecedido por pensadores como Anna Julia Cooper e W. E. B. Du Bois, mas alcança um patamar superiormente distinto em Fanon quando este identifica que a prática de autorreflexão filosófica, existente em todas as culturas humanas, é, no caso da fenomenologia europeia, restrita por pressupostos racializados. Desde Descartes, Kant, Hegel e Husserl, os movimentos latentes da razão universal foram envoltos em um autoengano que os circunscreveu à geografia ocidental, excluindo (discursivamente) a consciência dos povos africanos, considerando a si próprios absolutos, como formulado pelas teodiceias (L. R. Gordon 2014). Essa geografização racializada permite que a *razão universal* seja apresentada como específica do sujeito europeu e tomada equivocadamente como expressão universal do ser. Diferentemente dos teóricos pós-coloniais ou decoloniais, aqui o racismo moderno não é expressão dos pressupostos humanistas, mas o sinal de seu eclipsamento, empreendido pelas reivindicações de exclusividade do Ocidente em relação à razão e à sua

# 154

pressuposição de irracionalidade dos povos não ocidentais (L. R. Gordon 2008; Henry 2000, 2006; De Oto 2003).

Assim como em Wynter (2001), o tema fanoniano das explicações sociogênicas é tomado como referência para a elaboração de uma análise social e existencial do racismo que não se resuma e, ao mesmo tempo, não desconsidere as dimensões psicoafetivas do desejo (L. R. Gordon 2008, 2010, 2015; Nissim-Sabat 2009; De Oto 2003; Henry 2006). Além disso, a racialização implícita nessa teodicização da experiência europeia faz com que as falhas desta sejam discursivamente transferidas para aquilo que se acredita estar fora dela: o "lado negro" do próprio sistema. Diante dessa pseudouniversalidade, o negro é racialmente reduzido à esfera do não humano para amargar a invisibilidade do limbo ou o inferno de uma aparição indesejada: a zona do não ser (L. R. Gordon 2005, 2015). O capítulo "A experiência vivida do negro", de *Pele negra, máscaras brancas*, revelaria, portanto, esse paradoxo de encarar a zona do não ser ao ver o branco como teodiceia e a si pela visão racializada que ele lhe reserva, ou seja, aceitar esse sistema mesmo sem ser considerado parte dele (L. R. Gordon 2015; De Oto 2003). O paradoxo existencial[13] enfrentado pelo negro seria, portanto, denunciar essa razão racista sem, contudo, incorrer na irracionalidade (L. R. Gordon 2015).

Paget Henry enfatiza as relações de Fanon com a tradição intelectual afro-caribenha em sua busca por *libération* [libertação] tanto em relação às práticas e instituições coloniais como em relação ao *man of color for himself* [homem de cor por ele mesmo] (Henry 2000, 2006). Assim como em *A tempestade*, de Shakespeare, o deformado e selvagem personagem secundário Caliban precisa utilizar a linguagem do protagonista e colonizador Próspero como único critério válido de fala, no colonialismo o colonizado precisa utilizar os códigos daquele que nega a sua humanidade para reivindicar o seu lugar como sujeito. Para Henry, a aborda-

---

13 O termo "paradoxo", em Lewis Gordon (2005), remete à razão paradoxal de Søren Kierkegaard.

gem desse dilema por Fanon deve ser entendida, no contexto mais amplo da filosofia afro-caribenha (embora não se resuma a ele), em sua luta para falar a linguagem – religiosa, filosófica ou política – do colonizador sem, no entanto, negar a própria existência. A resposta de Fanon é enfrentar o seu estado de calibanização a partir da proposta de Édouard Glissant sobre a crioulização, buscando negar as referências dessa linguagem sem descartar o potencial subversivo que ela pode oferecer diante dos contextos que criou por si mesma (Henry 2000).

Segundo Henry (2006), Fanon oferece os elementos para pensar a racialização como uma negrificação [*negrification*] forçada que provoca, com suas imposições caricaturais, verdadeiros desvios psicoexistenciais. O despertar africano que ele propõe a partir da leitura de Fanon e de Lewis Gordon implica encarar a zona do não ser em um movimento de recusa da negrificação forçada e de suas caricaturas. Além disso, o poder da escrita fanoniana – a sua poética – promoveria, tal como em Glissant, uma redução fenomenológica sartriana que suspenderia temporariamente as vigílias repressoras para tornar visíveis os elementos mais profundos da consciência individual (Henry 2000, 2006). Essa percepção de um estilo poético de autorreflexão em Fanon é compartilhada por Lewis Gordon (2008, 2015), Maldonado-Torres (2009) e Jane Anna Gordon (2011, 2014).

Outro notável a aproximar Fanon da fenomenologia existencial é o filósofo congolês V. Y. Mudimbe em seu livro *A invenção da África: gnose, filosofia e a ordem do conhecimento*. Mudimbe se apoia em Fanon para problematizar a importância e os limites das contribuições sartrianas ao movimento de negritude. Para ele, foi o ensaio "Orfeu negro", de Sartre – escrito, a pedido de Léopold Senghor, para ser publicado na *Anthologie de la nouvelle poésie nègre et malgache de langue Française* [Antologia da nova poesia negra e malgaxe em língua francesa], de 1948 –, que transformou a negritude, até então apenas um movimento poético, "num grande evento político e numa crítica filosófica do colonialismo" (Mudimbe 2019: 146) como negação da negação colonial.

# 156

Ao mesmo tempo, contudo, ao afirmar que esse movimento seria o triunfo e o suicídio de Narciso, Sartre acabou subjugando "a generosidade dos corações e mentes dos militantes ao fervor de uma filosofia política. [...] Senghor pedira a Sartre um manto para celebrar a negritude, recebeu uma mortalha" (Mudimbe 2019: 147). Essa abordagem, visivelmente influenciada pelas críticas de Fanon a Sartre no capítulo 5 de *Pele negra, máscaras brancas*,[14] não deixa de reconhecer a influência decisiva de "Orfeu negro" para o anticolonialismo de Fanon e o conjunto de autores ligados à negritude. Mais do que isso, para Mudimbe, Fanon implementa em *Os condenados da terra* exatamente a dialética sartriana: "Em *Pele negra, máscaras brancas*, Fanon acusa Sartre de traição, pois Fanon não acredita que 'a negritude é dedicada à própria destruição'. Alguns anos depois, em *Os condenados da terra*, o teórico da Martinica aplica com firmeza o princípio dialético de Sartre e afirma bruscamente: 'não existirá uma cultura negra, [...] o problema negro é político'" (Mudimbe 2019: 149; trad. modif.).

Resulta curioso confrontar essa afirmação de Fanon como "um sartriano convicto" com os estudos do filósofo Lewis Gordon (2015) e do psicólogo Nilson Lucas Dias Gabriel (2021), que invertem o argumento apresentando um Sartre fanoniano. Para ambos, a dialé-

---

**14** "Quando li essa página, senti como se roubassem minha última chance. Declarei a meus amigos: 'A geração dos jovens poetas negros acaba de receber um golpe que não poupa ninguém'. Havíamos apelado para um amigo das pessoas de cor e esse amigo não encontrou nada melhor para mostrar do que a relatividade da nossa ação. Dessa vez, esse hegeliano inato esqueceu que a consciência precisa se perder na noite do absoluto, única condição para alcançar a consciência de si. Contra o racionalismo, ele reiterava o lado negativo, mas esquecendo que essa negatividade extrai seu valor de uma absolutez quase substancial. A consciência implicada na experiência ignora, deve ignorar as essências e as determinações do seu ser.

*Orfeu negro* é um marco na intelectualização do *existir* negro. E o erro de Sartre foi ter querido não apenas chegar à fonte da fonte, mas, de certa forma, estancá-la [...]. Jean-Paul Sartre, nesse estudo, destruiu o entusiasmo negro" (Fanon [1952] 2020: 146–48).

tica sartriana – especialmente em *Crítica da razão dialética* e em *Colonialismo e neocolonialismo (Situações v)*, publicados em 1960 e 1964, respectivamente – ganha novas expressões após as críticas de Fanon ao filósofo francês. Em outros trechos do livro de Mudimbe (2019), vê-se a influência de Fanon em sua análise da estrutura colonizadora não apenas como ocupação territorial mas também como forma de administrar e implementar novos modos de produção e, sobretudo, de domesticação das populações autóctones.

Em um caminho semelhante ao dos autores já citados, embora com menor ênfase nos aspectos fenomenológicos, Jane Anna Gordon e Neil Roberts retomarão Fanon como base teórica para um projeto de crioulização do cânone das ciências políticas. Para eles, Fanon teria oferecido respostas originais aos problemas levantados por Jean-Jacques Rousseau em relação à articulação das demandas individuais com as demandas coletivas em uma sociedade democrática. Rousseau teria proposto, em seus pressupostos de vontade geral, uma relação dinâmica entre as diferenças, as desigualdades e a liberdade, sem explicitar como essa articulação seria possível na prática. Os escritos anticoloniais de Frantz Fanon ofereceriam uma resposta *créole* a esse dilema, sem calibanizá--lo – o que seria copiar acriticamente as respostas europeias ou mesmo refutar de antemão as problematizações ocidentais, desconsiderando que o negro já está concretamente envolto nesses dilemas. Em sua defesa da consciência nacional em oposição ao nacionalismo, Fanon teria oferecido um retrato de como identidades públicas transitórias podem emergir de diferenças permanentes e de desigualdades comumente articuladas em ações coletivas contra a alienação e a falta de liberdade, indo além de Rousseau (J. A. Gordon 2011, 2013, 2014, 2015; J. A. Gordon e Roberts 2015). Para Jane Anna Gordon, a perspectiva *créole* de Fanon oferece uma posição que é tanto pós-colonial, em sua rejeição à calibanização do cânone, como humanista, em sua recusa à fragmentação implícita ao particularismo relativista. Essa posição dialoga com as propostas *créoles* de Glissant (1996, [1990] 1997, 2008) e

158

de Henry (2000, 2006), assim como com a proposta pós-colonial gramsciana de Sekyi-Otu (1996, 2003). Nessa mesma linha, Stefan Bird-Pollan retoma as influências de Édouard Glissant, Jane Anna Gordon e Michael Monahan para recuperar uma noção de sujeito que compreenda o ser humano como aberto à liberdade. Nesse projeto, em que Fanon é apresentado como espinha dorsal, sua principal contribuição é apresentar uma perspectiva *créole* em que a dialética da libertação esteja voltada à remodelação de conceitos para fazer o mundo mais inteligível e aberto à ação. Contra as teorias do trauma ou da fragmentação essencial, a perspectiva de Fanon remeteria a Hegel e a Freud, em suas buscas pela autointegração do sujeito, mas iria além deles, crioulizando-os em uma articulação entre os aspectos sociais e os aspectos interpessoais e subjetivos (Bird-Pollan 2015).

## DIÁLOGOS DIVERSOS A PARTIR DE FANON

Nesta seção, serão apresentados alguns estudos e discussões que não se configuram como uma vertente teórica única, mas oferecem importantes contribuições aos *Fanon studies*. Os tópicos reúnem estudiosos das diversas perspectivas e revelam um campo em permanente disputa: Fanon e Hegel, Fanon e os aspectos psíquicos, Fanon e o feminismo.

As reflexões sobre as relações entre Hegel, Fanon e a dialética do senhor e do servo explicitam os grandes embates a respeito do humanismo e da relação entre identidade e diferença nas ciências sociais e humanas contemporâneas. Termos como "razão", "sujeito", "dialética", "identidade", "diferença", "particular", "específico", "universal", "práxis" etc. compõem um debate interminável sobre qual seria a posição de Fanon a respeito desses temas e, principalmente, que julgamento se pode fazer em nossos dias a partir dessa posição.

Há, de um lado, os que situam Fanon como continuador de Hegel ao defender uma práxis (revolucionária ou não) orientada à autointegração do sujeito cindido. A esse respeito, Slavoj Žižek (2007, 2011) e Susan Buck-Morss (2000, 2009) argumentam que a ideia de *particularidade universal* de Fanon aponta para a afirmação kantiana do uso público da razão e para a ideia hegeliana da universalidade como categoria política. Isso significa que o desfecho da sublevação do servo não é a negação das contribuições ocidentais, mas a sua apropriação por meio de uma "independência madura", que permita ao colonizado emancipar-se – não sem violência, outro tema que aproximaria Hegel e Fanon –, abrindo mão dos estigmas do passado e reconhecendo-se como sujeito universal.

No mesmo caminho, Judith Rollins argumenta que a luta (anticolonial) apresentada por Fanon é o momento em que o colonizado (coisificado como objeto, *ser em-si*) torna-se sujeito (*em-si e para-si*) rumo à verdade objetiva de si. Fanon teria apontado para a possibilidade de o "último" (colonizado) tornar-se o "primeiro" (ser humano universal) (Rollins 2007). Já Charles Taylor (1994) e Christopher Miller (1990), embora considerem Fanon "um dos autores-chave" para a "política do reconhecimento", entendem que a violência implícita na proposta de nação em Fanon impediria a promoção da negociação dialógica do significado.

No outro polo, encontram-se os autores que visualizam em Fanon a recusa da dialética hegeliana e do humanismo. Homi Bhabha (1994, 1996) argumenta que a "escrita transgressora" de Fanon, em sua perspectiva de "tradução" ou "negociação", implicaria uma temporalidade discursiva pautada mais por um hibridismo do enunciado do que pela dialética. Entretanto, lamenta ele, Fanon ainda estaria preso às ideias hegelianas de uma oposição a serviço de "uma unidade maior". Stuart Hall (1996a, 1996b), por sua vez, discorda dessa vinculação direta a Hegel ao defender que Fanon o tensiona no que é fundamental ao apresentar o colonialismo como interdição – e, portanto, desmantelamento – da reciprocidade necessária ao pressuposto hegeliano do reconhecimento.

Um terceiro grupo de autores reconhece os vínculos de Fanon com a dialética hegeliana, mas destaca o que seriam as suas crioulizações. Bird-Pollan (2015) visualiza em Fanon a perspectiva dialética como movimento de autointegração do sujeito, mas argumenta que a crioulização do autor alemão que ele promove pode ser observada tanto em sua contextualização da ontologia, ao confrontá-la com as particularidades da sociedade colonial, como em sua noção de psicopatologia, na qual funde os aspectos sociais, individuais e intersubjetivos do sujeito. Rabaka (2010), Gibson (1999), Lewis Gordon (2015) e Sekyi-Otu (1996, 2003) consideram Fanon um "hegeliano desviante", que toma a dialética como base para apontar não só a existência do colonialismo como entrave ao reconhecimento mas também o mergulho na negritude como elemento de negação da negação. A esse respeito, Sekyi-Otu argumenta que, em Fanon, a segmentação colonial é tão violenta que o contato entre os polos conflitantes é mais bem explicado pela lógica aristotélica dos opostos do que pela dialética hegeliana, mas, ainda assim, a perspectiva dialética se confirma de forma materialista pela luta política anticolonial (Sekyi-Otu 1996).

Outro tópico aqui elencado versa sobre as relações de Fanon com o feminismo. De um lado, encontram-se autores e autoras que visualizam em *Pele negra, máscaras brancas* um tom de misoginia ou mesmo heteronormatividade. Lola Young (1996) embasa-se em Bhabha ([1986] 2020) para afirmar que Fanon expressa ódio ao feminino ao construir modelos patológicos da psicossexualidade das mulheres negras. A mulher negra em Fanon seria essencialmente determinada por um "erotismo afetivo" que trai o projeto político negro ao desejar o homem branco.

As afirmações de Fanon de que não há complexo de Édipo ou homossexualidade na Martinica ou de que a homossexualidade seria uma fonte poderosa de ansiedade são classificadas por Diana Fuss (1989, 1994), Darieck Scott (1994) e Kobena Mercer (1996) como expressões de uma "penetrante [*pervasive*] homofobia" que repete as piores fantasias da narrativa nacionalista negra. Em um caminho semelhante, bell hooks (1996) concorda que Fanon oferece uma análise que, ao secundarizar o corpo (mãe)

**161**

e privilegiar a mente (pai), se recusa a enxergar as mulheres – especialmente as mulheres negras – como sujeitos da luta. Todavia, enfatiza as contribuições do autor para uma crítica radical ao racismo e, nesse sentido, propõe trabalhar com Fanon [*working with*] para ir além dele a partir das contribuições do feminismo. Posição parecida é a da socióloga nigeriana Oyèrónkẹ́ Oyěwùmí em seu *A invenção das mulheres*. Para ela, em Fanon e no conjunto de intelectuais africanos, "tanto os colonizadores quanto os colonizados são presumidos como machos. O próprio domínio colonial é descrito como 'uma prerrogativa viril, paternal ou senhorial'" (Oyěwùmí 2021: 185). Esse "viés masculino" teria levado a uma periferização da experiência feminina e do componente de gênero nas teorias e perspectivas de luta anticolonial. Por sua vez, a socióloga mobiliza reflexões fanonianas para problematizar a imposição colonial do sistema sexo/gênero ocidental aos povos colonizados, o qual, a um só passo, cria "esferas de operação separadas para os sexos" (2021: 227), transformando, homogeneizando e subordinando as fêmeas colonizadas na qualidade de "mulheres", e as coloca nas camadas mais desvalorizadas. Como afirma neste trecho em que cita Fanon para analisar a substituição do sistema de senioridade pré-colonial iorubá por um sistema europeu de hierarquia de sexos: "a manifestação definitiva desse novo sistema foi um Estado colonial que era patriarcal e que, infelizmente, sobreviveu ao fim do 'império'" (Oyěwùmí 2021: 227).

Em uma posição relativamente diferenciada desse primeiro bloco, Tracy Denean Sharpley-Whiting (1998), Reiland Rabaka (2010) e Lewis Gordon (2015) rebatem tais críticas e as contrastam com as reflexões de Fanon sobre a participação da mulher argelina na revolução. Sharpley-Whiting (1998) apoia-se nos trabalhos de Kathleen Cleaver, Assata Shakur, Angela Davis, Elaine Brown e Toni Bambara para tomar os textos fanonianos como crítica ao "machismo do homem negro no movimento Black Power, no movimento dos direitos civis e nos movimentos culturais nacionalistas". Já Lewis Gordon, por exemplo, questiona se os críticos de Fanon

**162**

realmente o leram, pois, segundo ele, seria simplista acusar Fanon de machista quando este analisou, com o mesmo peso, homens e mulheres psicologicamente patológicos (L. R. Gordon 2015).

Por fim, encontram-se os estudos que problematizam as relações de Fanon com a psicologia e a psicanálise. Alguns autores debruçam-se sobre o que seriam as inovações clínicas nos métodos de tratamento apresentados por Fanon, destacando a proximidade do autor com a análise institucional de Tosquelles, a associação entre psicologia e colonialismo e a busca da autointegração individual no que diz respeito ao social (Utsey, Bolden e Brown 2001; Bird-Pollan 2015; Gendzier 1976; McPherson 2007; Menozzi 2014). Entretanto, o ponto de inflexão refere-se a quais seriam os elementos centrais na análise de Fanon, se os aspectos psíquicos e afetivos (Bhabha [1986] 2020, 1994, 2004; Mercer 1994, 1996) ou os aspectos sociais (Bulhan 1985; Wynter 2001; Gagne 2007; L. R. Gordon 2015).

Capítulo 4

# FRANTZ FANON E OS FANONISMOS NO BRASIL

*O mundo colonizado é um mundo cortado em dois.*

FRANTZ FANON, *Os condenados da terra*

# QUANDO FANON CHEGOU AO BRASIL?

"É como se a publicação de *Peau noire, masques blancs* tivesse passado despercebida", lamenta o sociólogo brasileiro Antonio Sérgio Alfredo Guimarães (2008: 100) após uma busca exaustiva nos principais periódicos da década de 1950, procurando pistas de possíveis ecos da obra de Fanon entre a *intelligentsia* do país. O sociólogo explica que, nessa época, a intelectualidade do país acompanhava atentamente tudo o que circulava nos periódicos franceses nos quais Fanon publicou ou foi comentado. Como se sabe, em 1951, Fanon publicou "L'Expérience vécue du noir" [A experiência vivida do negro] no nº 179 da revista *Esprit*; em 1952, "Le Syndrome nord-africain" [A síndrome norte-africana], na edição nº 187; e, em 1955, na edição nº 223, "Antillais et Africains" [Antilhanos e africanos]. Em 1956, publicou o seu magistral "Racisme et Culture" [Racismo e cultura] na revista *Présence Africaine*; em fevereiro de 1959, na mesma revista, "Fondement réciproque de la culture nationale et des luttes de libération" [Fundamentos recíprocos da cultura nacional e das lutas de libertação]. Em 1959 e 1961, respectivamente, publicou "La Minorité européenne d'Algérie en l'An v de la Révolution" [A minoria europeia da Argélia no ano v da Revolução] e "De la Violence" [Da violência], na famosa revista *Les Temps Modernes*.

Embora Fanon tenha ficado realmente conhecido depois da publicação de *Os condenados da terra*, os seus escritos anteriores não passaram despercebidos no debate francês, tendo sido objeto de análise de proeminentes autores que, por sua vez, foram lidos com atenção pela intelectualidade brasileira. Curiosamente, insiste Guimarães, nem a revista *Anhembi*, coordenada por Roger Bastide e Florestan Fernandes, nem a revista *Brasiliense*, na qual escreviam Clóvis Moura, Florestan Fernandes e Octavio

## 166

Ianni, nem mesmo as publicações de Sérgio Milliet sobre Sartre, Senghor, Césaire e outros temas referentes ao movimento de negritude incluíram alguma menção direta ou indireta a Fanon, caracterizando, assim, um "silêncio impactante" (Guimarães 2008).

Em 1985, mais de duas décadas antes de Guimarães, Renato Ortiz já tinha chegado a conclusões parecidas. Embora seu objetivo não fosse mapear a recepção de Fanon, mas remontar as diferentes maneiras como a *identidade nacional* e a *cultura* haviam sido discutidas nas ciências sociais brasileiras, Ortiz revela importantes elementos para pensar essa recepção. Em primeiro lugar, como argumenta, há uma confluência entre os temas e os referenciais teóricos utilizados por Fanon e pelos intelectuais do Instituto Superior de Estudos Brasileiros (Iseb), um dos núcleos mais importantes de formação teórica e ideológica nacional desenvolvimentista no Brasil do período: da difusão francesa de Hegel por Hyppolite e Kojève nos anos 1940 – com o seu respectivo enfoque na dialética do senhor e do servo como metáfora da dominação social, econômica e cultural – à divulgação e circulação dos *Manuscritos econômico-filosóficos*, de Marx, em sua anunciada vinculação com Hegel; da ampla influência do humanismo de Sartre às problematizações sobre a "situação colonial" de Georges Balandier, observam-se intrigantes similaridades no uso de conceitos fundamentais como *alienação* e *situação colonial*:

> O célebre livro de Sartre, *L'Existentialisme est un Humanisme*, é somente um dos escritos que enfatizam a dimensão humana da libertação, e mostra que o debate entre marxismo e existencialismo se realiza sob o signo do humanismo. O debate terá influências diretas em Fanon, que não hesitará em pensar a libertação nacional em termos de humanização universal do próprio homem. As repercussões são também nítidas nos pensadores do Iseb, e Álvaro Vieira Pinto não deixa de considerar o problema em seu livro *Consciência e realidade nacional*. (Ortiz [1985] 2012: 51)

O autor sugere que as semelhanças entre Fanon e os pensadores do Iseb se expressavam principalmente por meio da "necessidade premente de uma busca por identidade", pois, segundo explica, "para além das categorias de colonizador/colonizado, branco/negro, opressor/oprimido, permanece a pergunta, 'quem somos nós?' ou 'por que estamos assim?'" (Ortiz [1985] 2012: 55). Entretanto, apesar dessa notável confluência, Ortiz não observa nenhuma referência a Fanon na época de consolidação do Iseb:

> Não estou insinuando que exista uma filiação direta entre o pensamento de Fanon e dos intelectuais do Iseb, algo como uma influência de um sobre o outro. Tudo indica que os trabalhos de Fanon são elaborados sem maiores conexões com os pensadores nacionalistas brasileiros. Mas é justamente essa independência de pensamento que torna o problema mais interessante. A referência a um tipo de ideologia não brasileira introduz novos elementos para a compreensão do discurso isebiano e nos permite entender como a história penetra e estrutura o próprio discurso político. Por outro lado, ela dá uma abrangência maior à discussão da problemática do nacional, pois não se restringe à particularidade do quadro brasileiro. (Ortiz [1985] 2012: 50)

Nem mesmo Guerreiro Ramos, que, ao que se sabe, *bebeu em quase todas as fontes* de Fanon, teria rompido o silêncio observado por Guimarães.[1] A possível explicação seria a diferença de horizontes

1 A suposição segundo a qual Guerreiro Ramos conheceu (Guimarães 2008) ou foi influenciado (Filgueiras 2012) por Fanon ainda carece de investigação. O que se sabe é que ele não se refere ao autor martinicano em nenhum dos seus textos. Como afirma Guimarães (2008: 103): "Em *A redução sociológica*, de 1958, Guerreiro cita explicitamente Aimé Césaire (*Discours sur le colonialisme*, Paris: Présence Africaine, 1955), Cheikh Anta Diop (*Nations nègres et culture*. Paris: Présence Africaine, 1954) e Sartre ("Le colonialisme est un système". *Les Temps Modernes*, nº 126, 1956) em francês, mas não se refere a Fanon. Na segunda edição, de 1965, Guerreiro acrescenta a essas leituras Balandier (*Sociologie actuelle de l'Afrique noire: Dynamique des changements sociaux en Afrique centrale*. Paris: PUF, 1955) e continua sem se referir a Fanon".

# 168

entre os dois autores: enquanto Fanon buscava resolver os problemas coloniais por meio da práxis revolucionária no contexto da luta de classes, o sociólogo baiano, bem como o conjunto de pensadores do Iseb, tendia para posições nacionalistas e populistas (Ortiz [1985] 2012; Guimarães 2008).

Uma pesquisa que se aproxima das problematizações de Fanon é a produção da socióloga, psicóloga e psicanalista Virgínia Leone Bicudo (1910–2003), mas a cronologia dos estudos não permite falar em influência de um sobre o outro, como explica o sociólogo brasileiro Mário Augusto Medeiros da Silva (2011b):

> [...] somente anos depois que o mestrado de Bicudo foi defendido, o psicanalista e revolucionário martinicano Frantz Fanon publicaria, em francês, seu clássico estudo *Pele Negra, Máscaras Brancas*, em 1952, tese de doutorado em medicina rejeitada por Lyon. Pode-se dizer, ligeiramente, que Bicudo antecipa em quase uma década uma discussão fundamental acerca dos processos sociais e dos processos mentais, o grande tema de Fanon [...]. Em *Peau Noire, Masques Blancs*, o autor discutirá os processos de interação entre brancos e negros, nos mais diversos níveis psicossociais, bem como o problema da colonização. Tema que seria retomado em *Os condenados da terra* [...], enfocando a questão da violência revolucionária, o racismo como produtor de uma cultura, a necessidade de se criar uma cultura antirracista e as tarefas do intelectual colonizado. Sabem-se quais foram as consequências do pensamento de Fanon: ajudou a pensar as revoltas de libertação nacionais africanas e colaborou decisivamente com a Revolução Argelina.

A despeito dessa diferença temporal, o trabalho de Bicudo oferece interessantes aproximações com o pensamento de Fanon. A autora foi orientanda de Donald Pierson, na Escola Livre de Sociologia e Política de São Paulo, e professora-assistente da cadeira de Higiene Mental da Faculdade de Higiene e Saúde Pública da Universidade de São Paulo, quando integrou a equipe do Projeto Unesco ao lado de Florestan Fernandes e Roger Bastide. Em suas pesquisas – que, em certa medida, dialogam com Guerreiro Ramos e Oracy Nogueira –, apresenta abordagens e conclusões muito próximas das preocupações levantadas por Fanon em *Pele negra, máscaras brancas* e em "A síndrome norte-africana", publicado na *Esprit* em fevereiro de 1952.

Em 1945, ao observar a figura do mulato, muito antes de Fanon escrever o seu primeiro estudo, a autora já falava do dilema vivido por aqueles indivíduos – "híbridos raciais e culturais" – que, depois de buscar se afastar da sua origem ou do seu marcador de discriminação, retornam ao seu grupo, incendiando-o:

> [...] surgem, então, líderes autoconscientes, quase invariavelmente híbridos raciais e culturais, que se dedicam a despertar na população nativa, com auxílio da imprensa nativa, da língua, da literatura e das artes de *folk* revividas, a consciência de grupo essencial ao ulterior desenvolvimento do movimento. Estes homens marginais, que tinham deixado por algum tempo o seu próprio grupo e vivido ou tentado viver em outro, voltaram agora definitivamente para seu grupo original, cheio de sonhos e aspirações do que ele pode se tornar. (Virgínia Leone Bicudo apud Gomes 2013: 108)

Em um estudo posterior, de 1955, em que observa a dimensão do "preconceito de cor" em algumas escolas e analisa os efeitos dessas barreiras sociais na subjetividade, a autora usa termos como "denegação", "mundo interior", "projeção", "paranoia", "neurose", "estereótipo", "complexo de inferioridade", entre outros, que também estão presentes tanto em Fanon como em Oracy Nogueira e Guerreiro Ramos. Em seus estudos, o negro não é apenas alguém sobredeterminado pelo que vem de fora mas também alguém cuja discriminação marca profundamente a sua forma de perceber o mundo e a si, como é possível ler nesta afirmação destacada por Gomes (2013: 145):

> Vivendo o conflito entre ser "negro" e "não querer ser negro", equivalente ao conflito entre "ser mau" e "ser bom", as pessoas de cor sucum-

## 170

bem frequentemente ao conflito, autopunitivamente exibindo traços de personalidade que são tomados como confirmação dos estereótipos que lhes são dirigidos. Outros derivam o conflito na luta pela aquisição de características do branco, procurando instruir-se, elevar seu *status*.

Para Bicudo, essas distorções não são vividas apenas pelo negro mas também pelo branco, que sofreria de "conflito neurótico deslocado" em seus sentimentos de vergonha e culpa produzidos pelo ódio (Gomes 2013: 145). A respeito das proximidades com Fanon, Gomes reforça: "Para não esquecer da cronologia das publicações: *Peau noire, masques blancs* (1952), *Atitudes de escolares* (1953) – embora eu cite a publicação da revista *Anhembi* que é de 1955 –, *A patologia [social] do branco brasileiro* (1955)" (Gomes 2013: 146). Considerando que, posteriormente, entre os anos de 1955 e 1959, Bicudo viajou para Londres para cumprir uma temporada de estudos psicanalíticos, onde frequentou o Instituto de Psicanálise da Sociedade Britânica de Psicanálise e teve contato com psicanalistas reconhecidos como Melanie Klein, Wilfred Bion e Donald Winnicott (Maio 2010), seria plausível que ela tivesse ouvido falar do trabalho de Fanon. De todo modo, o recorte temporal da pesquisa de Gomes é de 1945 a 1955 – época em que a intelectual esteve ligada ao Projeto Unesco –, deixando indicação para pesquisas futuras. O fato é que, para Guimarães (2008), foi apenas a partir da visita de Sartre e Beauvoir ao Brasil, em 1960, que o "silêncio" se relativizou para dar lugar a uma "morna recepção" por parte da esquerda brasileira.

Em um caminho diferente, Mário Augusto Medeiros da Silva (2013a, 2013b) propõe analisar a recepção de Fanon nessa época por um vetor até então pouco explorado: o ativismo negro. Para tal, argumenta sobre a existência de um fluxo de ideias esparso, mas importante, entre intelectuais africanos, afro-norte--americanos e afro-brasileiros, entre o período de 1920 e 1960, que poderia oferecer algumas pistas relevantes ao debate, pois a "circulação de ideias sobre África ou de intelectuais e militantes africanos em São Paulo ainda carece de pesquisas mais articuladas", mas as memórias "como as do militante José Correia Leite ou entrevistas como a de Oswaldo de Camargo" mostram que, no mesmo período de atuação internacional de Fanon, "as associações negras paulistanas tiveram contatos esparsos com obras traduzidas, escritores, jornalistas e debates que remetiam a temas como o pan-africanismo, os movimentos que visavam ao retorno ao continente africano, as lutas anticoloniais e pela libertação de países, a violência do *apartheid* etc." (Silva 2013a: 371).

A sugestão do autor é de que a recepção de Fanon no Brasil poderia ser mais bem compreendida se focássemos nesse fluxo afrotransatlântico de ideias. Como se sabe, Frantz Fanon participou ativamente dos debates internacionais sobre a libertação dos países colonizados, circulando, portanto, entre os principais espaços de articulação política anticolonial (Geismar 1972; L. R. Gordon 2015; Macey 2000), e a Associação Cultural do Negro (ACN), com sede em São Paulo, esteve presente em um desses espaços, a saber: o II Congresso de Escritores e Artistas Negros, em Roma, no ano de 1959, como mostra Mário Augusto Medeiros da Silva, ao retomar as memórias do militante José Correia Leite:

[Em 1959] O Geraldo Campos, ainda como presidente [da ACN], tinha ido ao II Congresso de Escritores e Artistas Negros realizado em Roma. [...] Em Roma já havia uma pessoa para representar o Brasil. Era o pintor Tibério, que morava em Paris. O Geraldo Campos trouxe de lá uma porção de documentos, teses e outras coisas, inclusive um distintivo que ele me deu, com o símbolo da revista *Présence Africaine*. (José Correia Leite e Cuti apud Silva 2013a: 517–18)

O pintor citado no depoimento é possivelmente Wilson Tibério (1923–2005), artista plástico gaúcho que viveu um longo tempo em Paris, podendo perfeitamente ser um elo entre os ativistas brasileiros e o movimento de negritude francófono, além de um conhecedor das ideias de Fanon, já que havia muito tempo circulava ativamente no movimento, como informa Raissa Reis ao descrever os participantes do I Congresso Internacional de Escritores Negros e Artistas Negros, em 1956, em Paris:

> Estavam presentes delegações vindas de 24 países da América (dentre os países americanos listados como representados no congresso está o Brasil, *cujo delegado é identificado apenas pelo nome Tibério*. Provavelmente se trata do pintor porto-alegrense, Wilson Tibério, que residia na França no período), África e Ásia (considerando aqui a presença de Cedric Dover, filho de um inglês e uma indiana, listado como representante da Índia). Dentre os países participantes, 13 tiveram delegados que fizeram comunicações ou conferências no evento. Dentre estes últimos, 7 eram países do continente africano (incluindo Madagascar), 5 do continente americano e o outro era Dover. As maiores delegações foram as do Haiti (8), do Senegal (8) e dos EUA (6). (Reis 2012: 142–43; grifo meu)

Tibério não apenas participou do I Congresso em Paris como foi o único representante brasileiro nesse evento. Em Roma, três anos depois, assumiu representação na subcomissão de artes plásticas do Congresso (Faustino 2020d). O ponto que importa ao debate, como infere Mário Augusto Medeiros da Silva, é que essas informações ampliam as possibilidades de os intelectuais afro-brasileiros terem tido contato com as ideias e posições políticas de Fanon. A esse respeito, vale lembrar que, embora a posição defendida por Fanon não tenha sido hegemônica, ele estava entre as figuras mais notáveis do referido Congresso (Dieng 2004; Cannelli 2007; Marzioli 2013), como relata Amady Aly Dieng durante a comemoração do 50º aniversário da *Présence Africaine*: "Neste memorável congresso houve vários incidentes. O governo francês era hostil à presença do dr. Frantz Fanon, membro da FLN – Frente de Libertação Nacional –, que foi obrigado a se pronunciar sob o pseudônimo de dr. Oumar" (Dieng 2004: 109). Entretanto, reconhece Silva, essa hipótese de um possível encontro ainda carece de fontes mais específicas para ser confirmada:

> Dadas as informações lacunares, é difícil afirmar, sem pesquisa exaustiva no acervo da associação, o que Oliveira – um dos representantes brasileiros – efetivamente carregou consigo de Roma, qual nível de discussão foi capaz de estabelecer no congresso, seu domínio de línguas estrangeiras [em particular, o francês] e, o mais importante para agora, se conheceu Fanon e se interessou pelo mesmo. (Silva 2013a: 518)

Ainda assim, a despeito da carência de fontes, as pistas levantadas oferecem um convite à reflexão, especialmente quando observadas à luz das apropriações que os intelectuais negros das décadas seguintes estabeleceram – agora de forma nomeada – com o pensamento de Fanon. Como descreve Mário Augusto Medeiros da Silva, o ativismo cultural negro da década de 1980 elegeria justamente os textos de Fanon – apresentados por este no I e no II Congresso de Escritores e Artistas Negros (1956 e 1959) – como referências para pensar as relações entre cultura negra, colonização e luta política.[2]

Ainda sobre o final da década de 1950 e o início da década de 1960, o autor observa a importante troca de ideias entre a Associação Cultural do Negro, a *Présence Africaine* e alguns outros intelectuais do movimento de negritude. Essa troca apontava, já em 1959, para uma relação muito mais próxima do que se imaginava – como comprova a carta encontrada pelo autor na coleção da ACN, no acervo da Unidade Especial Informação e Memória (Ueim-UFSCar), escrita pelo vice-presidente da ACN aos jornais da época, Américo Orlando da Costa:

---

2 Ao analisar a produção intelectual de Márcio Barbosa no Quilombhoje, Silva (2013b) conclui: "Suas fontes bibliográficas citam, entre outros: *Os condenados da terra* [...], com o texto 'Sobre a cultura nacional', e 'Racismo e cultura', publicado em tradução portuguesa em 1980 no livro *Em defesa da revolução africana*".

174

> A Société Africaine de Culture, ciente da importância da contribuição dada pelo elemento africano à cultura do Brasil, acolheria com imensa satisfação uma representação de nosso país. Por isto, solicitou à Associação Cultural do Negro [...] para que [se] tornasse intérprete de tal desejo, pedindo outrossim divulgar as notícias referentes ao conclave e possivelmente tomar contato com o ambiente cultural do país, assinalando as figuras que dele desejam participar. (Américo Orlando da Costa apud Silva 2012)

Em outro trecho, Silva relata, com base nos dados encontrados, que o contato afroatlântico-diaspórico da ACN não se resumiu à sua participação no Congresso de Roma, tendo seguido ativo e possibilitando frutos diversos, dos quais o mais notável é a participação de alguns de seus membros em uma edição organizada por Léon-Gontran Damas, importante articulador internacional do movimento de negritude:

> Todavia, não foi apenas a eles que a ACN despertava curiosidade. Léon-Gontran Damas, para organizar com poetas brasileiros a sua *Nouvelle Somme de poésie du monde noir*, editada em francês, inglês, português e espanhol pela *Présence Africaine* [...], recorre àquele conglomerado de ativistas. Ali, segundo Camargo, toma conhecimento e recolhe os poemas de Natanael Dantas, Eduardo de Oliveira, Carlos de Assumpção, Luiz Paiva de Castro, Marta Botelho e do próprio entrevistado. Quase uma década antes, o poeta cubano Nicolás Guillén, a quem Solano Trindade dedicou um poema em *Cantares ao meu povo*, também já havia travado contato com alguns dos frequentadores da agora ACN – em particular Correia Leite. (Silva 2012)

O ponto que importa aqui é a possibilidade de as ideias de Fanon terem exercido alguma influência na reflexão e na atuação da ACN em seu período de formação e consolidação. A posição de Fanon nessa época propunha resolver os problemas das culturas africanas e afrodiaspóricas por meio da práxis revolucionária anticolonial. Sua atuação como embaixador e mobilizador político--revolucionário da Frente de Libertação Nacional da Argélia junto aos países da África subsaariana, o avançar das lutas de libertação, resultando na independência de países como Sudão, Marrocos e Tunísia (1956), Gana (1957) e Guiné (1958), e o advento da Revolução Cubana poucos meses antes do II Congresso de 1959 influenciaram decisivamente sua forma de pensar a relação entre cultura e política, levando-o a diferenciar-se ainda mais das posições defendidas pelos intelectuais da negritude à frente da revista *Présence Africaine*.[3]

Em sua conferência no II Congresso, em 1959, Fanon afirma que a "condição de existência da cultura é pois a libertação nacional, o renascimento do Estado" (Fanon [1961] 2010: 280). Isso significa que, para ele, o caminho a ser adotado pelos intelectuais presentes não deveria ser o enaltecimento da cultura africana – sistematicamente negada pelo jugo colonial –, mas o engajamento dos artistas – junto com o povo colonizado, seus saberes e (pré-)conceitos – em direção a uma práxis política (revolucionária) de transformação das condições concretas de existência. É apenas a partir desse engajamento rumo à construção da nação, encarnando "as aspirações reais do povo" e modificando o Estado, que seria possível, segundo o autor, o surgimento de "formas de fecundidade cultural excepcionais" (Fanon [1961] 2010: 281), como se pode ler no mesmo trecho:

> Pensamos que a luta organizada e consciente empreendida por um povo colonizado para restabelecer a soberania da nação constitui a manifestação mais plenamente cultural que exista. Não é unicamente o sucesso da luta que dá, posteriormente, validade e vigor à cultura, não há hibernação da cultura durante o combate. A própria luta, no

---

3 Vale lembrar, como já discutido em outro espaço (Faustino 2013a), que algumas dessas diferenças já se observam em *Pele negra, máscaras brancas*, quando Fanon denuncia certo essencialismo nas posições defendidas pelo movimento de negritude.

**176**

seu desenrolar, no seu processo interno, desenvolve as diferentes direções da cultura e esboça novas orientações. A luta de libertação não restitui à cultura nacional o seu valor e os seus contornos antigos. Essa luta, que visa a uma distribuição fundamental das relações entre os homens, não pode deixar intactos nem as formas nem os conteúdos culturais desse povo. (Fanon [1961] 2010: 280–81)

Fora desse movimento prático-sensível, para ele, restariam apenas duas opções: adorar a cultura do colonizador, legitimando-a enganosamente como a única verdadeiramente válida – contribuindo, assim, para disseminar preconceitos em relação à cultura autóctone –, ou lançar-se apaixonadamente à cultura dos povos colonizados, cultura esta "mumificada", "substancializada", "solidificada" e "esterilizada" pelo colonialismo. Essa segunda opção – que, para Fanon, era adotada pelos intelectuais da negritude – foi alvo de duras críticas ao longo desse e de outros textos seus. Não à toa, a coletânea de textos apresentados à Conferência dos Intelectuais da África e da Diáspora, organizada em 2004 pela União Africana em Dakar, apresenta alguns trechos do capítulo 4, "Sobre a cultura nacional", de *Os condenados da terra* (1961), sob o título "A crítica da negritude por Frantz Fanon".[4]

Alioune Diop, escritor senegalês e editor da *Présence Africaine*, em sua apresentação à primeira edição da revista, em novembro de 1947, é emblemático para a visualização das diferenças entre Fanon e o conjunto de pensadores da negritude. Segundo Diop, visivelmente influenciado pela perspectiva da negritude de Senghor (1939), a revista estaria aberta à colaboração daqueles dispostos a ajudar a "definir a originalidade africana e acelerar a sua inserção no mundo moderno" (Diop 1947: 7), já que a Europa – "uma

---

4 A coletânea disponibiliza o texto de resolução dos congressos pan-africanistas e algumas das conferências que permearam as suas reflexões. O referido trecho pode ser encontrado em *Os condenados da terra* nas páginas 177–86 da edição de 1979 da Civilização Brasileira e nas páginas 246–59 da edição de 2010 da Editora UFJF.

minoria de seres que produzem e criam" e que se impuseram ao *resto do mundo* – via-os como "menos ativos", que "produzem menos" (Diop 1947: 8). A esse modo "patológico" e "militante" da Europa, deve-se opor, portanto, a "sensibilidade muito viva e uma história longa e singular" (Diop 1947: 9) própria de uma *humanidade negra*:

> A língua pela qual [essa humanidade] vai se expressar em nossa revista [o francês] não deixará de revelar novas temáticas pitorescas, morais e formais inéditas de sensibilidade. Acrescentaríamos até que esta humanidade negra pode enriquecer a civilização europeia. Estamos convencidos de que sim. Pois um dos traços característicos da vida moderna é acreditar que as consciências podem se comunicar entre si. O negro-africano, por sua vez, não acredita nisso. Para ele, de fato, não falta prazer no amor e na amizade, mas ele desconhece um pouco a intimidade. Pelo contrário, os europeus acham até que o ser humano só é real quando pode expressar a sua humanidade [...] na qual só se valorizam as leis e os fatos, revelados pela ciência e pelo pensamento [...]. Quanto a nós, africanos, esperamos destas atividades culturais resultados bem específicos. [...]. O universo é, para nós, ilimitado em maravilhas, ele é fecundidade infinita oferecida ao nosso vigoroso apetite. Nos preocupamos pouco em conhecer e domar o mundo, mas sim em usufruir dos alimentos que a atualidade presente carrega. Vivemos *hic et nunc*. De certa maneira, somos burgueses lá onde o europeu é um militante. (Diop 1947: 12)

Essa visão de cunho *essencialista* foi ressignificada ao longo dos anos com o desenrolar das lutas de libertação nos diversos países africanos, e a *Présence Africaine* não ficou imune às novas influências, mas, até o período do II Congresso, as ideias hegemônicas estavam entre o movimento de negritude cultural de Léon-Gontran Damas, Aimé Césaire, Léopold Senghor e Alioune Diop e o faraonismo de Cheikh Anta Diop. O primeiro buscava "reabilitar" a raça negra a partir da estética, em especial da ideologia e da poesia, e

# 178

O segundo almejava ser uma forma "científica de negritude" voltada à exaltação de um passado negro glorioso.[5] O ponto é que a posição radical de Fanon era sabidamente crítica dessas duas tendências e poderia ter ganhado um eco maior nos anos de independência que se seguiram se não fosse sua morte precoce, aos 36 anos, em 1961. Enquanto isso, no II Congresso, ele defendia uma abordagem da cultura que pudesse ser articulada com base na luta revolucionária pela construção da nação, nos desejos e visões de mundo dos povos africanos e em uma perspectiva humanista-internacionalista que refutasse o nacionalismo, o particularismo e qualquer visão reificada de identidade:

> Se o homem é o que ele faz, então diremos que a coisa mais urgente hoje para o intelectual africano é a construção da sua nação. Se essa construção for verdadeira, isto é, se traduzir a vontade manifesta do povo, se revelar em sua impaciência os povos africanos, então a construção nacional se acompanhará necessariamente da descoberta e da promoção de valores universalizantes. Longe, pois, de afastar-se das outras nações, é a libertação nacional que torna a nação presente no palco da história. É no coração da consciência nacional que se eleva e se vivifica a consciência internacional. E essa dupla emergência é apenas, definitivamente, o núcleo de toda cultura. (Fanon [1961] 2010: 283)

Já o ativismo brasileiro daquele momento parecia buscar respostas diferentes para as suas estratégias políticas e estéticas, como é possível perceber no manifesto lido em São Paulo na comemora-

---

5 Dieng (2004: 112) lembra que, a despeito dessas duas vertentes dominantes, a "*Présence Africaine* não é de publicar obras de tom anticolonialista, como *O discurso sobre o colonialismo*, de Aimé Césaire; *Os estudantes negros falam* (1953); *As massas africanas e a atual condição humana* (1956) e *A companhia do Senegal* (1958), de Abdoulaye Ly; *Carta a Maurice Thorez* (1956), de Aimé Césaire; *A contribuição ao estudo dos problemas políticos na África negra* (1958), de Majhemout Diop; *A África Negra pré-colonial* e *A unidade cultural da África negra* (1960), de Cheikh Anta Diop".

ção dos setenta anos da abolição da escravidão, em 1958, quando afirma que "as organizações culturais, esportivas, recreativas e as pessoas que a este subscrevem, uniram-se para homenagear os grandes vultos que, no passado, batalharam nas tribunas, na imprensa, nos parlamentos, nos eitos, nas senzalas e nos quilombos por causa tão justa e humana". De acordo com o manifesto, tais vultos "merecem a homenagem e o respeito de todo o povo brasileiro, e os ideais de liberdade e independência que nortearam suas grandes ações, elevam e enobrecem os sentimentos de humanidade de nossa gente". E continua: "no momento em que se exaltam no Brasil os sentimentos de nacionalidade, independência e liberdade, adquire ainda maior oportunidade a comemoração do grande feito de 1888" (manifesto de 1958 da ACN apud Silva 2012). O que importava ao movimento, naquele momento, não era a revolução, como se pode ler na a seguir:

> Através de sessões cívicas, conferências culturais, representações de teatro, festejos populares, atividades esportivas e recreativas, desejamos que todos os brasileiros participem das festividades comemorativas do "O Ano 70 da Abolição", contribuindo, dessa maneira, para elevar ainda mais alto a chama democrática da igualdade jurídica e social das raças. Salve o Ano 70 da Abolição. (Manifesto de 1958 da ACN apud Silva 2012)

O tom agregador da carta, explica Silva, corresponde à necessidade de congregar os elementos mais díspares a um acontecimento considerado de maior importância, mas ela é reveladora quando contrastada com o discurso de Fanon, anteriormente apresentado. Além disso, o fantasma da repressão política sofrida pela Frente Negra Brasileira, associado às características próprias do racismo brasileiro,[6] possibilitava que os mentores de diversas organizações

---

6 Hanchard (2001), olhando um momento distinto desse que por ora analisamos, sugere em seus estudos que a aglutinação de negros em torno das

# 180

negras apostassem nas formas culturais de articulação política. Como afirma o autor, a ACN foi criada "como um fato político e cultural, por mais que seus mentores quisessem minimizar o primeiro adjetivo". Assim, "ela se torna uma referência do ativismo negro, sendo chamada a emitir opinião ou se posicionar sobre os mais diversos assuntos, em diferentes momentos, acerca de questões [a] que nem sempre pôde dar a resposta esperada" (Silva 2012).

Assim, embora o ano de 1959 tenha sido um momento decisivo para as lutas de libertação que se seguiram no continente africano – lutas essas que, com os seus desfechos bem ou mal--sucedidos, não passaram despercebidas aos intelectuais ativistas afro-brasileiros–,[7] parece mais provável que o movimento de negritude (e não o Fanon revolucionário, com suas críticas a ele) tenha sido aquele que mais se aproximou das perspectivas buscadas pela ACN, como sintetizou Silva:

> Na tensa relação de *fazer história* e *fazer sentido*, a ACN procurou marcar um lugar importante para o grupo negro paulistano, tentando se pôr em compasso com o andamento das transformações da sociedade, abrindo uma brecha, às suas custas e às expensas de poucos apoios de alguns intelectuais não negros, para cravar no cenário da modernidade precária e emergente de São Paulo uma imagem do negro alternativa à da escravidão que fosse reivindicativa, crítica, propositiva e combativa. Os condicionamentos sociais para sua produção foram determinantes para reafirmar a marginalidade da iniciativa cultural negra, embora tenha sido capaz de, fato raro, alçar um público não endógeno, num momento favorável, em aberto, com disposições democráticas. (Silva 2012)

---

entidades de cunho cultural – em detrimento das organizações políticas – foi uma estratégia bastante utilizada no Brasil, devido à perseguição sistemática à auto-organização negra.

7 Como mostra o manifesto da ACN, de 25 de março de 1960, em repúdio aos "acontecimentos sangrentos de Sharpeville" (apud Silva 2012).

Isso sugere que, mesmo que os membros da ACN tenham tido algum contato com as ideias de Fanon, elas ainda não ofereciam, naquele momento, nenhuma utilidade ao debate afro-brasileiro. É somente nos anos 1980 que o movimento negro adquire uma expressão mais racialista, que rejeita as perspectivas de integração (Silvério 2013). Como já havia adiantado Guimarães (2008) a esse respeito, foi preciso que as ideias de Fanon esperassem por uma nova geração de intelectuais e ativistas para serem retomadas e discutidas à luz do contexto brasileiro.

## OS CONDENADOS, A LUTA DE CLASSES E A NAÇÃO

Se a década de 1950 foi marcada por um silêncio impactante a respeito de Fanon, os anos seguintes foram palco de uma recepção morna. Guimarães (2008) informa que o pensamento do autor martinicano chegou oficialmente ao Brasil na década de 1960, época em que o marxismo e o existencialismo disputavam o cenário cultural e político internacional, alimentando os horizontes teóricos e políticos. Trata-se de um período em que se buscava contrapor, no plano teórico, o legado de Sílvio Romero, Gilberto Freyre e outros pensadores que hegemonizaram o debate em voga até então em direção a novas propostas de análise (Ortiz [1985] 2012). É um momento de efervescência teórica, marcado pela criação da escola paulista de sociologia, em 1954, e pelo surgimento do Iseb, em 1955, no Rio de Janeiro. Há também o envolvimento desses e de outros pesquisadores com o Projeto Unesco. O debate, então, começa a mudar: "O desafio lançado por Arthur Ramos, no final dos anos 40, sobre a possível existência de um *ethos* nacional, transforma-se em 'problema nacional' nos anos 50" (Maio 1999) e, embora de forma tímida, dada a ampla influência

# 182

do debate anterior, os dados sobre as desigualdades entre negros e brancos começam a ganhar visibilidade. Ao mesmo tempo, no âmbito do Iseb, sob a liderança de Guerreiro Ramos – também vinculado ao Teatro Experimental do Negro (TEN) –, inicia-se uma crítica às teorias da modernização, com suas vinculações europeias, em direção à proposição e à construção de uma sociologia autenticamente brasileira que confrontasse a situação (neo)colonial e contribuísse para a libertação nacional e a consolidação da democracia (Liedke Filho 2005; Ortiz [1985] 2012).

É nesse momento, em setembro de 1960, que o Brasil recebe a visita de Sartre e Beauvoir. Essa visita é relevante porque, em primeiro lugar, o *casal existencialista* vem ao Brasil em apoio à luta de libertação na Argélia – da qual, como vimos, Fanon era parte ativa. Em segundo, porque, a essa altura, Sartre já era um dos principais divulgadores internacionais de Fanon, tendo citado o intelectual martinicano em trabalhos diversos, alguns dos quais de conhecimento da *intelligentsia* brasileira (Guimarães 2008; Silva 2013b). Enquanto o cenário do pós-guerra se polarizava entre o Leste e o Oeste, surgiam vozes, como as originadas na conferência de Bandung, que propunham outras polarizações, como a Norte--Sul. Tanto Fanon como Sartre representavam o intercruzamento dessas duas tendências. Não se sabe, entretanto, se Sartre mencionou Fanon em algumas de suas palestras ou se a obra dele foi comentada por ele ou Beauvoir em alguma conversa particular.

O fato é que, nesse momento, o debate anticolonial e anti--imperialista em curso no Brasil, embora partilhasse dos mesmos referenciais teóricos de Fanon,[8] encaminhava-se para um sentido muito distinto daquele contemplado por ele. Enquanto o autor martinicano – que diagnosticara a inexistência da sociedade civil nas colônias – pleiteava transformações violentas da ordem social,

---

8 Ortiz ([1985] 2012: 50) argumenta que o Hegel traduzido e comentado por Hyppolite e Kojève, bem como os *Manuscritos econômico-filosóficos*, de Marx, a análise da situação colonial, de Balandier, e, obviamente, Sartre exerceram influências tanto em Fanon como nos pensadores do Iseb.

os pensadores do Iseb buscavam a edificação dessa sociedade civil pelo fortalecimento das instituições democráticas. Devido às disputas que se travaram no cenário nacional, essa diferença seria incontornável (Ortiz [1985] 2012). A respeito, Guimarães chega a afirmar que, no Brasil, o eixo de debate sobre raça e descolonização não encontra, como no caso de Sartre e Fanon, o outro eixo, norteado pela luta de classes e pelo imperialismo, fato que explica o porquê de um pensador como Guerreiro Ramos, por exemplo, formular a sua proposta de desalienação e descolonização cultural separando-a das preocupações com a luta de classes. Por essa razão, apesar de Frantz Fanon e Guerreiro Ramos fazerem um diagnóstico semelhante, o pensamento revolucionário do primeiro não se apresentava tão atraente ao contexto brasileiro do momento e, por isso, talvez, arrisca Guimarães, não foi tomado como referência:

> Se Guerreiro não o fez foi porque a desalienação e a descolonização cultural que buscava não passavam pela luta de classes. Provavelmente conhecia Fanon, pois era leitor de *Présence Africaine*, *Esprit*, e *Les Temps Modernes*, além de revistas acadêmicas francesas. O fato é que, para articular o seu libelo contra a colonização cultural dos brasileiros "claros" e "escuros", Guerreiro bebera em algumas das mesmas fontes que Fanon, mas não em todas. A mesma inclinação por Hegel e pelo existencialismo, quando somadas a situações nacionais e projetos pessoais diversos, levara Guerreiro a posições nacionalistas e populistas, afastando-o de doutrinas revolucionárias que pregavam a violência como modo de transformação social ou que defendiam a manutenção de diferenças culturais entre colonizados e colonizadores. (Guimarães 2008: 102)

No caso da esquerda revolucionária, por sua vez, a proximidade de leitura em relação às profilaxias radicais esbarra em uma divergência a respeito dos diagnósticos. O antirracismo e o anticolonialismo no Brasil dessa época eram empreendidos por aqueles intelectuais e ativistas que ainda acreditavam na democracia racial e por ela lutavam, assim como por aqueles que advogavam pela diluição do "preconceito" de cor sob o avanço da modernização. Talvez por isso, aos poucos intelectuais que parecem ter tido acesso ao nome de Fanon nessa época, o prefácio de Sartre parece ter se apresentado como mais atraente do que o próprio Fanon.

> Certamente, a esquerda brasileira tomou conhecimento de Fanon através do extrato de *Les Damnés de la terre* (1961), publicado em *Les Temps Modernes*, e do prefácio de Sartre. Ou seja, o Fanon sartriano de "De la violence". Michael Löwy, por exemplo, se lembra de ter discutido o prefácio de Sartre com seus companheiros em São Paulo, provavelmente ainda em dezembro de 1961. Há que se notar dois fatos na informação: primeiro, foi o prefácio de Sartre e não o artigo ou o livro de Fanon que foi discutido; segundo, a esquerda brasileira discutia seriamente a violência revolucionária, o que significava que os autores que escreviam sobre a América Latina, sobre táticas de guerra urbana ou guerrilha, ou faziam a teoria geral da revolução em sintonia com a filosofia europeia, eram privilegiados na leitura. (Guimarães 2008: 103)

É possível supor que os desafios políticos e sociais a serem enfrentados pelos intelectuais brasileiros encontravam eco nas mesmas preocupações esboçadas pelos teóricos do Terceiro Mundo,[9] e isso favorecia a circulação de termos e perspectivas comuns, ainda que guardadas as devidas diferenças. A *identidade nacional* passa a ser encarada por esses autores como um elemento sociocultural a ser politicamente articulado como contraponto ao imperialismo e/ou colonialismo. Assim como no debate racial estabelecido pelo movimento de negritude, passa-se a supor a existência de uma

---

9 Não apenas a conferência de Bandung, em 1955, mas a própria política da Terceira Internacional, àquela altura, passavam a dar visibilidade à chamada "questão nacional" e a defender a necessidade de se articular uma consciência nacional (Buonicore 2005).

*autenticidade* que, embora abalada pelo imperialismo, poderia ser reivindicada como horizonte político comum da brasilidade inclusiva, como argumenta Ortiz: "A busca da autenticidade, de uma consciência crítica e independente atestam, como já tínhamos destacado, a necessidade de se elaborar uma identidade que se contraponha ao polo dominador" (Ortiz 1985 [2012]: 66).

Foi somente nos anos seguintes – conhecidos como o período da *diversificação da sociologia* (Liedke Filho 2005),[10] quando importantes intelectuais brasileiros retornavam do exílio – que as referências textuais a Fanon começaram surgir. Nesse momento, o Fanon internacionalmente conhecido e debatido tanto nos Estados Unidos como nos diversos fóruns anti-imperialistas ao redor do mundo era o Fanon terceiro-mundista, apologeta da práxis revolucionária. Não por acaso, foi essa a sua porta de entrada entre a intelectualidade brasileira da década de 1970, mesmo para aqueles que não se identificavam com a esquerda revolucionária. Como descreve Guimarães (2008: 106):

> Se "Fanon era nome cortado na esquerda" brasileira, nos meados de 1960, como disse José Maria Pereira, que, vindo dos grupos lisboetas ligados ao MPLA angolano, certamente conhecia Fanon em 1962, não o era certamente em toda esquerda, sobretudo a de inspiração católica. Estes ganhavam influência à medida que os partidos comunistas eram dizimados pela repressão política e não repudiavam totalmente a violência revolucionária dos colonizados e o antirracismo, aos quais o nome de Fanon estava indissoluvelmente ligado. A revista *Paz e*

10 Liedke Filho (2005) argumenta que o golpe militar de 1964 foi marcado por uma curiosa expansão institucional da sociologia. Ao mesmo tempo que os militares fechavam alguns departamentos e condenavam diversos professores ao exílio, eram criados novos cursos e instituições voltados ao ensino e à pesquisa na área. Esse momento de intensa repressão cultural-educacional nas universidades, conta o autor, favoreceu o fortalecimento de outros setores sociais e, simultaneamente, levou ao surgimento de novos questionamentos a respeito da América Latina.

*Terra*, órgão muito próximo da esquerda católica, publicou, no seu número 7, a tradução de um artigo de Raymond Domergue, que toma justamente *Os condenados da terra* como parâmetro para traçar um guia da ação política católica em face da emergência de lutas revolucionárias no Terceiro Mundo.

Guimarães identifica ainda que, em 1968, Nelson Werneck Sodré e Thomas G. Buchanan fazem menção explícita a Fanon nos números 19–20 e 21–22, respectivamente, da revista *Civilização Brasileira*, sem que essa referência fosse uma vinculação estreita com as reflexões de Fanon. Seria apenas em autores como Paulo Freire, Glauber Rocha, Renato Ortiz e Octavio Ianni, todavia, que a presença da obra do martinicano poderia ser aferida explicitamente.

## O ANTICOLONIALISMO DE PAULO FREIRE

Como se sabe, Paulo Freire constituiu – mediante influências do existencialismo católico e do nacionalismo anticolonial do Iseb – a base da reflexão pedagógica no âmbito de um pensamento do Terceiro Mundo latino-americano (Martins 2012). Além disso, a familiaridade com que aborda alguns conceitos muito utilizados por Fanon, bem como a sua passagem por alguns países da África em um contexto de luta anticolonial, possibilitam uma análise aproximativa entre os dois autores. Entretanto, o que mais chama a atenção é o fato de que, possivelmente, Paulo Freire tenha sido o primeiro brasileiro a incorporar as ideias de Fanon (Guimarães 2008). Essa relação pode ter ocorrido por alguns caminhos. O autor pernambucano se referia a suas andanças por alguns países do continente africano como algo que o marcara definitivamente:[11]

11 Como conta Moacir Gadotti, diretor do Instituto Paulo Freire: "Na década de 70, Paulo Freire (1921–97) assessorou vários países da África, recém-libertada da colonização europeia, cooperando na implantação de seus sistemas de ensino pós-coloniais. A sua primeira visita à África foi no final de

Meu primeiro encontro com a África não se deu, porém, com a Guiné-Bissau, mas com a Tanzânia, com a qual me sinto, por vários motivos, estreitamente ligado. Faço esta referência para sublinhar quão importante foi, para mim, pisar pela primeira vez o chão africano e sentir-me nele como quem voltava e não como quem chegava. Na verdade, na medida em que, deixando o aeroporto de Dar es Salaam, há cinco anos passados, em direção ao "campus" da universidade, atravessava a cidade, ela ia se desdobrando ante mim como algo que eu revia e em que me reencontrava. Daquele momento em diante, as mais mínimas coisas – velhas conhecidas – começaram a falar a mim, de mim. (Freire 1978)

Mas antes desse *reencontro*, possivelmente entre os anos de 1965 e 1968, quando vivenciava o exílio no Chile, ele já teria deparado com as ideias de Frantz Fanon. Segundo sugere Guimarães (2008: 106), isso foi no momento em que o educador pernambucano escrevia *Pedagogia do oprimido*, um dos seus livros mais importantes. Para embasar tal afirmação, Guimarães oferece um trecho escrito alguns anos depois pelo próprio Freire sob o título de *Pedagogia da esperança*:

———

1971, como membro do Departamento de Educação do Conselho Mundial de Igrejas, com sede em Genebra, onde ele morava exilado. Ele foi para Zâmbia e Tanzânia onde teve contato com vários grupos engajados em movimentos de libertação e colaborou na Campanha de Alfabetização da Tanzânia, onde conheceu o presidente Julius Nyerere (1922–99), conhecido como 'professor'.[...] Esses e outros países, em processo de descolonização e reconstrução nacional, tinham por base de suas políticas o princípio da autodeterminação, uma filosofia política baseada no resgate da autoconfiança [...] e na valorização da sua cultura e da sua história. Sobre uma dessas experiências, a de Guiné-Bissau, Paulo Freire escreveu uma das suas obras mais importantes: *Cartas à Guiné-Bissau* [...]. Na busca de um novo aprendizado, ele procurou entender a cultura africana pelo contato direto com o seu povo e com seus intelectuais. Mais tarde, esse aprendizado foi por ele reconhecido e relatado na obra que escreveu em parceria com Antonio Faundez, um educador chileno exilado na Suíça: *Por uma pedagogia da pergunta*" (Gadotti 2010: 1).

# 188

> [...] mais tarde, muito mais tarde, li em Sartre (prefácio dos *Os condenados da terra*, de Frantz Fanon) como sendo uma das expressões da "conivência" dos oprimidos com os opressores. [...] Tudo isso os estimulava [os camponeses espanhóis] como a mim me estimulara a leitura de Fanon e de Memmi, feita quando de minhas releituras dos originais da *Pedagogia*. Possivelmente, ao estabelecerem sua convivência com a *Pedagogia do oprimido*, em referência à prática educativa que vinham tendo, devem ter sentido a mesma emoção que me tomou ao me adentrar nos *Condenados da terra* e no *The colonizer and the colonized*. Essa sensação gostosa que nos assalta quando confirmamos a razão de ser da segurança em que nos achamos. (Paulo Freire apud Guimarães 2008: 107)

A sugestão de Guimarães é emblemática porque, segundo a literatura especializada, o período anteriormente descrito é justamente aquele em que Freire rompe relativamente com o nacional--desenvolvimentismo do Iseb em direção a posicionamentos mais radicais que passariam a fundamentar a sua obra. Esse fato sugere não apenas que o pensamento de Fanon estava presente nesse importante momento mas que também pode ter influenciado tal ruptura. De todo modo, esse processo, bem como as suas múltiplas determinações, ainda estão em debate:

> Não afirmamos que Marx, Engels e Gramsci, mais Sartre, Lukács, Amílcar Cabral, entre outros, determinaram a ruptura com posições liberalizantes, nacionalistas e desenvolvimentistas e, certamente, populistas dos anos 50 e 60. Como coloca o próprio autor, ele não foi trabalhar com os grupos populares "por causa de Marx", ao contrário, foi procurar auxílio nos marxismos (não ortodoxos) para compreender esses grupos. (Scocuglia 1999, p. 42)

No mesmo caminho de Guimarães, Martins (2012: 246) toma parte do debate e reclama da ausência de Fanon nessa lista de influências. Para ele, embora Fanon não seja de fato a única referência teórica, a sua presença teria, decerto, exercido grande influência nessa radicalização. Mota Neto (2013), por sua vez, embora visualize em outros elementos o que seria a radicalização do pedagogo, argumenta ser justamente nessa época que ele teria incorporado os temas de Fanon à sua fundamentação teórica. Para ilustrar o argumento, retoma o livro *Educação como prática da liberdade*, em que Freire fala da importância do encontro entre o *intelectual* e as *massas* para a construção de uma real *descolonização*:

> Em *Educação como prática da liberdade*, por exemplo, escrito em 1965, Freire [...] inicia o livro falando de sua opção por "uma sociedade que se 'descolonizasse' cada vez mais. Que cada vez mais cortasse as correntes que a faziam e fazem permanecer como objeto de outras, que lhe são sujeitos" [...]. É nesse contexto que situa sua proposta emancipadora de educação como um instrumento para a "elevação do pensamento das massas", ou como "politização", citando termo utilizado por Frantz Fanon [...] em *Os condenados da terra*. Nesse livro, que sintetiza a primeira fase da produção de Paulo Freire, o colonialismo é visto como uma herança que impedia o desenvolvimento da democracia brasileira. (Mota Neto 2013: 33)

Outro ponto de convergência entre Fanon e Freire é a reflexão sobre a violência. A participação de Paulo Freire nas lutas de libertação em Cabo Verde lhe permitiu chegar a conclusões muito próximas às de Fanon a esse respeito. O colonialismo é, para ambos, um fenômeno violento, e a sua reprodução, seja pelo poder das ideias, seja pelo poder das armas, se dá a partir da negação completa da dimensão humana do colonizado. Nesse momento, a luta contra a violência colonial não poderia se resumir a afirmações abstratas da humanidade do colonizado, e sim se expressar por meio de força material igualmente proporcional. Mas essa reação anticolonial, por mais que fosse violenta – já que não poderia prescindir da violência –, não poderia ser comparada à vio-

# 190

lência perpetrada pelo colonizador, como argumenta o próprio Freire em *Cartas a Guiné-Bissau*, ao relatar o diálogo com um jovem combatente:

> "Certa vez, continuou [dizendo o combatente a Paulo Freire e a sua esposa], ao regressarmos do esconderijo, após um bombardeio, encontramos, no pátio do Internato, três camaradas nossas, duas já mortas, a terceira morrendo, as barrigas abertas. Junto a elas, três fetos varados por baioneta." Não lhe perguntei como tinham chegado à zona libertada os autores daquele crime. Não quis saber se haviam vindo no avião, que depois do bombardeio tivesse descido em um campo qualquer ou se teriam sido soldados de uma patrulha avançada do exército colonialista. Nada disto me interessou naquele instante. Perguntei apenas, mãos crispadas, o que faziam quando conseguiam aprisionar assassinos tão perversos. Tenho a impressão de que o jovem militante percebeu, na tonalidade de minha voz, nas minhas mãos crispadas, na minha face, em mim todo, no olhar de Elza, no seu silêncio que gritava, a revolta imensa que nos assaltava. Com voz sempre mansa e calma, sua resposta foi um ensinamento. "Gente ruim como essa, disse ele, quando pegada, era punida, de acordo com o tribunal popular. A revolução pune mas não tortura. O camarada Cabral falava sempre do respeito que se devia ter ao inimigo. Era uma palavra de ordem do nosso Partido, do PAIGC." Aí está uma diferença radical entre a violência dos opressores e a violência dos oprimidos. A daqueles é exercida para preservar a violência, implícita na exploração, na dominação. A dos últimos, para suprimir a violência, através da transformação revolucionária da realidade que a possibilita. (Freire 1978)

Curioso é que, nesse mesmo livro, no qual o autor relata sua experiência junto ao Comissariado de Educação de Guiné-Bissau, a referência a Fanon apareça justamente quando ele problematiza os empenhos coloniais de "desafricanização" da cultura autóctone e apresenta a proposta de "reafricanização de Amílcar Cabral", importante pensador anticolonial africano, também leitor e continuador de Fanon (Blackey 1974).[12]

O fato é que a leitura fanoniana de Freire, embora não desconheça a existência do racismo em terras tupiniquins, parece estar vinculada a essa matriz terceiro-mundista, mas também isebiana, que opõe o imperialismo e as desigualdades sociais vividas pela periferia à construção da nação – daí a sua operacionalização da noção de "condenados" a partir da classe.

## A VIOLÊNCIA ESTÉTICA DE GLAUBER ROCHA

Também sob a influência das discussões terceiro-mundistas e daquelas propostas pelo Iseb encontra-se o cineasta Glauber Rocha. Por essa geração, que via o país como *culturalmente colonizado*, o cinema nacional era entendido como espaço de uma estética revolucionária que tinha como objetivo superar a *situação colonial*. Essa percepção precisaria ser problematizada no contexto maior do Cinema Novo, como fica nítido na escrita de Paulo Emílio Sales Gomes, um dos principais interlocutores de Rocha: "Não somos europeus nem americanos do norte, mas destituídos de cultura original, nada nos é estrangeiro pois tudo o é. A penosa construção de nós mesmos se desenvolve na dialética rarefeita entre o não ser e o ser outro" (Paulo Emílio Sales Gomes apud Siega 2009: 160).

A discussão sobre a identidade brasileira e latino-americana – ou sobre a ausência delas – não se restringiu aos espaços acadêmi-

---

12 A despeito de sua posição indiscutivelmente humanista e de sua defesa do trato e do respeito às diferenças em sala de aula, não identificamos nessa pesquisa nenhum trabalho de Freire problematizando o racismo no âmbito da educação brasileira, o que seria um ganho inquestionável para o debate. Uma exceção pode ser o artigo de Francisco Junior (2008), mas ele contrasta com o debate existente na literatura a respeito da educação das relações etnorraciais, pois argumenta que as tendências universalistas encontradas em Freire são sinais justamente da presença do antirracismo, e não da ausência deste.

**192**

cos, esteve presente nas preocupações dessa geração que buscou reagir a um tipo de imperialismo cultural promovido pela importação acrítica de modos de ser e pensar pelos meios de comunicação de massa (Simonard 2003). Assim, para essa intelectualidade, o cinema seria um espaço de afirmação do nacional, contraposto ao imperialismo. Em um texto sugestivamente intitulado "Uma situação colonial?", escrito na década de 1960, Paulo Emílio definiu a ocupação do mercado nacional por filmes estrangeiros como expressão de uma *colonização* econômica que se expande para outras áreas da vida social e cultural brasileira; portanto, a descolonização efetiva desse cenário passaria pela busca de autonomia e pela afirmação de uma estética que expressasse genuinamente a cultura brasileira (Xavier 2004; Siega 2009: 160).

Não há consenso na literatura sobre o momento exato em que Glauber Rocha leu Fanon. Os estudos de Ismail Xavier e Antonio Sérgio Alfredo Guimarães a esse respeito apresentam-se mais como um convite a futuras pesquisas do que como uma resolução dos questionamentos levantados. Enquanto o primeiro, no prefácio à edição de 2004 de *Revolução do Cinema Novo*, sugere que "Uma estética da fome", escrito em 1965, é explicitamente influenciado pelo pensamento de Fanon, Guimarães (2008) retoma um trecho do mesmo livro em que Glauber dá a entender que estava atento às "cadeias coloniais de submissão" muito antes de ter entrado em contato com a publicação brasileira de *Os condenados da terra*, em 1968:

> Foi na época de JK, inda na Bahia, que ouvi falar em nacionalismo anti/Ufânico. Entrando jovem no Itamaraty, Arnaldo Carrilho levou a Paixão do *cinema novo* pros Festivais Internacionais /era o que Brazyl precisava pra se descolonizar culturalmente no mundo.
>
> Dialeticamente uma prioridade era o desenvolvimento dos mercados internos (economia/cultura) mas antes de chegar às minhas mãos por indicação do teatrólogo Antônio Pedro *Os condenados da terra* de Frantz Fanon já o sopro de Jorjamado nos lançava, antes do

Modernismo pra romper as cadeias da submissão ideológica, núcleo do complexo de inferioridade colonial, nostro câncer, principal arma dos invasores. (Glauber Rocha apud Guimarães 2008: 108)

Mas, em seguida, Guimarães reconhece, a despeito de sua hipótese de que Glauber havia tomado conhecimento de Fanon apenas em 1968: "Ismail Xavier tem razão: em Glauber, Fanon parece viver inteiro e não pela metade, ser um pensamento e não apenas um nome" (Guimarães 2008: 108). O fato é que a estética proposta por Glauber Rocha já em 1965 – ou seja, antes da publicação brasileira de *Os condenados da terra* – vem ao encontro de muitas das preocupações oferecidas pelo Fanon terceiro-mundista, em sua busca, como cineasta, por confrontar as visões internacionalmente hegemônicas a respeito do Terceiro Mundo e do Brasil, em particular.

Em Glauber Rocha, o dilema colocado por Fanon, da imagem do colonizado produzida a partir daquilo que o colonizador pretende negar em si, é retomado com toda a força (Simonard 2003). Segundo Roberto Schwarz (apud Siega 2009: 161), o objetivo da *Estética da fome*, de Glauber Rocha, e do conjunto do Cinema Novo era questionar, *na* Europa, a validade do ponto de vista europeu sobre a arte do Terceiro Mundo, pois, como argumenta Paula Siega, importante estudiosa da obra de Rocha:

> O "espelho da civilização" deixa de ser fonte de angústia porque o artista cessa de debruçar-se nele, seguro de uma identidade que não pode ser buscada no modelo do outro. Com *A estética da fome*, finalmente, os limites nacionais da discussão *sobre* a colonização cultural são transpostos para transformá-la em debate *com* o colonizador, onde este é convidado a adotar o ponto de vista do colonizado, e não o contrário. (Siega 2009: 161)

É possível arriscar dizer que essa proposta estética configurou-se como uma *nova política de representação* (Hall 1988), que não apenas inverteu o olhar distorcido do outro sobre si mas também o transfigurou, de forma a expor seu caráter desumanizador. Esse empreendimento foi levado a cabo por meio de uma releitura antropofágica da tradição cinematográfica internacional sob a referência da tradição literária brasileira, mas de forma que a própria visão desse pretenso sujeito nacional sobre si fosse subversivamente transfigurada (Xavier 2004: 21). O foco no pretensamente *selvagem* e *natural* dá lugar às paisagens sertanejas sobre as quais o cangaço é figurado como exemplo de rebeldia contra as representações estabelecidas a respeito dos colonizados, como descreveu o próprio Glauber Rocha: "enquanto a América Latina lamenta suas misérias gerais, o interlocutor estrangeiro cultiva o sabor desta miséria, não como sintoma trágico, mas apenas como dado formal em seu campo de interesse". Para ele, "nem o latino comunica sua verdadeira miséria ao homem civilizado nem o homem civilizado compreende verdadeiramente a miséria do latino" (Glauber Rocha apud Siega 2009: 168).

Concordando com Paula Siega, é possível afirmar que essa posição do cineasta está diretamente ligada à influência de *Os condenados da terra*, de Fanon, e da *Geografia da fome*, de Josué de Castro, em um movimento que substitui as palavras "colonizador" e "colonizado" por "civilizado" e "latino", "onde a última é, ao mesmo tempo, consequência e possiblidade de superação da primeira" (Siega 2009: 168). Curioso é que a tese de Glauber Rocha, apresentada no início dos anos 1960 – *Estética da fome* –, seria traduzida em 1965 pela revista italiana *Cinema 60* sob o título *L'estetica della violenza*, com o intuito de destacar a opção do cineasta pela revolução, ao lado de Che Guevara e Frantz Fanon, visivelmente presentes no texto:

> Do *cinema novo*: uma estética da violência antes de ser primitiva é revolucionária, eis aí o ponto inicial para que o colonizador compreenda a existência do colonizado; somente conscientizando sua possibilidade única, a *violência*, o colonizador pode compreender, pelo horror, a força da cultura que ele explora. Enquanto não ergue

as armas o colonizado é um escravo: foi preciso um primeiro policial morto para que o francês percebesse um argelino. (Glauber Rocha apud Siega 2009: 172)

Glauber Rocha identificava na violência estética as possibilidades de superar a alienação e as contradições para atingir "uma lucidez revolucionária" (Glauber Rocha apud Araujo 2011). Para tal, a violência não deveria ser folclorizada nem glamourizada, mas utilizada de forma que o espectador seja confrontado por sensações insuportáveis que destruam a sua passividade diante da miséria humana, convocando-o, como em Fanon, para a luta pela liberdade (Araujo 2011; Simonard 2003). Em uma carta que o cineasta escreveu em 1969 para um produtor de cinema durante as gravações de *O leão de sete cabeças*, propondo a realização de outro filme sobre a América Latina, vemos como se torna visível a forma como o cineasta articulava o seu projeto de violência estética:

Tenho um projeto que acho extraordinário e que penso poder fazer por 200 mil dólares: é um filme que se chama *America nuestra* que quero rodar no Peru ou Bolívia ou no México. Desde *Deus e o Diabo* quero fazer esse filme e nunca falei desse filme com um produtor. Queria propô-lo para teu programa. É um filme muito ambicioso, pois deve ser um grande épico sobre a América Latina: a) a destruição das civilizações índias pelos espanhóis; b) a formação de uma nova civilização pseudo-democrática colonizada pelo imperialismo e que acaba sob as ditaduras militares; c) as lutas de libertação políticas com todas as contradições atuais. O filme é dividido em três episódios dramáticos e o narrador é um aventureiro, Gaúcho, que está presente em todos os lugares e em todas as épocas e que poderia ser o espírito legendário de Che. Para mim, o filme seria *Deus e o Diabo* multiplicado por *Terra em transe*. Tenho certeza que é o filme mais importante que eu poderia fazer. Mas fico sempre muito tímido para propor esse filme... Se você acha interessante, me escreva e eu lhe enviarei um argumento que já está escrito. Mas não fale desse projeto com ninguém!!! (Rocha 1997)

# 196

O contexto político da época, no qual Fanon se destacava como exemplo de violência revolucionária, pode ser uma chave importante para o entendimento do trabalho de Rocha, como insiste Araujo ao analisar as suas diversas influências teóricas: "é a obra *Os condenados da terra*, de Frantz Fanon [...], que irá aprofundar a dinâmica da colonização, trazendo a tese da violência como unificadora do povo, além de uma questão totalizante e nacional" (Araujo 2011: 4). Essa posição é facilmente identificável em *O leão de sete cabeças* e em *Cabeças cortadas*, ambos de 1970. No primeiro filme, gravado no Congo no ano anterior, o cineasta constrói uma narrativa que se aproxima muito da proposta fanoniana ao evocar a violência colonial em suas mais diversas expressões – inclusive a sexual, mediante tomadas que relembram as descrições gilberto-freyrianas – e que tem como desfecho, em contraposição antitética ao cenário figurado, a chamada à violência revolucionária (Araujo 2011: 6).

## TERIA FLORESTAN FERNANDES SE INSPIRADO EM FANON?

No ano de 1976, o renomado sociólogo paulista Florestan Fernandes escreveu uma carta ao também sociólogo Renato Ortiz solicitando-lhe a organização de um livro de Fanon para a famosa coleção Grandes Cientistas Sociais. O trecho a seguir, escrito por Ortiz – além de evidenciar o compromisso antirracista de Fernandes, expresso na insistência ao incentivo de um pesquisador que supunha ser negro –, revela o apreço de Fernandes pelo pensamento de Fanon:

> Quando retornei da França em 1976, estabeleci contato com Florestan Fernandes. Pareceu-me na época algo "natural" visto que tinha terminado minha tese de doutoramento com Roger Bastide. Enviei-lhe um exemplar em francês de "La Mort Blanche du Sorcier Noir" e algum tempo depois ele contatou-me para elaborar dois livros para a Cole-

ção Grandes Cientistas Sociais que dirigia para a editora Ática. Frantz Fanon e Georges Balandier. Foi quando o encontrei pela primeira vez em São Paulo. Para minha surpresa, Florestan acreditava que eu era negro, percebi o motivo de sua insistência para que eu aceitasse o convite sobre Fanon. Conversamos e terminei convencendo-o a substituir o nome de Balandier pelo de Pierre Bourdieu, autor ainda pouco conhecido no contexto brasileiro. Comecei por Bourdieu e terminada a tarefa dediquei-me ao pensamento de Fanon. Em 1979, durante uma breve estadia na The City University em Nova Iorque, viajei a Paris e pude consultar nas bibliotecas uma série de artigos pouco conhecidos do autor. Fiz uma seleção de textos, muitos inéditos para o leitor brasileiro, escrevi uma longa introdução, mas o destino do livro foi o esquecimento. Os problemas editoriais da Ática não permitiram que fosse publicado. (Ortiz [1995] 2014: 425–26)

É óbvio que a essa altura Florestan já conhecia Fanon, pois, como se sabe, a primeira tradução brasileira de *Os condenados da terra* fora publicada em 1968 pela editora Civilização Brasileira, coordenada por ele.[13] Mas a sua "insistência" em divulgar o trabalho do martinicano na década seguinte oferece boas pistas sobre a relevância desse trabalho aos olhos do sociólogo, como é possível ler em outra carta, escrita por Renato Ortiz em 1978: "Por causa de sua insistência, andei lendo Fanon durante as férias. Gostaria de obter novos livros, mas você tem razão quando fala que seria importante abordar o problema da antropologia da colonização" (Renato Ortiz apud Borda 2014: 30). A grande pergunta que emerge daí, levantada originalmente pelo célebre e já mencionado artigo de Antonio Sérgio Alfredo Guimarães (2008), é: ainda que Florestan conhecesse e respeitasse o trabalho de Fanon desde a década de 1960, seria possível estabelecer alguma relação teórica entre eles?

---

**13** Infelizmente, o livro foi rapidamente retirado de circulação pela ditadura militar (Guimarães 2008).

**198**

Essa pergunta já foi objeto de alguns estudos sociológicos que merecem menção aqui. Aristeu Portela Júnior (2012) sugere que a opção de Florestan "pelos de baixo", presente em toda a sua obra, ressoa a *opção pelos condenados da terra*, proposta por Fanon. Para ele, isso é algo que está presente desde o início da carreira do sociólogo, "refletindo-se seja na escolha dos seus 'sujeitos de pesquisa' […] seja no seu envolvimento nos debates políticos prementes da sociedade brasileira" (Portela Júnior 2012: 11). Já Erik Borda identifica os "ecos de Fanon" nos "impactos subjetivos do preconceito racial" (2014: 24), presentes nos textos de Florestan Fernandes e no posterior interesse desse autor em divulgar a obra de Fanon no Brasil. Em relação ao primeiro ponto, Borda (2014: 27) argumenta que "as pesquisas no acervo Florestan revelam um intelectual familiarizado e interessado com alguns dos debates do que hoje se chama 'pós-colonialismo'", fato que iria ao encontro da ruptura representada pela obra de Fanon – a saber, a introdução da subjetividade no debate das relações raciais – a partir da década de 1950, momento crucial para a produção de Florestan sobre o tema.

Essas sugestões são interessantes porque remontam ao contexto transnacional de diálogos e indagações que aproxima Frantz Fanon, Florestan Fernandes, Guerreiro Ramos, Oracy Nogueira e Virgínia Bicudo a partir de temas como o preconceito, a experiência e a subjetividade. Como mostra a pesquisa de Borda no acervo Florestan Fernandes da UFSCar, o exemplar de *Os condenados da terra* que ele possuía à época era o da edição inglesa de 1968. É interessante notar que Borda também encontra entre os livros de Florestan uma edição de *Pele negra, máscaras brancas* traduzida para o inglês no mesmo ano pela mesma editora – Grove Press –, mas o que lhe parece mais provável é que Florestan tenha adquirido tais edições durante seu exílio nos Estados Unidos, para onde foi em 1969 (Borda 2014: 28).

A pergunta de Guimarães (2008) a respeito das possíveis influências fanonianas de Florestan foi explorada com mais profundidade na tese que deu origem à presente publicação (Faustino 2015) e, posteriormente, foi retomada pelo filósofo e neto de

Florestan, Paulo Henrique Fernandes Silveira.[14] De acordo com Silveira (2019), "Florestan retoma a linha de argumentação de Fanon e de outros autores marxistas" para denunciar a violência institucionalizada como forma de coibir possíveis mudanças sociais. Como evidência de sua tese, menciona a aula "Nos marcos da violência", ministrada por Florestan na Pontifícia Universidade Católica de São Paulo (PUC-SP) em 30 de junho 1980 (e publicada em 1982 no livro *A ditadura em questão*), mesmo período em que o autor insistia com Ortiz na publicação de Fanon.

Na referida aula, dedicada à explicitação da violência própria à dominação de classe nas sociedades de capitalismo periférico, Florestan dá especial atenção ao preconceito e à discriminação racial no Brasil, relacionando-os às suas raízes coloniais e escravocratas. Para ele, o famoso "preconceito de não ter preconceito" é uma forma exacerbada de autodefesa coletiva do código moral e do sistema de valores dos estratos sociais dominantes, negando ideologicamente, para si, a violência colonial. Ao mesmo tempo, enfatiza, esse escamoteamento é, ele mesmo, uma forma de violência elementar subjacente às relações escravistas brasileiras e, sobretudo, aos seus reflexos na sociedade de classe (Fernandes 2008). Chama a atenção, no entanto, a maneira pela qual analisa tanto a violência do capitalismo nas sociedades de matriz colonial como as possibilidades de fazer frente a ela:

A *violência crua*, que perturba toda a sociedade e se manifesta principalmente por meio de uma onda crescente de crimes de diversas proporções e naturezas, alcança uma difusão e uma visibilidade inimagináveis. Fala-se em "sensacionalismo". No entanto, o que está em jogo não é o "comércio" de notícias escandalosas ou ásperas; nem seria a impotência do regime ditatorial para lidar com essa "propagação geométrica" dos crimes (como evidência direta do desespero, da fome e da falta de saída

---

**14** A quem agradeço a gentileza de apresentar novas fontes historiográficas e sociológicas a respeito do tema aqui enfrentado.

dos miseráveis da terra [*miserables de la tierra*]). Por mais que se misturem todas as razões, o crescimento e a concentração massiva da violência orgânica, nos aparelhos de Estado e nas instituições de dominação direta de classe, estabelecem novos mínimos para a violência inorgânica e destrutiva. (Fernandes 2008: 186; grifo do original)

Não é possível estabelecer, com precisão, o porquê do emprego da palavra "miseráveis" em vez de "condenados" – como na tradução hispânica de *Les Damnés de la terre* – no trecho selecionado e nem se ela, de fato, remete ao livro de Fanon. No entanto, todo o artigo demonstra ser um diálogo explícito com os temas presentes no primeiro capítulo de *Os condenados da terra*. Nas palavras de Fernandes, se a violência é "incorporada aos princípios daqueles a quem é atribuída a responsabilidade de defender a ordem, a moralidade ou a religião e todo um padrão de civilização, é objetivada como um direito natural" (Fernandes 2008: 153) e, portanto, há a perda de legitimidade da contraviolência, organizada pelas classes subalternizadas em resposta a essa violência primordial. Em uma linha muito próxima daquilo que se lia em *Os condenados da terra*, toda a argumentação de Fernandes se volta à legitimação, sobretudo na periferia do capitalismo, onde a violência é mais intensa, do direito de a classe trabalhadora praticar a "contraviolência revolucionária" (Fernandes 2008: 173).

Outros aspectos que aproximam os autores têm a ver com a tematização das particularidades do capitalismo em sua periferia e, sobretudo, com as contradições sociais que emergem a partir da colonização. A existência de um ambiente intelectual fortemente influenciado pelo debate francês, como foi o de Florestan – em que Hegel, Balandier, Memmi, Sartre e Marx eram autores de cabeceira –,[15] e a recorrência, na produção teórica brasileira dessa

---

15 Refiro-me especificamente às fontes teóricas europeias que foram comuns a importantes pensadores brasileiros das décadas de 1950 e 1960 no Brasil, tal como descrito por Ortiz ([1985] 2012).

época, de termos como "colonialismo", "alienação", "descoloniza-ção", entre outros, são importantes evidências dessa aproximação.

No prefácio que escreve em 1976 ao seu livro *Circuito fechado*, em consonância com a já mencionada opção pelos "condenados da terra" (Portela Júnior 2012), Florestan problematiza as estruturas "herda-das" da era colonial ou da escravidão, identificando no negro – "o elo mais frágil e o polo mais explorado de uma sociedade de alta concentração de riqueza, de poder e de prestígio social" – o "marco de referência da *ruptura para frente*" (Fernandes 1979: 4; grifo do ori-ginal). Além disso, em sua crítica à razão dualista que antagoniza de forma simplista o *dentro* e o *fora*, analisa essa "herança" colonial – no seu caso, sempre entre aspas – como algo que é atualizado por novas necessidades de acumulação capitalista que visam à manutenção dos mais diversos privilégios, expressando, assim, formas de colonização que transcendem temporalmente o período oficial do colonialismo latino-americano e brasileiro:

> A complexidade dessa situação histórica sugere que não nos devemos contentar com a superficial hipótese do "colonialismo interno". Não nos defrontamos com algo tão simples. Porém, com uma história que se recompõe, simultaneamente *a partir de dentro* (pela dominação burguesa) e a *partir de fora* (pela dominação imperialista), produzindo, constantemente, novos modelos de desenvolvimento capitalista que exigem a conciliação do arcaico, do moderno e do ultramoderno, ou seja, a articulação das antigas "estruturas coloniais" bem visíveis a novas "estruturas coloniais" disfarçadas. A existência de um Estado nacional independente apenas complica esse processo. Porque ele supõe a existência de *uma vontade nacional* pela qual a dominação de classe significa, sempre, esses dois florescimentos concomitantes ao capitalismo da periferia. [...] É preciso desmistificar esse processo, desvendando o *quantum* de descolonização que não pode ser feito simplesmente porque se restringe ou se torna impossível uma partici-pação popular revolucionária das estruturas de poder da Nação e do Estado. (Fernandes 1979: 5; grifos do original)

# 202

Esse trecho, que parece ter antecipado em décadas o chamado giro decolonial em sua diferença entre *colonialismo* e *colonialidade* (Castro-Gómez e Grosfoguel 2007; Grosfoguel 2008; Mignolo 2000, 2003, 2013), é muito próximo do que Fanon discutia em *Os condenados da terra*, em 1961. Como se sabe, a hipótese do colonialismo interno, citada pelo autor, remete ao Congresso dos Povos do Oriente, realizado em Baku no ano de 1920, no âmbito da Terceira Internacional Comunista de Lênin. Nessa ocasião, veio à tona no debate marxista-leninista a chamada "questão nacional", ou seja, a necessidade de considerar, nas lutas nacionais no interior da luta de classes, parcerias táticas ou estratégicas com as burguesias nacionais oprimidas pelo imperialismo internacional (Casanova 2007). Esse debate seguiu bastante acirrado no movimento comunista internacional, na medida em que esbarrou sempre na dificuldade de convergência entre "revolução socialista" e "revolução nacional", mas explica bastante – e, inclusive, justifica – a posição da União Soviética, e até mesmo do movimento comunista como um todo, diante das lutas de libertação na Ásia e na África.

No caso de Frantz Fanon e Florestan Fernandes, o pessimismo com as debilidades da "revolução burguesa" nos países colonizados sugere uma divergência em relação às clássicas posições defendidas pelos partidos comunistas, como é possível ler neste diagnóstico pessimista em relação às burguesias nacionais africanas:

> A fraqueza clássica, quase congênita, da consciência nacional dos países subdesenvolvidos não é apenas a consequência da mutilação do homem colonizado pelo regime colonial. Ela é também o resultado da preguiça da burguesia nacional, da sua indigência, da formação profundamente cosmopolita do seu espírito. A burguesia nacional que toma o poder no fim do regime colonial é uma burguesia subdesenvolvida. Seu poder econômico é quase nulo, e de qualquer forma, sem medida comum com o da burguesia metropolitana, que ela pretende substituir. (Fanon 2010: 176)

**203**

Nos termos de Florestan, é o caráter retardatário da revolução burguesa na periferia do capitalismo que leva a sociedade como um todo a um circuito fechado ao desenvolvimento verdadeiramente democrático e social, em que o Estado (elitista) é antagônico à Nação e ao Povo, em nome da "autodefesa do privilégio pela violência sistemática, organizada, institucionalizada e 'legitimada' através do poder concentrado", de forma a reproduzir-se perenemente no futuro da mesma forma que se reproduziu no passado (Fernandes 1979: 5). As raízes econômicas e sociais desse circuito fechado – ou, pelo menos, as forças voltadas ao seu fechamento – permitem que a "eclosão modernizadora" apenas se efetive a partir da manutenção e da atualização do mundo colonial:

> As *economias exportadoras* de "gêneros coloniais ou de produtos tropicais" não só nasceram profundamente especializadas: essa especialização foi imposta pelas antigas metrópoles e, embora mantida pelo mercado mundial da emancipação nacional, nunca deixou de ser uma *especialização colonial* propriamente dita. Daí temos um paradoxo: a emancipação nacional condiciona e se alimenta da preservação de estruturas e dinamismos coloniais, que não poderiam ser destruídos sem criar impossibilidades quer para a eclosão modernizadora, quer para a expansão inicial de um mercado especificamente moderno e do capitalismo comercial que ele implicava, quer para a consolidação de uma economia urbano-comercial capitalista nas cidades e sua irradiação para o campo. As pressões para manter formas de produção e estruturas coloniais vinham, pois, simultaneamente, "a partir de dentro" (dos grupos dominantes na economia e na sociedade) e "a partir de fora" (da expansão dos países industriais e dos dinamismos do mercado mundial). (Fernandes 1979: 13; grifos do original)

A chave para entender o circuito fechado é, portanto, esse processo de *descolonização interrompida* a que a periferia capitalista está submetida, como continua o autor:

**204**

> No conjunto, a colonização formava, aí, a realidade-matriz, profunda e duradoura; a descolonização surgia, com frequência, como uma realidade recente, oscilante e superficial, incapaz de gerar, por si própria, as forças de autodestruição do "mundo colonial" persistente ou de autopropulsão do "desenvolvimento capitalista moderno" incipiente. Portanto, atrás de uma aparente ebulição capitalista, deparamos com estruturas coloniais que se *fixam* no mundo capitalista emergente através de amálgamas e composições que irão revelar duração secular ou semissecular, o que as converte no "outro lado necessário" do capitalismo da periferia da Europa da revolução burguesa e do nascente capitalismo industrial. (Fernandes 1979: 13; grifo do original)

Em um caminho muito próximo desse, mas ciente de estar diante não de uma colonização comercial, e sim de uma colonização imperial-monopolista, além de que se tratava de uma independência realizada mais de um século depois das independências americanas, Fanon já teria avisado sobre os riscos dessa *descolonização interrompida*, caso não se evitasse uma *razão dualista*, cega às contradições internas à colônia e ao caráter retardatário do capitalismo de caráter colonial:

> [...] a burguesia nacional não para de exigir a nacionalização da economia e dos setores comerciais. É que, para ela, nacionalizar não significa pôr a totalidade da economia a serviço da nação, decidir satisfazer todas as necessidades da nação. Para ela, nacionalizar não significa ordenar o Estado em função de relações sociais novas, cuja eclosão se decida facilitar. Nacionalização, para ela, significa, muito exatamente, transferência para os autóctones dos privilégios herdados do período colonial. [...] a burguesia nacional descobre que tem a missão histórica de servir de intermediário. Como se vê, não se trata de uma vocação para transformar a nação, mas, prosaicamente, de servir de cadeia de transmissão para um capitalismo obrigado à camuflagem e que se cobre hoje com uma máscara neocolonialista. (Fanon [1961] 2010: 179–80)

A referência ao livro *Circuito fechado* nos é bastante cara, porque ele se localiza em um momento importante da produção de Florestan, quando já havia substituído a sua antiga *hipótese da demora cultural* – expressa por um desequilíbrio ou por uma *disnomia* no ritmo das mudanças culturais e institucionais em razão da incapacidade de os governantes atenderem às reais necessidades das massas no Brasil – pela hipótese do *dilema social brasileiro*. Esta é central para o entendimento do repertório de preocupações sob o qual foi escrito *A integração do negro na sociedade de classes*, em 1964, pois, nessa obra, antes da exposição do "dilema racial brasileiro",[16] encontra-se a tensão entre uma crescente centralidade do caráter específico da revolução burguesa em condições de dependência e a sua impossibilidade de absorver socialmente as relações raciais (Liedke Filho 2005).

Em uma entrevista concedida em 1980 ao jornal *Em tempo*, republicada, posteriormente, em *O significado do protesto negro* (1989), Florestan oferece novamente um indício de que está plenamente sintonizado com algumas ideias de Fanon. Ao refletir sobre o potencial de mobilização política da população negra em conjunto com as demais frações de classes exploradas na sociedade brasileira, o autor não apenas remonta a um dos temas mais comentados de *Os condenados da terra*, como parece referir-se a uma tradução possível de *damnés* para o português: O uso da violência pelas classes privilegiadas no Brasil sempre teve o objetivo de implantar o medo, o temor nas massas destituídas da população e isso foi particularmente intenso com relação ao negro por causa da escravidão. A escravidão institucionalizou todas as formas mais brutais de repressão e opressão que se poderia imaginar, de modo que o negro sofreu a violência intrínseca da sociedade da maneira mais intensa e prolongada que qualquer outro

---

16 Título da segunda seção do capítulo III, "O problema do negro na sociedade de classes", do segundo volume de *A integração do negro na sociedade de classes*.

setor da população brasileira. Porém, é típico que grupos e classes do‑
minadas acabem descobrindo dentro de si a capacidade de lidar com
o medo e então pode ocorrer que os chamados *"malditos da terra"*
voltem a violência contra os seus opressores. (Fernandes 1989: 71;
grifo meu)

Diante desses indícios, não se podem negar as evidentes similari‑
dades de temas e preocupações de ambos os pensadores. Novas
pesquisas poderiam ajudar a responder, por exemplo, se a inte‑
riorização subjetiva das *máscaras brancas* – para fazer justiça às
hipóteses de Borda (2014) – tem algum peso na *capitulação pas‑
siva* do negro diante das *barreiras de cor* postas pelo *mundo dos
brancos* (Fernandes 2007)[17] e se essas barreiras fixam o negro nas
dimensões infernais da racialização (Fanon [1952] 2020) ou são
apenas dimensões de um mero *preconceito de cor* próprio de uma
sociedade que não se modernizou. Por um caminho ou por outro,
a aproximação entre as duas obras parece prometer discussões
bastante frutíferas para as ciências sociais.

## AUTENTICIDADE E NAÇÃO EM RENATO ORTIZ

Não se sabe bem quando Renato Ortiz conheceu Fanon. Segundo
conta o autor (Ortiz [1995] 2014), em 1976 Florestan sugere que
ele organize uma coletânea de textos de Fanon para a coleção
Grandes Cientistas Sociais. No entanto, como informa em sua res‑

---

**17** Em seu clássico *A integração do negro na sociedade de classes*, Fernandes
nomeia a assimilação dos valores dominantes – entre eles, o próprio mito da
democracia racial – no seio das ideologias negras de contestação, como é o
caso da Frente Negra Brasileira, como capitulação passiva. Posteriormente,
faz uma autocrítica em relação a essa afirmação e propõe pensar as práticas
e ideologias associativas negras no Brasil, ao contrário, como rebeldia ativa
(Fernandes 1979), em sua ruptura com a capitulação dos valores dominantes
no Brasil (Fernandes 2007).

posta à solicitação de Florestan Fernandes, escrita em agosto de 1977: "conheço muito pouco a obra de Frantz Fanon" e "praticamente não tenho nenhum acesso aos seus textos" (Renato Ortiz apud Borda 2014: 30). É apenas em fevereiro de 1978, segundo informam as cartas, que Ortiz declara ter lido Fanon e o estudado com afinco durante as férias (Renato Ortiz apud Borda 2014).

O fato é que esse estudo parece ter marcado decisivamente a produção de Ortiz. O livro *Cultura brasileira e identidade nacional*, publicado pela primeira vez em 1985, é emblemático. Nele, Ortiz retoma o tema da "cultura brasileira" e da "identidade nacional" de modo a elucidar como o debate sobre raça, cultura e identidade problematizou e, ao mesmo tempo, refletiu os contextos particulares de surgimento e consolidação das ciências sociais brasileiras. Interessante é que, no texto, Fanon é chamado ao debate para explicar o ponto alto da ruptura intelectual com o pensamento conservador até então vigente. Para ele, enquanto Sílvio Romero e Gilberto Freyre apontavam para essa ruptura ao substituir a raça pela cultura, os intelectuais do Iseb rejeitavam a sua perspectiva antropológica da aculturação para colocar o debate cultural em outros termos, de caráter filosófico e sociológico, por exemplo. Apoiando-se em uma perspectiva hegeliana de cunho francês, a cultura agora será entendida como um vir a ser que objetiva o espírito humano (Ortiz [1985] 2012).

Segundo Ortiz, Fanon é a chave para entender esse processo porque, em primeiro lugar, se aproxima do Iseb em suas influências de autores como Hegel, o jovem Marx, Sartre e Balandier, lidos sob o nacionalismo da conferência de Bandung. Em segundo lugar, porque tanto Fanon como os pensadores do Iseb estariam preocupados com a centralidade da *cultura nacional* para a luta contra o colonialismo. Em relação à primeira aproximação, como já vimos no início desta seção, Ortiz ([1985] 2012) alerta que ela não significa a influência de um sobre o outro, e sim a constatação de problemáticas comuns. Para ele, Fanon e os isebianos teriam se inspirado em um debate de matriz francesa que identificava no Hegel da *Fenomenologia do espírito* as prerrogativas para pensar a alienação como metáfora da dominação social. Todos eles – Fanon pela via revolucionária, o Iseb pela via reformista – expressariam o outro lado dessa dominação, ou seja, neles o colonizado apareceria como sujeito capaz de superar a dominação colonial. Entretanto, para eles, diferentemente do que diziam os inspiradores europeus, como Sartre e Balandier, a superação colonialista somente poderia ser pensada quando associada a movimentos nacionalistas concretos, aos quais os teóricos estariam vinculados organicamente.

Cabe enfatizar que, para Ortiz, o principal aspecto de articulação entre Fanon e o Iseb é a ideia de nação. E, com essa afirmação, deixa transparecer a própria posição a respeito do tema:

> Não resta dúvida de que, ao se pensar a questão nacional, tem-se que as diferenças de classe são subsumidas a uma totalidade que as transcende. Esta é por sinal uma discussão que já está bastante documentada, no que diz respeito à II Internacional, nos debates entre Kautsky e Otto Bauer, e que se prolongam até o advento da III Internacional. O que gostaria, porém, de sublinhar é que, da mesma forma que os isebianos, Fanon não crê que a análise marxista dê conta da situação colonial. Sua perspectiva não deixa, porém, de ser revolucionária a ponto de ele exaltar a violência como poucos escritores o fizeram na literatura política mundial. Isto significa que as ideias são equacionadas no interior das histórias concretas dos povos. Eu diria que o reformismo do Iseb não se deve tanto a se pensar a questão nacional em oposição à luta de classes, mas de pensá-la a partir de uma determinada posição social no interior da história brasileira. O que para alguns era utopia revolucionária, torna-se para outros programa de modernização. (Ortiz [1985] 2012: 66–67)

O nacional seria a base para se apreender a situação histórica concreta e, ao mesmo tempo, o elemento que viabilizaria uma identidade *autêntica* que se contrapusesse ao colonialismo. Essa *autenticidade nacional*, segundo defende Ortiz, não seria, nem para Fanon nem para os isebianos, um dado *a priori* da realidade; pelo contrário, poderia ser descrita como um processo de identificação social que se conquista ao longo da luta contra o colonialismo, como argumenta:

> Dentro deste quadro internacional os conceitos permitem aos povos do mundo periférico tomarem uma posição ofensiva no interior de um *world system* que se estrutura a partir dos países centrais. Tanto Fanon como os isebianos enfrentam situações semelhantes e encarnam respostas em relação a este quadro de dominação internacional. A busca da autenticidade, de uma consciência crítica e independente atestam, como já tínhamos destacado, a necessidade de se elaborar uma identidade que se contraponha ao polo dominador. A teoria é, neste caso, uma linguagem que procura dar conta dessa realidade. (Ortiz [1985] 2012: 66)

Tal posição parece ser emblemática desse tipo de apropriação brasileira das reflexões de Fanon por meio de *Os condenados da terra*, pois se ampara não na desconstrução de identidades, mas, ao contrário, na consolidação daquelas identidades voltadas à mobilização política e social contra os problemas sociais eleitos como prioritários. Apesar dessas aproximações, Ortiz visualiza algumas diferenças teóricas entre os dois grupos de autores – que também parecem expressar a posição do autor em relação a Fanon. Enquanto o *projeto nacional* fanoniano se voltaria para o futuro como utopia revolucionária, em que a burguesia teria de negar a si mesma como classe em benefício do gênero humano, no Iseb o projeto se voltaria para o presente como programa ideológico desenvolvimentista a ser comandado pela burguesia progressista:

> Para Fanon a nação não é somente uma realidade sociológica, o Estado argelino, mas sobretudo uma utopia. O projeto nacional revela uma nova ontologia do homem, e por isso se situa simultaneamente

no presente e no futuro. O presente é a luta anticolonialista que se abre para um ponto incerto que faz do projeto revolucionário uma busca incessante, um movimento.

[...] Os intelectuais do Iseb falam a partir de uma outra realidade política e social. A nação brasileira não é algo que se encontra situado no futuro, pelo contrário, a existência de uma sociedade civil atesta que ela é uma realidade presente, mas que não se encontra ainda plenamente desenvolvida. Ao mito-utopia de Fanon eles contrapõem um programa de desenvolvimento. A utopia, como diz Bloch, transcende o real e o apreende como ponto futuro, de uma certa forma ela é sempre um "projeto" (no sentido sartreano) inacabado. O programa nos remete para o presente, para a ideologia. (Ortiz [1985] 2012: 64–65)

Dada essa diferença, Ortiz se posiciona com o Iseb na crítica a Fanon, já que o segundo, para ele, desprezaria o papel da burguesia nacional:

Insatisfeito com os rumos que começam a tomar os movimentos nacionalistas africanos, Fanon procura entender o porquê deste hiato entre o projeto de libertação nacional e uma realidade africana pontilhada por lutas tribais e a emergência de uma burguesia local. Incapaz de apreender corretamente esta nova situação, ele chega inclusive a afirmar em suas críticas que "a vocação de uma burguesia nacional seria de se negar enquanto burguesia, de se negar enquanto instrumento do capital para se tornar totalmente escrava do capital revolucionário que constitui o povo". O que é evidentemente um contrassenso. (Ortiz [1985] 2012: 64)

O ponto que mais chama a atenção nessa configuração é a percepção de Ortiz da alienação como inautenticidade e da identidade como autenticidade social, estimulada como contraponto ao colonialismo. Nessa seara, elenca importantes pensadores brasileiros como Roland Corbisier, Paulo Freire, Augusto Boal, Gianfrancesco Guarnieri, Paulo Emílio Sales Gomes, Glauber Rocha, Darcy Ribeiro e Nelson Werneck Sodré.

Em outro texto, publicado em 2006 pela *Revista Brasileira de Ciências Sociais*, o autor retoma o debate, dessa vez comparando Fanon a Gramsci e às suas preocupações com a ideologia e a nação. Entretanto, ao diferenciar Fanon do comunista italiano, identifica-o, novamente, ao modo francês de articular a perspectiva hegeliana da alienação como o núcleo teórico que orientou as reflexões tanto de Fanon como do Iseb sobre autenticidade:

> Gramsci distancia-se também de uma interpretação francesa da obra de Hegel, que influenciou Frantz Fanon e os intelectuais isebianos no Brasil. Fruto de uma leitura da dialética do senhor e do escravo, dos *Manuscritos filosóficos de Marx*, mesclada com o existencialismo de Sartre, essa concepção partia do conceito de alienação para compreender as questões de sua época – o colonialismo e a dependência dos países do Terceiro Mundo [...]. Tanto Fanon como os isebianos partem de um núcleo de categorias para entender a questão nacional: "Ser nacional", "autenticidade", "desalienação da consciência". (Ortiz 2006: 100)

Esse debate também é parte de "Frantz Fanon: um itinerário político e intelectual". O texto – publicado pela primeira vez pela revista *Ideias*, em 1995, e depois republicado, em 2014, pela revista *Contemporânea* – é aquele em que o autor objetivava introduzir o pensamento de Fanon ao público brasileiro no contexto da coleção Grandes Cientistas Sociais. Nesse escrito, fiel ao estilo teórico biográfico de Renate Zahar (1974), Ortiz retoma o itinerário político de Fanon para explicitar as suas relações com as esquerdas marxista e existencialista francesas, assim como as leituras de Hegel oferecidas por essas vertentes e assumidas por Fanon. Ao refletir sobre o núcleo da proposição fanoniana, Ortiz identifica no racismo e na questão nacional as chaves analíticas para entender sua crítica ao colonialismo, mas a nação assumiria o papel central nesse estatuto teórico:

> Vimos como o conceito de situação colonial tem uma importância capital para o pensamento de Fanon. Entretanto, essa presença opressiva

existe para ser negada. Isto significa que o mundo colonial só pode ser corretamente entendido quando contraposto a uma outra referência, a unidade nacional. A nação é a categoria através da qual se realiza sua superação. A independência configura, dessa forma, o processo de descolonização, a luta contra o colonialismo e, talvez, mais importante ainda, a desalienação do próprio homem. (Ortiz [1995] 2014: 438)

Entretanto, frisa Ortiz a todo momento, os elementos que legitimariam essa identidade nacional não estariam postos *a priori*, mas em sua dimensão sociopolítica.

## OCTAVIO IANNI E A RACIALIZAÇÃO

De acordo com as informações fornecidas por Guimarães (2008), Octavio Ianni também conheceu Fanon quando estava no exílio. Em seu *Imperialismo y cultura de la violencia en América Latina*, publicado no México em 1970, o autor se aproxima das posições defendidas por Florestan a respeito das contradições estruturais que definem um país subordinado. Em sua denúncia ao imperialismo estadunidense na América Latina, ressalta a necessidade de direcionar a mesma energia às contradições internas das "sociedades subordinadas". Após enfatizar que essas contradições não se resumem às dimensões econômicas da exploração, elege *Os condenados da terra*, de Frantz Fanon, e *Retrato do colonizado precedido pelo retrato do colonizador*, de Albert Memmi, como referenciais para entender as "consequências sociais, culturais e também psíquicas provocadas pela própria situação de dependência" (Ianni 1970: 13). Em sua proposta, encontra-se a busca por fundir as análises clássicas sobre o imperialismo com os estudos sobre a dependência estrutural, como argumenta:

O imperialismo precisa ser examinado em todas as suas dimensões principais, a partir do que poderá ter uma compreensão mais global do conjunto de suas manifestações e da hierarquia das contradições que o compõem. Sem essa análise não será possível compreender, por exemplo, onde estão e como funcionam os elos mais débeis e os mais fortes do sistema capitalista de produção no presente. (Ianni 1970: 13–14)

Dito de outra maneira, fica nítido, ao longo da leitura, como as contribuições de Fanon e Memmi se inserem no entendimento de que a particularidade do capitalismo na América Latina está intrinsecamente relacionada ao reconhecimento de suas dimensões coloniais – "econômicas e extraeconômicas" (Ianni 1970: 14). Essa perspectiva – discutida, obviamente, no interior de uma tradição que buscou se distanciar do mecanicismo causal então vigente no marxismo sem, contudo, romper com ele – continua evidente em *Imperialismo e cultura* (1976) e alcança a expressão máxima em seu famoso artigo intitulado "Dialética das relações raciais", de 2004. No texto, o autor busca relacionar temas como identidade e alteridade, diversidade e desigualdade, cooperação e hierarquização, dominação e alienação às recentes transformações na sociedade capitalista. Para ele, essa *nova* velha realidade de exploração implícita à sociedade moderna atualiza-se a partir da intensificação ou do surgimento de novas expressões de racialização, como argumenta:

Mais uma vez, no início do século XXI, muitos se dão conta de que *está novamente em curso um vasto processo de racialização do mundo*. O que ocorreu em outras épocas, a começar pelo ciclo das grandes navegações, descobrimentos, conquistas e colonizações, torna a ocorrer no início do século XXI, quando indivíduos e coletividades, povos e nações, compreendendo nacionalidades, são levados a dar-se conta de que se definem, também ou mesmo principalmente, pela etnia, *a metamorfose da etnia em raça, a transfiguração da marca ou traço fenotípico em estigma*. Sim, no século XXI continuam a desenvolver-se operações de "limpeza étnica", praticadas em diferentes países e colônias, compreendendo inclusive países do "primeiro mundo"; uma prática "oficializada" pelo nazismo nos anos da Segunda Guerra Mundial (1939–45), atingindo judeus, ciganos, comunistas e outros; em nome da "civilização ocidental", colonizando, combatendo ou mutilando outras "civilizações", outros povos ou etnias. A guerra de conquista travada pelas elites governantes e classes dominantes norte-americanas, em 2002 no Afeganistão, e em 2003 no Iraque, pode perfeitamente fazer parte da longa guerra de conquistas travadas em várias partes do mundo, desde o início dos tempos modernos, como exigências da "missão civilizatória" do Ocidente, como "fardo do homem branco", como técnicas de expansão do capitalismo, visto como modo de produção e processo civilizatório. (Ianni 2004a: 22–23; grifos do original)

Diferentemente dos outros autores tratados, Ianni cita *Pele negra, máscaras brancas* explicitamente. Para o autor, é a *dialética das relações sociais*, em suas implicações políticas, econômicas e culturais, que produz a racialização, metamorfoseando etnia em raça. Uma vez marcado pelo estigma e pela diferenciação racializada, "o estigmatizado, aberta ou veladamente, é levado a ver-se e a movimentar-se como estigmatizado, estranho, exótico, estrangeiro, alheio ao 'nós', ameaça; a despeito de saber que se trata de uma mentira" (Ianni 2004a: 24). Nesse sentido, inclusive, a *subjetividade do racista*, em sua expressão neurótica e psicótica, será objeto de análise.

É evidente que a personalidade, a sensibilidade e a subjetividade do racista [desempenham] um papel importante ou mesmo decisivo na trama das relações e das formas de sociabilidade. Na fábrica da sociedade burguesa, envolvendo a individualização e o individualismo, a competição e o êxito pessoal, o *status* socioeconômico e a classificação social, *formam-se personalidades democráticas e autoritárias, tanto quanto estoicas e apáticas, egoístas e altruístas, neuróticas e psicóticas.* Sendo que esses traços, ou estruturas de personalidade, às vezes exercem um papel decisivo no modo pelo qual o indivíduo em causa se relaciona com o "outro" ou os "outros", tomados como estranhos, exóticos, diferentes, irreconhecíveis, ameaças. Conforme sugerem Adorno, Sartre e outros, o intolerante, preconceituoso ou racista, inventa o objeto de sua intolerância, ódio, agressão, podendo ser negro, árabe, judeu; por ser diferente, surpreendente. Sem esquecer que aquele que é marginalizado ou estigmatizado desenvolve uma consciência social singularmente sensível, fina, arguta, incômoda, traduzindo-se geralmente em mais lucidez, maior discernimento, o que é também diferente e surpreendente. (Ianni 2004a: 24)

Na nota de número 5, em que revela as bases teóricas do trecho citado acima, o autor apresenta o Fanon de *Pele negra, máscaras brancas* ao lado de Adorno, Sartre, Memmi e do Marx de *A questão judaica* (Ianni 2004a: 30). Além disso, posiciona Fanon ao lado de Rousseau, Hegel, Marx, Engels e Gramsci em suas leituras da dialética do escravo e do senhor no curso da história do mundo moderno. Essa posição significaria, segundo afirma, que a revolta de Caliban contra o *colonialista* Próspero, implícita na posição de Fanon, anuncia o caráter tanto civilizatório como transitório da exploração capitalista:

No limite, a questão racial [...] pode ser vista como uma expressão e um desenvolvimento fundamentais do que tem sido *a dialética escravo e senhor* no curso da história do mundo moderno. Constitui um ângulo particularmente crucial e fecundo do que têm sido os diferentes desenvolvimentos da sociedade moderna, burguesa, capitalista [...]. Daí a excepcional clareza, argúcia e contundência da famosa frase, com a qual Caliban anuncia a sua revolta contra Próspero: "Foi bom que você tivesse me ensinado a sua língua, agora já sei como amaldiçoá-lo". Assim nasce a rebeldia do colonizado contra o colonizador, do subalterno contra o conquistador; um primeiro momento da consciência crítica, da autoconsciência para si; dialética essa que ressoa e desenvolve-se em escritos de Rousseau, Hegel, Marx, Engels, Gramsci, Fanon e muitos outros, em todos os continentes, ilhas e arquipélagos. (Ianni 2004a: 24; grifo do original)

# 216

Em uma entrevista concedida em 2004, Ianni fala da ampliação das intolerâncias diante da racialização do mundo e reproduz a percepção do racismo como elemento intrínseco à sociedade capitalista, afirmando que a gênese e a estrutura da sociedade moderna são coloniais:

> Gostaria de reiterar que a história do mundo moderno é uma história da racialização do mundo. O que foi o mercantilismo? O que foi o colonialismo que se estabelece com os impérios português e espanhol? O que foi o imperialismo? E o que está sendo agora o globalismo com esses movimentos que estão ocorrendo em escala mundial? São diferentes ciclos da história do mundo moderno, do capitalismo e da racialização do mundo. E aí que surgem figuras notáveis como Martin Luther King, Gandhi, Mandela etc. O que é o livro de Conrad, *O coração das trevas*? É um livro que está pondo em questão a maneira como a Europa está chegando na África. Não trata da questão racial, propriamente, mas de um estado de espírito de grande inquietação. A racialização do mundo está em curso. Numa reflexão sobre a questão racial no Brasil somos obrigados a reconhecer que, simultaneamente, está havendo algo de diferentes gradações em muitas partes do mundo e que esses surtos de diferentes manifestações de racismo e intolerância estão imbricados com a dinâmica da sociedade. (Ianni 2004b)

Assim, como se viu, embora o eixo da análise seja a luta de classes, o racismo e a racialização aparecem como elementos centrais à sua devida tematização.

# O ATIVISMO NEGRO DOS ANOS 1980 E A AUTENTICIDADE NEGRA: A RETIRADA DAS MÁSCARAS BRANCAS

O conceito de *autenticidade negra* emerge em torno do chamado movimento negro contemporâneo e agrega intelectuais e ativistas que identificam na obra de Fanon os elementos que reivindicam uma *identidade racial* (negra) em contraponto ao racismo. Enquanto os autores do bloco anterior se uniam sob a influência do anticolonialismo isebiano e do terceiro-mundismo revolucionário em sua busca pela afirmação da *identidade nacional* como projeto de *autenticidade social* a ser construída para fazer frente aos *circuitos fechados* da periferia do capitalismo, aqui Fanon é chamado ao debate para sustentar a necessidade de uma *autenticidade socialmente estruturada*, mas em resposta ao racismo vivenciado no interior da nação brasileira.

O movimento negro dessa época se diferencia do anterior ao inovar substancialmente a sua forma de atuação, incorporando uma ação coletiva descentralizada e "uma agenda transnacional que recolocou os temas relacionados às diferenças étnico-raciais, à identidade e à democracia (Silvério 2004). Guimarães (2008) já havia chamado a atenção para esse contexto quando problematizou a recepção de Fanon por parte dos jovens estudantes negros dos anos 1970 e 1980.

Apesar de identificar nos ativistas protagonistas do Movimento Negro Unificado (MNU), em 1978, um desconhecimento sobre Frantz Fanon, Guimarães (2008: 110) argumenta que, no geral, os jovens dessa geração não apenas leram mas também "viveram Fanon de corpo e alma, fazendo dele um instrumento de consciência de raça e de resistência à opressão, ideólogo da completa revolução na democracia racial brasileira". Para embasar seu argumento, retoma os estudos de Alberti e Pereira (2007b), Contins (2005), Hanchard (1994), F. S. Souza (2005), Félix (2000), Kössling

# 218

(2007), entre outros, que evidenciam ser Fanon um nome comum entre os principais articuladores do movimento negro brasileiro dessa época.

Para Guimarães (2008), diferentemente do grupo anteriormente analisado, em que a nação (e/ou mesmo a classe) representava o eixo da contradição social, a recepção de Fanon por parte da militância negra brasileira se deu no mesmo sentido que a recepção estadunidense, identificando na afirmação da *negritude* – e não no *éthos nacional* – os elementos que se contrapunham à alienação, como fica visível no depoimento de Amauri de Souza, citado por Guimarães: "Quando eu comecei a ler *Alma no exílio*, que foi a experiência do Cleaver, que era uma das principais lideranças dos Panteras Negras, e logo depois entrei no Fanon, li os dois ao mesmo tempo... Foi uma loucura! Aquilo era demais!" (Amauri de Souza apud Guimarães 2008: 111).

Fazendo uma analogia com o movimento Black Power,[18] pode-se afirmar que, para esses jovens, se havia um povo *oprimido* pelo colonialismo imperialista, ele se localizava, antes de mais nada, no interior da concretamente cindida e abstratamente afirmada *nação* brasileira. Mesmo entre os pesquisadores e ativistas ligados ao Centro de Estudos Afro-Asiáticos, da Universidade Candido Mendes, de influência assumidamente marxista, é o racismo que aparece como eixo central por meio de que Fanon será lido, como se pode observar em um artigo publicado pelo grupo e citado por Guimarães:

> Fica claro [com a leitura de Fanon] que o racismo é consequência de uma situação de dominação socioeconômica, mas que possui mecanismos próprios, de ordem psicológica, que concedem a ele certa autonomia. Contudo, a referida situação continua alimentando e ali-

18 Ver, nesse sentido, o item "A afrocentricidade, o marxismo e o pensamento negro radical: um retorno do fanonismo anticolonial?", na p. 143 deste livro, em que se mencionam as tendências fanonianas que visualizavam no negro estadunidense uma nação colonizada no próprio país.

mentando-se do racismo. Isto não se aplica apenas ao fato colonial, mas também ao neocolonial e às sociedades capitalistas com apreciável contingente de mão de obra de antigas colônias. No primeiro caso, como vimos, a função fundamental do racismo é a legitimação da ocupação e exploração diretas. Na situação neocolonial, o preconceito racial é utilizado com os mesmos objetivos, com as necessárias adaptações de correntes de nova realidade. Ele é um auxiliar dos mecanismos de subordinação neocolonial. (Grupo de Estudos sobre o Pensamento Político Africano apud Guimarães 2008: 111–12)

Esse documento de 1981, como conta Guimarães (2008: 111), pode ser considerado "a primeira reflexão mais sistemática (e talvez única) sobre o pensamento de Fanon feita por intelectuais negros numa revista acadêmica brasileira". Lamentavelmente, porém, a "pouca presença de negros nas universidades brasileiras e a consequente escassez de reflexão teórica sobre as identidades raciais" teriam impedido a produção de novos trabalhos e contribuído para uma invisibilidade do autor na academia brasileira contemporânea (Guimarães 2008: 114). Com Silva (2013a, 2013b), entretanto, o debate ganha novas proporções. Ao revisar os caminhos trilhados por Guimarães, o autor propõe acrescentar uma nova via de investigação: o *associativismo negro*:

[...] é possível confirmar e acrescentar mais uma hipótese aos argumentos de Antonio Sérgio Guimarães: talvez a circulação e a recepção de Fanon no Brasil não se deem plenamente nos meios tradicionais, sejam acadêmicos ou de esquerda universitária. Mas através de interesse dos intelectuais e ativistas negros ao fim dos anos 1970 focados nos usos possíveis que suas ideias possam ter para suas lutas político-culturais no contexto nacional. (Silva 2013a: 520)

Como já discutido na primeira seção do presente capítulo, as relações entre as associações negras brasileiras e as articulações negras internacionais – especialmente francófonas – possibilitaram que importantes intelectuais e ativistas negros estivessem presentes em lugares onde Fanon estava ou nos quais suas ideias eram de conhecimento público. A sugestão do autor é de que esse fluxo afrodiaspórico poderia, sim, representar um possível caminho de Fanon no Brasil, antecedendo, inclusive, a recepção acadêmica de que fala Guimarães.

Além da já mencionada via afro-francófona, pode se somar ao debate a influência exercida pelas lutas de libertação africana como um todo, bem como as lutas negras estadunidenses, nessa geração de militantes que compôs o MNU (Hanchard 1994; Alberti e Pereira 2007b; Faustino 2010; Félix 2000), como revela o ativista Carlos Alberto Medeiros a Hanchard, em uma entrevista que remonta a esse contexto de influência das referências de luta estadunidenses no Brasil:

> No final de 1969 [...], comecei a ver e comprar revistas negras norte-americanas, principalmente *Ebony*, que tinha, na época, uma retórica revolucionária. Essa revista refletia o que estava acontecendo nos movimentos nacionalistas e em prol dos direitos civis pelo mundo afora, e refletia isso de maneira muito vigorosa, sobretudo na dimensão estética, nos penteados e nas roupas afro. Foi amor à primeira vista [...]. Era uma nova imagem dos negros que vinha dos Estados Unidos. (Carlos Alberto Medeiros apud Hanchard 2001: 116)

Contudo, ao que consta, essa influência não se resumiu aos aspectos estéticos, tanto que os órgãos de repressão militar ficaram preocupados com o risco de uma "conspiração comunista", como conta Hanchard mais à frente:

> Membros do Black Soul do Rio de Janeiro e São Paulo – cujas atividades, entre outras, incluíam distribuir cópias do *Poder Negro*, de Stokely Carmichael, e de *Os condenados da terra*, de Frantz Fanon, para discussão em grupo – eram (mal)identificados pelas elites civis e militares como participantes de uma conspiração. Dada a natureza do regime

ditatorial, a vigilância policial exercida sobre o Black Soul e o movimento negro em geral durante esse período não está documentada. Entretanto, um alto oficial do Serviço Nacional de Informações, o poderoso braço da inteligência do Estado, confirmou-me em entrevista pessoal que vários ativistas negros foram monitorados de perto nos anos 1970 porque se acreditava que faziam parte da engrenagem da conspiração comunista. (Michel Hanchard apud Guimaraes 2008: 110)

Quando se observa a rede de contatos estabelecida pelos intelectuais protagonistas da seção Afro-Latino-América do jornal *Versus*, vemos os mesmos intelectuais que atuaram na articulação do Movimento Negro Unificado ao final da década de 1970, podendo-se concluir facilmente que os órgãos de repressão tinham algum motivo para se preocupar, como se observa no mapeamento oferecido por Silva:

Lançado por Marcos Faerman, *Versus* publicou em suas páginas matérias referentes à África Negra, facultando a seus leitores, entre outubro de 1975 (nº 2) e junho de 1977 (nº 11), tomar contato com a arte de máscaras negro-africanas (com o documentarista francês Chris Marker); com as origens e o desenvolvimento do *apartheid* na África do Sul; com os processos de luta anticolonial em Guiné-Bissau e Angola; com o pensamento dos líderes revolucionários Agostinho Neto e Mário de Andrade (Angola), Amílcar Cabral (Cabo Verde) e Eduardo Mondlane (Moçambique); ou, ainda, com o exílio de José Celso Martinez Corrêa e Celso Luccas em Moçambique, que resultaria na produção do filme *25*, dirigido por ambos, sobre a revolução naquele país. Em 1977, Faerman convidou seu colega do jornal *O Estado de S. Paulo*, o escritor e jornalista negro Oswaldo de Camargo, para criar a seção Afro-Latino-América. Dessa forma, o Brasil negro entraria nas páginas de *Versus*. (Silva 2013b)

Outro dado interessante é que apenas nesse contexto – e não antes – ocorrerá a primeira publicação brasileira de *Pele negra,*

**222**

*máscaras brancas.* O próprio Guimarães já havia observado com perplexidade que nem mesmo Paulo Freire ou Glauber Rocha, em suas respectivas buscas por novas linguagens estéticas ou educativas, haviam citado esse livro em seus trabalhos. O livro foi publicado, não coincidentemente, pela Editora Fator, sediada em Salvador, "onde também o Movimento Negro Unificado editava o seu jornal de circulação nacional. Haverá aí, certamente, alguma confluência entre o interesse editorial" (Guimarães 2008: 108).

O ponto que Silva busca destacar é que, nessa época de intensa movimentação política e intelectual, as ideias de Fanon passaram a circular de maneira direta ou indireta entre a militância negra mais ativa. Até mesmo os seus livros tornaram-se acessíveis em língua portuguesa, como conta: "em 1968 e 1979 saíram a 1ª e a 2ª edição de *Os condenados da terra*, pela Civilização Brasileira; em 1980 saiu a tradução portuguesa de *Em defesa da revolução africana*; em 1983 saiu a 1ª edição brasileira de *Pele negra, máscaras brancas*" (Silva 2013b). De posse dessas informações, o autor propõe o redirecionamento do foco das investigações sobre a recepção de Fanon no Brasil para o associativismo negro, tomando como objeto de estudo a produção literária negra da década de 1980 e seu diálogo com a seção Afro-Latino-América do jornal *Versus*. Para tal, toma como referência o trabalho de Márcio Barbosa, do Quilombhoje.

Mário Augusto Medeiros da Silva chega a conclusões muito parecidas com as de Ortiz ([1985] 2012: 34–35), quando este analisa a recepção dos autores estrangeiros no contexto intelectual brasileiro. Em um debate com "as ideias fora do lugar" de Roberto Schwarz, Ortiz argumenta que qualquer apropriação teórica e ideológica que a *intelligentsia* brasileira venha a empreender, antes de ser uma cópia colonizada do estrangeiro, é uma seleção ativa das ideias, crioulizando-as à exata medida que elas legitimam determinados interesses internos. Em um movimento semelhante, Silva argumenta que a chave para compreender a recepção de Fanon por parte desse ativismo negro é que o autor martinicano oferece uma "ideia com força social interessante para parcela desse grupo" (Silva 2013b). Mas, ao mesmo tempo, reconhece Silva, essa recepção deixou marcas sensíveis nas direções tomadas por tais grupos daquele momento em diante.

# O MNU E O NEGRO COMO "O CONDENADO"

Já nos anos 1970, o pensamento de Fanon era amplamente conhecido e divulgado no meio intelectual negro estadunidense (Hanchard 2001, 2002) e, mais ainda, entre os intelectuais africanos ligados às lutas de libertação, em especial os de língua portuguesa (Neves 2015). Isso significa que o movimento negro brasileiro do final da década de 1970, em suas inspirações transnacionais, não teria como escapar do nome de Fanon. Além disso, pode-se arriscar dizer que a relação do movimento negro com as diversas organizações da esquerda brasileira no contexto de luta contra a ditadura – ou mesmo a influência de intelectuais da geração anterior em diálogo com o movimento de negritude internacional (Silva 2013a) – poderiam servir como meio de contato entre esses intelectuais e Fanon.

Fato é – como relata Amauri Mendes Pereira, um dos criadores do MNU, a Amilcar Araujo Pereira – que o nome de Fanon esteve presente entre as influências externas que marcaram a configuração do movimento negro desse período:

O Fanon era um pouco mais para mim do que era Che Guevara. Porque o Che era um revolucionário que tinha morrido, portanto perdeu, e foi aqui na América, e não era negro. O Fanon era negro. Foi uma proximidade maior que eu tive com ele. O Fanon não foi morto na luta, eles ganharam, fizeram a revolução. E na minha cabeça aquilo me apaixonou. Vivia com os livros debaixo dos braços. Tinha todo um folclore de que, na ditadura, quem vivia com livros tinha que ler encobrindo os nomes, olhando para os lados. Havia todo um temor. (Amauri Mendes Pereira apud Alberti e Pereira 2007b: 246)

## 224

Guimarães observa ainda que, tanto na pesquisa de Alberti e Pereira (2007b) como na pesquisa de Contins (2005), Fanon é amplamente referido pela militância negra. Como observa, com base em Alberti e Pereira, "oito militantes citam espontaneamente Fanon, ao falar de sua formação: Amauri Mendes Pereira, Gilberto Roque Nunes Leal, Hédio Silva Júnior, José Maria Nunes Pereira, Luiz Silva (Cuti), Milton Barbosa, Regina Lúcia dos Santos e Yedo Ferreira" (Guimarães 2008: 110). No mesmo caminho, Alex Ratts e Flavia Rios incluem Lélia Gonzalez na lista de intelectuais do MNU conhecedores de Fanon (Ratts e Rios 2010).

Outro exemplo de que Fanon pode ter exercido influência no movimento negro ou, pelo menos, uma indicação de que alguns de seus debates eram amplamente discutidos nos momentos de consolidação do MNU é o relatório do VIII Encontro de Negros do Norte e Nordeste, cujo tema foi O Negro e a Educação. No encontro, realizado em Recife em 1988, discutia-se abertamente como a educação poderia ser pensada em termos de transformação da *sociedade colonizada* e o que o movimento poderia esperar do Estado, considerando que aquele era o ano em que se discutia a Constituição Federal. Chama a atenção que um dos painéis se chamaria "Educação colonizadora e educação para a libertação"; entretanto, este não pôde ser realizado em virtude de uma discussão referente ao regimento do encontro. O painel seguinte, por sua vez, intitulado "O papel do professor na descolonização do ensino", foi formado por Helena Theodoro e Carlos Hasenbalg, do Centro de Estudos Afro-Asiáticos do Rio Grande do Sul. Na fala de Helena Theodoro fica nítida a similaridade com o anticolonialismo de Paulo Freire. Para ela, a descolonização da educação passa pela criação de metodologias libertárias, como se pode constatar a partir da relatoria do painel:

HELENA THEODORO: Entende que discutir e refletir o papel do professor para a descolonização do ensino é um papel muito difícil.

O ensino no Brasil resulta dos moldes portugueses. O povo não tem conhecimento sobre a terra e as suas origens.

Para mudar o quadro existente disse Helena Theodoro que é "fundamental mudar a relação do professor com o aluno", recuperando, inclusive, sua criatividade.

A forma usual de aprendizado no País transforma-o em uma ordem em que o educando deve aceitar tudo sem contestar.

"Para descolonizar", prossegue, "precisamos estabelecer uma ideologia libertária em que nossas ideias e as dos outros sejam respeitadas."

"O professor tem que trabalhar na busca de novas formas de educar porque a escola é o lugar onde o povo se encontra consigo mesmo. Se não mudar a metodologia não mudará, porque dar aula é um ato político."

Para Helena, "descolonizar é parar para pensar em todo o progresso da vida. Nesse sentido, o diálogo é o primeiro passo para a descolonização do ensino". (MNU 1988: 49–50)

A resposta de uma das participantes às provocações colocadas pela painelista é emblemática do tipo de enfrentamento da colonização proposto pelo movimento negro desse período: a descoberta ou busca das origens, como se pode ler na relatoria que se seguiu:

Gildália Anjos Santos (MNU/BA): falou sobre sua experiência de dois anos no Projeto de Alfabetização de Adultos, no qual se discute também a questão racial.

Em sua experiência aponta como maior dificuldade enquadrar os monitores num programa cuja proposta é descolonizar "principalmente porque em geral os monitores não conhecem as suas origens. Então, primeiro foi necessário estruturar um curso com o objetivo de resgatar a ancestralidade, preparando os alunos monitores para transferir para as crianças estes conhecimentos." (MNU 1988: 50)

Como desfecho do debate, foi sugerido, entre outros, o item: "Conhecer a nossa história, conhecendo a história da África" (MNU 1988: 63). Embora pareça óbvio nos dias atuais, em que a educação das relações raciais tornou-se pauta pública a partir da alteração da Lei de Diretrizes e Bases pelas leis 10 639/2003 e 11 645/2008, o trecho permite visualizar que a resposta proposta pelo movimento negro brasileiro à colonização entende a valorização da identidade negra como uma condição para dialogar com a pedagogia da libertação de Paulo Freire. Esse direcionamento voltado à afirmação identitária não será diferente nos autores que analisaremos a seguir e marca visivelmente o tipo de apropriação feita em relação ao pensamento de Fanon.

## JUSTIÇA SEJA FEITA A LÉLIA GONZALEZ

O título desta seção é uma autocrítica tardia. Na tese de doutorado que deu origem a este estudo (Faustino 2015), o nome da antropóloga mineira Lélia Gonzalez aparece citado apenas uma vez na seção referente à recepção de Fanon pelo Movimento Negro Unificado (MNU). Na tese, foi feita menção ao artigo "Uma viagem à Martinica I", publicado em 1991 pelo *Jornal do MNU*, em que a autora contrapõe as ideias de Fanon ao movimento de negritude:

> Numa outra linha de pensamento, mas pondo o dedo na ferida da alienação do negro, encontra-se a dramática figura de Frantz Fanon, o jovem psiquiatra que se destacou na Guerra de Independência da Argélia. Crítico da noção de negritude, escreveu *Os condenados da terra* e *Pele negra, máscaras brancas*. [...] Sua posição crítica diante do que considerava uma acomodação de seus conterrâneos para com a política assimilacionista francesa o levou a exigir que, após sua morte, fosse enterrado na Argélia. E assim foi feito. (Gonzalez 2020: 272–73)

No entanto, a ênfase no MNU não foi acompanhada por um mapeamento e uma análise cuidadosa sobre as relações entre Gonzalez e Fanon. Esse silenciamento foi denunciado, posteriormente, pela antropóloga Rosânia do Nascimento em um artigo intitulado

"Frantz Fanon no Brasil: uma releitura da sua recepção pelo pensamento negro feminista" (2019). No estudo, ancorado no pensamento negro feminista, a antropóloga identifica uma "genealogia masculinista" nos estudos anteriores (Guimarães 2008; Silva 2013a; Ortiz [1995] 2014; Faustino 2015) sobre a recepção de Fanon no Brasil. Para Nascimento, esse masculinismo se expressa na invisibilidade não da participação, mas, sobretudo, do *protagonismo* de Lélia Gonzalez e Neusa Santos Souza na recepção de Fanon.

Após revisar o estado da arte sobre a recepção de Fanon no Brasil, Nascimento (2019) posiciona esses estudos no contexto histórico do desconhecimento em relação à obra gonzaliana. Embora Lélia Gonzalez (1935–94) tenha morrido precocemente, seu nome voltou a circular como referencial teórico incontornável apenas recentemente, depois da publicação das referidas pesquisas. Ainda assim, argumenta a autora, o que explica o silenciamento das mulheres negras – em oposição à visibilidade de nomes masculinos até menos conhecidos que o de Gonzalez – nos estudos fanonianos brasileiros é uma "lógica sexista [que] reproduz a origem das teorias canônicas ou ditas de vanguarda à imagem e semelhança dos autores masculinos, neste caso, associados sempre à figura do 'pai' da teoria x ou y" (Nascimento 2019: 174). Esse argumento, integralmente assumido nesta edição revista, foi o principal responsável pelo acréscimo da presente seção, em uma tentativa tardia de fazer justiça a Gonzalez no que diz respeito à recepção de Fanon no Brasil.

Em seu texto de introdução à coletânea *Por um feminismo afro-latino-americano* (Gonzalez 2020), as sociólogas Flavia Rios e Márcia Lima apresentam as diversas escolas políticas e teóricas que influenciaram o pensamento da antropóloga mineira, entre as quais se destacam o pan-africanismo/negritude (africano, caribenho e brasileiro), o feminismo (especialmente de matriz beauvoiriana), o marxismo (escola francesa), a psicanálise (MD Magno, Betty Milan, Jacques Lacan etc.) e, sobretudo, os estudos negros (Joel Rufino, Florestan Fernandes, Abdias do Nascimento, Beatriz

Nascimento etc.) e nacionais brasileiros (Guerreiro Ramos, Thales de Azevedo, Fernando Henrique Cardoso etc.). Esse mapeamento é precioso porque aproxima Gonzalez do mesmo universo político e teórico de Frantz Fanon, embora seja necessário reconhecer, simultaneamente, as diferenças sociotemporais e, portanto, teóricas que os separam e os diferenciam (Ambra 2021).

Assim, nessa encruzilhada entre identidade e diferença, é válido retomar, embora não de maneira exaustiva, alguns trechos de convergência e diferenciação que se somem aos estudos já existentes em direção a novas agendas de pesquisa. O primeiro elemento tem a ver com a denúncia que ambos fazem não apenas da existência do racismo mas, sobretudo, da sua interiorização. Nesse ponto, ainda que Gonzalez dê uma direção própria às reflexões, a influência fanoniana é flagrante. No já referido "Uma viagem à Martinica I", Lélia Gonzalez apresenta *Pele negra, máscaras brancas* como "uma das mais acuradas análises dos mecanismos psicológicos que induzem o colonizado a se identificar com o colonizador", ao permitir vincular a desalienação do negro à tomada de consciência das relações socioeconômicas e, sobretudo, à crítica da "acomodação de seus conterrâneos para com a política assimilacionista francesa" (Gonzalez 2020: 272–73).

Como se pode ler em "Por um feminismo afro-latino-americano", artigo de 1988 que dá nome à coletânea, "o eurocentrismo e seu efeito neocolonialista [...] são formas alienadas de uma teoria e prática que são percebidas como libertadoras" (Gonzalez 2020: 142). Para o psicanalista brasileiro Pedro Ambra (2021), a "alienação psíquica" é o eixo pelo qual Fanon será lido por Gonzalez em uma abordagem de inspiração psicanalítica que não coloca o sofrimento psíquico em primeiro lugar e, portanto, não tem como objeto o sujeito negro singular, mas as anomalias afetivas existentes no edifício complexual racista. Assim, ele propõe pensar esse diálogo em quatro dimensões: "1. *a profundidade inconsciente da racialização*; 2. *a noção de sujeito dividido pelo Outro e pela linguagem*; 3. a substituição de uma substancialidade epidérmica por uma *processualidade subjetiva*, e 4. a perspectiva metodológica de utilizar a psicanálise para realizar uma *diagnóstica do laço racializado*" (Ambra 2021).

Os diálogos, ou pelo menos proximidades, de Gonzalez com Fanon são fartos e explícitos em um artigo de 1983, "Racismo e sexismo na cultura brasileira", em primeiro lugar, a partir do emprego de uma linguagem que fere ao dizer mais do que está dizendo e, ao mesmo tempo, capta e expõe os defeitos da linguagem, os restos dela que costumam escapar à consciência. Por isso, assim como Fanon com sua hemorragia em dolorosa coagulação,[19] a autora afirma provocativamente, em segunda pessoa: "o lixo vai falar, e numa boa" (Gonzalez 2020: 78).[20] Quem é o lixo a que ela se refere: ela, a imagem que se faz dela, o real que escapa a essa representação, ou tudo isso junto? Seja lá qual for a resposta, ou as diversas perguntas que se possa fazer, Gonzalez deixa nítido com quem ela dialoga a esse respeito: "De saída, o que se percebe é a identificação do dominado com o dominador. E isso já foi muito bem analisado por um Fanon, por exemplo. Nossa tentativa aqui é a de uma indagação sobre o porquê dessa identificação" (Gonzalez 2020: 76).

Como já foi discutido, o tema da interiorização ou da epidermização da inferioridade é muito caro a Fanon, não apenas em *Pele negra, máscaras brancas* mas também em toda a sua obra, e isso revela uma preocupação que transcende a clínica individual e vai em direção a uma reflexão sobre os mecanismos subjetivos de sus-

---

**19** "[...] desorientado, incapaz de sair por aí com o outro, o branco implacável que me aprisionava, fui para longe da minha própria presença, muito longe, e me fiz objeto. O que mais seria isso para mim, senão um descolamento, uma extração, uma hemorragia que fazia sangue negro coagular por todo o meu corpo?" (Fanon [1952] 2020: 128).

**20** A menção da antropóloga mineira à *lalangue* lacaniana (traduzida para o português como "alíngua" ou "lalíngua"), através da mediação de Jacques-Alain Miller, é icônica de sua preocupação com a visibilidade e a tematização, exatamente, daquilo que é usalmente lançado à lata do lixo da consciência.

**230**

tentação de uma ordem social desigual. No caso de Gonzalez, a afirmação supracitada é mobilizada para sustentar o diagnóstico que esboça a respeito da violenta combinação de racismo e sexismo no Brasil, que incide sobretudo sobre a mulher negra. Como afirma: "para nós o racismo se constitui como a *sintomática* que caracteriza a *neurose cultural brasileira*" (Gonzalez 2020: 76; grifos do original).

Nesse ponto, a análise gonzaliana se dirige a uma perspectiva bastante cara a Fanon, que é a delimitação das particularidades históricas e geográficas do racismo. Tanto em "Racismo e sexismo na cultura brasileira" como em "A categoria político-cultural de amefricanidade", escritos no mesmo ano, Gonzalez diferencia de maneira singular o racismo brasileiro daquele de matriz francesa ou anglo-saxã. Para ela, o racismo ibérico se configuraria, desde antes de chegar ao Brasil,[21] como um *racismo de denegação*,[22] ou seja, um mecanismo simbólico que existe, em primeiro lugar, para escamotear simbolicamente a própria responsabilidade diante da violência colonial e, em segundo lugar, para negar o quanto essa violência resultou, também, em uma crioulização do branco.

Fanon dizia que é o branco que cria o negro e que, ao criá-lo, cria a si próprio como entidade metafísica e castrada daquilo de si que projeta em sua criação. Gonzalez, olhando para a *Améfrica Ladina*,[23] afirma que o branco, ao converter o negro em lixo, suja

21 Ver, nos mesmos textos, a impressionante torção teórica que ela empreende nos mitos de criação da identidade nacional brasileira ao identificar o racismo, e não a cordialidade, como um dos elementos que marcam os ibéricos desde a reconquista de Al-Andalus (Península Ibérica) pelas monarquias cristãs europeias.

22 Na psicanálise freudiana, a denegação [*Verneinung*] é um mecanismo psíquico de defesa em que o sujeito se recusa a reconhecer como seu algum pensamento que lhe escapou. Freud argumentava que a negação da realidade, implícita à denegação, embora represente grande resistência ao tratamento da histeria, pode ser uma forma psíquica de proteção contra algo capaz de gerar dor ou sofrimento ao sujeito.

23 Em diálogo com a noção de amefricanidade – oferecida pelo psicanalista MD Magno, Lélia Gonzalez refuta a ideia de uma latinidade definidora das

as próprias mãos, corpo e alma, não apenas porque se monstrifica ao deixar de conceber o outro como humano mas, sobretudo, porque o estupro, a subalternização e a superexploração próprios às relações escravistas legaram ao branco um curioso paradoxo que remonta à já mencionada dialética do senhor e do servo, tal como previsto originalmente por Hegel: ao delegar o funcionamento e a operacionalização da sua vida concreta ao escravizado, o senhor acaba se convertendo em objeto da ação dele. Assim, a mucama, que é ao mesmo tempo escrava sexual e ama de leite do branco, acaba sendo, de afeto e de fato – nunca de direito –, a verdadeira mãe simbólica dos filhos e filhas das classes dominantes brasileiras, transmitindo-lhes, com isso, a sua própria cultura, crioulizando a experiência simbólica do branco e, consequentemente, a cultura brasileira.

No que diz respeito à cultura franco-caribenha, Fanon destaca o diálogo de René Étiemble com uma amiga durante a adolescência: "Você não vê que sou quase branca? Eu detesto os negros. Os negros fedem. São sujos, preguiçosos. Não me fale nunca mais de negros" (René Étiemble apud Fanon [1952] 2020: 65). Para Gonzalez, no entanto, embranquecer no Brasil não é uma tarefa imposta apenas ao negro mas também ao branco, em tentativa desesperada de apagar de si, de uma só vez, tanto o lixo que identifica na negrura como a sujeira de seu próprio corpo, mente e alma, por ser cria íntima desse mesmo lixo em uma relação violenta na qual a mucama suja que lhe deu afeto e proporcionou sua incursão na linguagem "parece até da família, mas não é!". O branco ladino-

---

particularidades societárias na América do Sul. Para ela, a latinização, como assimilação e homogeneização cultural e subjetiva desses territórios, foi um projeto colonial derrotado pelas resistências políticas e culturais negras e indígenas. Por essa razão, caracteriza culturalmente esse imenso território como "ladino amefricano". O ladino – nome dado aos negros escravizados nascidos no Brasil – é, especialmente a partir da contribuição das mulheres negras, o verdadeiro sujeito da cultura dessa parte do continente que nunca foi puramente americano, mas sim amefricano. Ver, a esse respeito, Gonzalez (2020).

**232**

-amefricano, à revelia de suas projeções, também é um falante do pretuguês e, portanto, muito mais *sujo* do que pode assumir para si mesmo. Daí a dificuldade simbólica de reconhecer o próprio racismo como projeto político que o constitui, como prossegue Gonzalez logo após a menção a Fanon:

> [...] no caso das sociedades de origem latina, temos o racismo disfarçado ou, como eu o classifico, o *racismo por denegação*. Aqui, prevalecem as "teorias" da miscigenação, da assimilação e da "democracia racial". A chamada América Latina, que, na verdade, é muito mais ameríndia e amefricana do que outra coisa, apresenta-se como o melhor exemplo do racismo por denegação. [...] Por isso mesmo, creio ser importante voltar o nosso olhar para a formação histórica dos países ibéricos. Trata-se de uma reflexão que nos permite compreender como esse tipo específico de racismo pode se desenvolver para se constituir numa forma mais eficaz de alienação dos discriminados do que a anterior [segregacionista anglo-saxã]. (Gonzalez 2020: 130; grifo do original)

É a partir daí que ela analisa as animalizações objetificantes que sustentam, no plano simbólico, a internalização da superioridade do colonizador. Uma superioridade que é, simultaneamente, sentimento de inferioridade e vergonha de si, por ser muito menos puro e limpo do que se idealizou. Mas, para tal análise, a autora explicita o quanto essa suposta limpeza é estruturada pela denegação de tudo que é considerado lixo, animal, atrasado, selvagem. Há uma violência simbólica que se dirige, especialmente, às mulheres negras, ao se projetar nelas a figura ao mesmo tempo objetual e abjeta da mucama (Gonzalez 2020). A "feericamente luminosa e iluminada" mucama se desdobra, para as mulheres negras após a abolição, nas figuras animalizadas da *mulata* e/ou da *doméstica* e da mãe preta, "a depender da situação em que somos *vistas*" (Gonzalez 2020: 80; grifo do original). A primeira, valorizada por sua suposta sexualidade irrefreada, à disposição do senhorio durante o Carnaval; e a segunda, domesticada, valorizada apenas enquanto puder servir docilmente.

Por fim, e não menos importante, destaca-se a dimensão experiencial da identidade no pensamento de Gonzalez. Como argumenta a linguista brasileira Rosemere Ferreira da Silva (2020), ao aproximar a antropóloga mineira e Simone de Beauvoir – intelectual-chave para pensamento fanoniano –, Gonzalez antecipa a crítica da naturalização epidérmica da subalternidade ao colocar a experiência no centro da análise. Como se pode ler no seguinte trecho: "nós não nascemos negros, nós nos tornamos negros! A gente nasce 'pardo', 'azul-marinho', 'marrom', 'roxinho', 'mulato claro' e 'escuro', mas a gente se torna negro. *Ser negro é uma conquista*. Não tem nada a ver com as gradações de pele. Isso foi o racismo que inventou!" (Gonzalez 2018: 361; grifo do original).

Esses elementos, ainda que embrionários e lacunares, só puderam ser esboçados aqui mediante a sólida, mas ainda escassa, oferta de estudos sobre o pensamento de Gonzalez. Embora não tenha sido possível abordar todos os pontos de contato entre Lélia Gonzalez e Frantz Fanon nos referidos estudos, é possível visualizar um futuro próximo no qual as afirmações aqui contidas possam ser escrutinadas e esses novos temas possam ser mais bem analisados.

## O DIÁLOGO ENTRE FRANTZ FANON, MÁRCIO BARBOSA E MÁRIO AUGUSTO MEDEIROS DA SILVA

Mário Augusto Medeiros da Silva sugere que a recepção de Fanon no universo intelectual negro da década de 1980 está relacionada às respostas buscadas por essa geração para os embates que enfrentava no Brasil. Assim, questões como "o que define a *autenticidade negra*?" e "qual é o papel dos intelectuais diante do quadro de *alienação* e violência racial?" são elaboradas em um diálogo com o trabalho de Fanon que só se torna inteligível quando se observam "os usos possíveis que suas ideias possam ter para as lutas político-culturais no contexto nacional" (Silva 2013b).

Nesse cenário, o trabalho de Márcio Barbosa, retomado por Silva, é emblemático, tanto por sua inserção privilegiada na intelectualidade propositora de uma nova estética política (negra) a partir do Quilombhoje como por seu diálogo e sua circulação entre outros setores do movimento negro. É desse lugar que Barbosa reflete sobre a utilidade das ideias de Fanon no Brasil e sobre a sua influência em outros intelectuais da mesma geração que a sua:

> Sim, eu lia muito o Fanon nessa época. *Pele negra, máscaras brancas, Em defesa da revolução africana, Os condenados da terra*. O Fanon eu acho que foi muito importante para mim nessa época. Eu queria até fazer uma tese sobre o Fanon, na verdade. Na época, eu até procurei o falecido Clóvis Moura pra ser meu orientador, mas ele falou que não "manjava" de Fanon e falou que não poderia ser. E aí, acabei deixando de lado. Até é uma discussão que a gente tem hoje em dia, que é uma coisa que o Cuti [Luiz Silva] levanta, que é essa questão da literatura negra ou literatura afro-brasileira. Que eu acho que é uma coisa, pra mim, que vem de Fanon. Que ele fala "negro só se torna negro a partir do domínio do branco". Porque você não tinha um negro, você tinha o africano, você tinha lá o zulu, você tinha o haussai, [...] mina, esse tipo de coisa. E Fanon fala isso. Então, eu acho que é por aí também. Negro só se torna negro a partir do domínio do branco. É a identidade contraposta. (Márcio Barbosa apud Silva 2013b)

A partir desse ponto, a posição de Silva se inspira em Barbosa ao identificar não só a positivação de um passado anterior à colonização mas também o próprio contraponto ao colonialismo que essa positivação representa, em que os elementos legitimariam a *autenticidade negra*. Para Silva, a perspectiva fanoniana encerra "fundamentalmente, *uma aposta na ideia de cultura*, angulada pela ótica do colonizado ou oprimido, como motor da resistência e da construção de uma situação social alternativa e emancipatória"

(Silva 2013b; grifo do original). O autor insiste: "Fanon impõe a seu pensamento e leitores, intelectuais ou militantes, tarefas formidáveis, mas consideradas possíveis. Apostando na cultura – ou numa luta cultural que forme outras relações sociais – o autor formata um pensamento antirracista para uma sociedade em construção, com base humanista" (Silva 2013b). Isso não significa que Silva, e mesmo Barbosa, desconheçam o contexto de luta anticolonial via práxis revolucionária em que Fanon se insere e sobre o qual advoga nem que ignorem as suas críticas ao culturalismo do movimento de negritude; pelo contrário, argumenta Silva (2013b), pois "é fato que há certa dificuldade em acoplar o pensamento de Fanon à realidade negra no Brasil, em função do contexto em que ele é produzido". Entretanto, o que orienta a eleição de quais aspectos do texto fanoniano podem ser úteis aos interesses políticos do movimento negro brasileiro da época é o pressuposto de que a apropriação brasileira de autores estrangeiros não é simples mimetismo teórico, e sim uma seleção e transfiguração dos termos segundo interesses próprios ao contexto espaçotemporal.

> Quando aplico a categoria "intelectual negro" à realidade brasileira, vejo a necessidade de respeitar as devidas diferenças de proporção, o mesmo ocorrendo com noções como "luta política", já que a luta política africana pressupõe a tomada do aparelho de Estado. Essa noção de intelectual negro inclusive, para o caso brasileiro, é mais metodológica do que real, já que uma reivindicação de especificidade como essa exigiria que constasse de algum programa, já que deve ser deliberada e consciente e exigiria, por outro lado, um reconhecimento por parte da sociedade, pois só isso a legitimaria. Ainda seguindo Fanon, intelectual é aquele que abraça em si as contradições e o que se faz voz do povo, coisa que exige uma potencialidade criadora e crítica, conhecimento e visão profundos, atributos que só podem ser adquiridos através da dedicação constante, do debate sistemático e do reconhecimento honesto da própria ignorância. Assim sendo, enquanto os homens de cultura permaneceram preocupados em apa-

**236**

rentar uma importância excessiva em relação ao trabalho que são capazes de desenvolver, só poderemos falar em "intelectual negro" no sentido figurado. (Márcio Barbosa apud Silva 2013b)

Assim, para ambos os autores, a recuperação de uma memória ancestral comum e a afirmação cultural configurariam um caminho privilegiado para a efetivação da luta de libertação – inclusive em Fanon –, pois a partir dela, segundo argumenta Silva (2013b), "a cultura nacional é pensada sob certo signo de *autenticidade original* ou de pertencimento, alternativa e anterior à imposição do opressor ou colonizador", o que, em última instância, relaciona o ativismo político-cultural à luta revolucionária. Os *fundamentos recíprocos da cultura nacional e das lutas de libertação* – não por acaso, título da palestra de Fanon no Segundo Congresso de Escritores e Artistas Negros da *Présence Africaine*, em Roma – atestariam tanto o caráter estrutural do racismo como a dimensão cultural da luta de libertação. Porém, em sua leitura de *Os condenados da terra*, Silva (2013b) vai ainda mais longe ao afirmar que a luta contra o racismo é uma "luta cultural" que não pode prescindir de uma reflexão acerca do papel político do intelectual comprometido com o seu povo e "o modo negro, brasileiro, de estar no mundo".

Em seguida, após comparar o que pensam Fanon e Barbosa a respeito do papel que o intelectual deve assumir diante de uma sociedade colonizada, Silva (2013b) afirma que existe em ambos, especialmente no primeiro, uma aposta "na ideia de cultura, na luta pela reversão simbólica da prática quotidiana de pensar e agir, de ser e estar no mundo, da afirmação e reconhecimento das formas de existência várias, de um embate entre diversidade e desigualdade, visando um universalismo emancipatório". Esse desafio, como demonstra, é explicitamente assumido por Barbosa em seu artigo intitulado "O sentido da literatura negra, sob uma abordagem fanoniana". Chama a atenção, nesse caso, ser a perspectiva da *autenticidade* (negra) a chave interpretativa na qual Fanon será reivindicado, como é possível ler no trecho a seguir:

Se existe alguma identidade entre a análise que Fanon desenvolve e a realidade social brasileira, isso se deve ao fato de que Fanon, ao desvendar o racista sistema colonial, consegue captar a existência do negro (enquanto indivíduo, grupo ou classe étnica) dentro das formas de relação social instaladas a partir do domínio branco-europeu e a transformação dessas formas na moderna sociedade industrial, crescentemente técnica e burocratizada. [...] No caso brasileiro, poderíamos dizer que isso corresponde a uma recuperação das lutas antiescravagistas, dos quilombos e rebeliões dos séculos passados, culminando com o mergulho apaixonado na história de Palmares e a institucionalização de um herói negro; além disso, há a tentativa de redescobrir as estruturas religiosas tradicionais e recuperar a história das artes e cultura africana no passado. [...] Vemos então que a importância do homem de cultura não é assim tão restrita. O negro que cria o hábito de dirigir-se a outro negro, tendo como tema a luta cotidiana, política ou armada, engendrada no sentido de destruir estruturas racistas, estabelece uma relação fértil e um processo de mobilização intensa. [...] Ao pensarmos em termos de comunidade negra brasileira, constatamos que, a partir do século xx, o que podemos considerar luta política ocorre através da ação de entidades como a Frente Negra Brasileira, grupos e associações culturais como o Teatro Experimental do Negro ou associações recreativas como as equipes de baile e escolas de samba. (Márcio Barbosa apud Silva 2013a: 529)

O desafio posto, portanto, é a *reversão simbólica e concreta da prática cotidiana*, levada a cabo pela "retomada da cultura que foi esquecida" e pela "redescoberta de valores próprios", sob "novas condições de desenvolvimento técnico" (Barbosa 1987: 119, 120) que evitem o culturalismo e a folclorização. Para isso, "o mergulho no abismo do passado" deve ser conduzido por uma luta política que busque o reencontro com o povo. Sem esse encontro, argumenta Barbosa, remetendo-se a *Os condenados da terra*, "só se pode falar em 'intelectual negro' no sentido figurado" (Barbosa 1987: 122). Em sua formulação, admite que, para Fanon, o ponto

# 238

central não é a cultura, mas a luta política, sublinhando que, para o autor, a própria luta política é impensável sem o envolvimento ativo dos homens de cultura com o *povo* – ou comunidade negra, como Barbosa enfatiza –, de modo a incentivar ressignificações que determinem o futuro, como argumenta:

> Se, porém, num primeiro momento, Fanon derivava a produção cultural da luta política, num segundo momento será esta produção que irá impulsionar a luta, trazendo à tona níveis diferentes, não visíveis, da realidade que se transforma. Mas para que a produção cultural adquira essa força social é necessário que o intelectual tenha estabelecido o povo não só como tema, mas também como público, pois se a princípio o intelectual "produzia pensando exclusivamente no opressor, ou para fasciná-lo ou para denunciá-lo através de categorias étnicas ou subjetivistas, pouco a pouco adota o hábito de se dirigir a seu povo". (Barbosa 1987: 121)

É exatamente essa prerrogativa que orienta a produção dos *Cadernos Negros*, do Quilombhoje, analisados por Silva. A partir de uma observação minuciosa desse e de outros textos de Barbosa que se referem a Fanon, Silva (2013b) demonstra que tal perspectiva "de afirmação de um modo de existência e da necessidade de um devir" foi materializada na produção literária de outros intelectuais ligados a esse círculo, como se pode observar em algumas produções:

> Paissandu a Praça / Passo no Paissandu / a Praça / há Pedra / há / Rosário Negro a desfiar… / há história / Paissandu a Praça / Passo / Ouço / Rosário rezado / reisado / negro a desfiar… / há história em gêge / praça pedra a pedra / conta / a / conta / Conta / das costas que não se curvaram / conta / ah! / conta / apesar da cruz (crista cristã) pesar / apesar / conta / Rosário rezado / Reisado nagô / conta a conta / conta. (Miriam Alves apud Silva 2013b)

Ou, ainda, nesta passagem:

Não vou às rimas como esses poetas / que salivam por qualquer osso. / Rimar Ipanema com morena / é moleza, / quero ver combinar prosaicamente / flor do campo com Vigário Geral, / ternura com Carandiru, / ou menina carinhosa / trem pra Japeri. / Não sou desses poetas / que se arribam, se arrumam em coquetéis / e se esquecem do seu povo lá fora. (Éle Semog apud Silva 2013b)

As discussões que esses intelectuais travam em torno do que é literatura negra ou, dito de outra forma, do que uma obra literária necessita para ser considerada *autenticamente negra* oscila sempre entre estes dois polos pretensamente fanonianos: de um lado, a própria experiência de negação no contexto da sociedade racista e, de outro lado, o *resgate* da memória coletiva de luta do que se tentou apagar durante o colonialismo, a fim de sacudir a comunidade negra. A questão não poderia ser resumida, portanto, à simples afirmação da diferença cultural, como argumenta Silva:

No projeto do ativismo político-literário dos *Cadernos Negros* e Quilombhoje, do final dos anos 1980, marcar a diferença não era o bastante. Ela deveria ter uma operacionalidade política. De certa maneira, delineia-se um sentido de *missão* autoatribuída por seus participantes como sujeitos de cultura. Retratar o ambiente da Frente Negra Brasileira, como no conto de Aristides Barbosa [...]; ficcionalizar uma tentativa de cobrar uma dívida histórica da sociedade para com os negros [...]; ou, ainda, tentar afirmar autoimagens positivas para o grupo social e o leitor ideal negros, que não tivessem mais a figura do "branco" como elemento de oposição: busca-se fazê-la desnecessária, para que se encontrem razões e modos de ser no próprio mundo do negro. (Silva 2013b)

# NEUSA SANTOS SOUZA E A AUTENTICIDADE (NEGRA) COMO VIR A SER

As polaridades entre "eles" (colonizadores/imperialistas/racistas) *versus* "nós" (colonizados/oprimidos/*condenados* pela pobreza e/ou o racismo) foram o eixo central das duas primeiras recepções de Fanon no Brasil. Além disso, na maioria das vezes, a menção ao seu nome está relacionada a essa polarização bastante explícita – mas também questionada por ele, diga-se de passagem – em *Os condenados da terra*. Da esquerda católica ou revolucionária aos intelectuais orgânicos do movimento negro, o livro prefaciado por Sartre é o mais citado e/ou analisado.

Essa história ganha um novo capítulo com o trabalho da psicanalista baiana Neusa Santos Souza. É curioso, no entanto, que as relações entre ela e Fanon ainda não tenham sido objeto de investigação acadêmica e, além disso, que ela não seja nem mesmo mencionada nos mapeamentos anteriores sobre a recepção de Fanon no Brasil. Da parte que me toca, resta a tentativa de manejar a *angústia*[24] por não haver espaço aqui para mergulhar em sua produção.

Convém ressaltar que o trabalho de Neusa Santos Souza – refiro-me aqui ao clássico e ainda pouco lido *Tornar-se negro ou As vicissitudes da identidade do negro brasileiro em ascensão social* ([1983] 2021) – não faz apenas meras referências a Fanon, indo muito além e refletindo com ele. Assim como faz Márcio Barbosa com *Os condenados da terra*, excetuando-se que, no caso de Souza, é ¡*Escucha, blanco!*, tradução castelhana de *Pele negra, máscaras brancas*, que

---

**24** A angústia é o assunto abordado pela autora em uma publicação a respeito da obra de Lacan. No texto, ela fala sobre a incontornabilidade da angústia – provocada por projeções, transferências e desejos não realizados em relação ao outro – no ato da análise e sobre a necessidade de lidar com ela como fato consumado para, em seguida, buscar formas de manejo que evitem bloqueios (N. S. Souza 2005: 23).

orienta a reflexão.[25] Fica óbvio, ao longo da leitura, que o enfoque estabelecido é o da psicanálise, e as preocupações do texto buscam, em última instância, *chamar a atenção* para as dores vividas pelos/as negros/as que ascenderam socialmente, mas não estão isentos das vicissitudes do racismo.

Mas chamar a atenção de quem? O prefácio de Jurandir Freire Costa ao livro sugere uma resposta que expressa bem a importância de Fanon para o texto:

> De Wilhelm Reich, todos conhecemos a exortação que se tornou quase um símbolo de alerta contra a alienação: *Escuta, Zé Ninguém!* De Fanon, também conhecemos a mensagem vigorosa, emitida no mesmo diapasão: *Escuta, Branco!* Deste trabalho, parece surgir agora um apelo de timbre idêntico: *Escuta, Psicanalista!* Presta atenção a essas vozes que a autora nos fez ouvir. Ela nos mostra o que fomos incapazes de ver. (Costa 2021: 44)

Trazer Neusa Santos Souza ao debate é interessante não apenas por ela ser uma das primeiras mulheres dessa longa lista masculina de autores mas também porque escreve de um lugar pouco usual aos autores negros brasileiros: fala como psicanalista, conhecida inclusive por outros assuntos que transcendem o debate sobre o racismo, problematizando questões como a importância da obra lacaniana e o seu enfoque sobre a psicose, a angústia, o Eu e o Outro, o sujeito psicanalítico. É a partir de sua apreensão de

---

25 Embora a autora seja baiana e a primeira tradução de *Pele negra, máscaras brancas* tenha sido publicada em 1982 pela editora Fator, com sede em Salvador, não foi possível, até o momento, obter informações biográficas que delimitem a sua relação com a militância negra soteropolitana dessa época. Vale lembrar que a vida profissional da autora se deu no Rio de Janeiro, local de importante articulação do movimento negro brasileiro e também onde a primeira edição brasileira de *Pele negra, máscaras brancas* foi publicada. *¡Escucha, blanco!* teve sua primeira edição em 1966 pela editora Nova Terra, de Barcelona.

# 242

Lacan que a autora se tornou relativamente conhecida no meio psicanalítico brasileiro e, desse lugar teórico, posicionou-se contundentemente, argumentando: "Pelo fato de haver significantes e seres falantes emerge, necessariamente, sujeito. É que significantes que não querem dizer nada mas têm que ser decifrados produzem, nos seres falantes, a suposição de uma significação e de um sujeito" (N. S. Souza 2005: 16).

O tema do Eu e do Outro, tão importante para a psicanálise lacaniana, acompanha o conjunto de reflexões da autora, podendo ser identificado mesmo em seu último texto, publicado nos 120 anos da abolição da escravidão, em 2008, no qual ela questiona também os militantes do movimento negro:

> Mas será que acabamos mesmo com a injustiça, com a humilhação e com o desrespeito com que o conjunto da sociedade brasileira ainda nos trata? Será que acabamos com a falta de amor-próprio que nos foi transmitido desde muito cedo nas nossas vidas? Será que já nos libertamos do sentimento de que somos menores, cidadãos de segunda categoria? Será que gostamos mesmo da nossa pele, do nosso cabelo, do nosso nariz, da nossa boca, do nosso corpo, do nosso jeito de ser? Será que nesses 120 de abolição conquistamos o direito de entrar e sair dos lugares como qualquer cidadão digno que somos? Ou estamos quase sempre preocupados com o olhar de desconfiança e reprovação que vem dos outros?

Essa preocupação já está presente em *Tornar-se negro*, de 1983, mas aqui ainda não são identificadas as referências a Lacan e seu enfoque saussuriano, e sim a Freud, Barthes e Fanon. Isso talvez explique por que, àquela altura, as conclusões da autora sobre a identidade negra eram tão diferentes das de Bhabha (1992, 1994, 1996) e Mercer (1994, 1996), por exemplo, em que a diferença é representada sempre como um significante que escapa à definição. Num outro polo, pelo menos em *Tornar-se negro*, Souza busca *disputar* o jogo da significação em um sentido que *emancipe* o *sujeito negro* das distorções provocadas pela sociedade branca. Dito de outro modo, embora em um processo de existência que *está sendo* (experiência), existe aqui um sujeito que pode se recompor a partir da rejeição do olhar do outro sobre si:

> Uma das formas de exercer autonomia é possuir um discurso sobre si mesmo. Discurso que se faz muito mais significativo quanto mais fundamentado no conhecimento concreto da realidade.
>
> Este livro representa meu anseio e tentativa de elaborar um gênero de conhecimento que viabilize a construção de um discurso do negro sobre o negro, no que tange a sua emocionalidade.
>
> Ele é um olhar que se volta em direção à experiência de se ser negro numa sociedade branca. De classe e ideologia dominantes brancas. De estética e comportamentos brancos. De exigências e expectativas brancas. Esse olhar se detém, particularmente, sobre a experiência emocional do negro que, vivendo nessa sociedade, responde positivamente ao apelo da ascensão social, o que implica a decisiva conquista de valores, *status* e prerrogativas brancos. (Souza 2021: 44–45)

Em um movimento que parece remeter a Du Bois, a autora revela a sua expectativa de superar os elementos reificadores que *distorcem* o nosso olhar sobre nós e o outro, descortinando, assim, o *ser negra*. O Ser aqui é posto no feminino, de forma a já introduzir o perfil do público estudado. O ponto que chama a atenção é que, para ela, mesmo que o texto de apoio não seja *Os condenados da terra*, mas *Pele negra, máscaras brancas*, é a perspectiva da *autenticidade negra* que precisa ser encontrada – ou construída – ao fim desse caminho de *desvelamento*:

> A descoberta de ser negra é mais do que a constatação do óbvio. (Aliás, o óbvio é aquela categoria que só aparece enquanto tal depois do trabalho de se descortinar muitos véus.) Saber-se negra e viver a experiência de ter sido massacrada em sua identidade, confundida em

**244**

suas perspectivas, submetida a exigências, compelida a expectativas alienadas. Mas é também, e sobretudo, a experiência de comprometer-se a *resgatar sua história e recriar-se em suas potencialidades*. (Souza 2021: 46; grifo meu)

Para isso, argumenta a autora, em um movimento muito próximo da perspectiva sociogênica de Fanon, é preciso levar em conta os antecedentes históricos da racialização e, até mesmo, no caso do estudo apresentado, os antecedentes da ascensão social do negro brasileiro, para então entender como se dá a construção de sua emocionalidade. Em outras palavras, a *emocionalidade negra* é construída de maneira "própria, historicamente determinada", o que a coloca diante de dilemas que interferem diretamente no seu "mosaico de afetos" (Souza 2021: 47). Em decorrência desse "conjunto mais geral de injunções da História da formação social", em que sua "emocionalidade" se inscreve, o negro que busca ascender socialmente e, com isso, transgredir os lugares que lhe foram reservados pela ordem racista encontra sempre "o branco como modelo de identidade" (Souza 2021: 47).

Assim como em *Pele negra, máscaras brancas*, o branco é a referência universal de Ser humano, no que diz respeito tanto à beleza como, principalmente, nos casos analisados pela autora, à ascensão social. Por isso, o ato de ascender socialmente é quase sempre visto e orientado no sentido do embranquecimento. Ora, em uma sociedade racista em que o branco é o padrão de humano, tornar-se gente é tornar-se branco:

E como naquela sociedade o cidadão era o branco, os serviços respeitáveis eram os "serviços de branco", ser bem tratado era ser tratado como o branco. Foi com a disposição básica de ser gente que o negro organizou-se para a ascensão, o que equivale a dizer: foi com a principal determinação de assemelhar-se ao branco – ainda que tendo que deixar de ser negro – que o negro buscou, via ascensão social, tornar-se gente. (Souza 2021: 50)

Essa percepção não é gratuita, pois desdobra-se em um conjunto de dilemas ainda mais intensos de que a autora lança mão para problematizar os dados encontrados em sua pesquisa.[26] A "herança da sociedade escravocrata", bem como a atualização de seus dispositivos de discriminação e preconceito após a abolição, levavam o negro a tipos problemáticos de respostas: tanto uma "reação apática, fruto da introjeção da imagem do negro constituída pelo branco", como "a postura evitativa da confrontação ombro a ombro com o branco". Ambas as respostas configuravam "não só obstáculos à ascensão, como redundavam em verdadeiros danos à sua imagem, conduzindo-o a avaliações autodepreciativas" (Souza 2021: 51).

Em consequência, argumenta, "o meio negro se dividia", como se lê neste trecho em que a autora cita *A integração do negro na sociedade de classes*, de Florestan Fernandes:

de um lado ficavam aqueles que se conformavam com a "vida de negro" e, do outro, os que ousavam romper com o paralelismo negro/miséria. Uns e outros hostilizavam-se reciprocamente. Os primeiros, pelo ressentimento de não "subir na vida" e pela convicção de que perderiam o antigo companheiro, que, ao ascender, se afastaria do meio negro. Os outros, por um sentimento de retaliação frente à hostilidade dos primeiros e pela tendência a assimilar o discurso ideológico da democracia racial que vê o negro que não sobe como um desqualificado, do ponto de vista individual. Assim, o negro que conseguia romper com todas essas barreiras e ascender tornava-se exceção. E "a condição *sine qua non* para a 'pessoa de cor' contar como exceção ainda é a identificação ostensiva com os interesses, os valores e os modelos de organização da personalidade do 'branco'. Mesmo o negro e o mulato que não queiram 'passar por branco' precisam corresponder aparentemente a esse requisito, onde e quando aspirem a

---

**26** O livro *Tornar-se negro* apresenta um conjunto de entrevistas com mulheres negras em ascensão social e os seus dilemas diante da sociedade racista.

**246**

ser aceitos e a serem tratados de acordo com as prerrogativas de sua posição social". (Souza 2021: 51–52)

Em síntese, ainda citando Florestan Fernandes, ela conclui que o negro "condena-se a negar-se duplamente, como indivíduo e como parte de um estoque racial, para poder afirmar-se socialmente" (Souza 2021: 52–53). Para explicar esse movimento, a autora recorre, de um lado, à noção de ideologia de Althusser, classificando o racismo como uma "noção ideológica, engendrada como critério social para distribuição de posição na estrutura de classes", e, do outro, a Barthes, ao classificar os discursos sobre o negro como mitos que comprimem as relações sociais, "inaugurando um tempo e um espaço feitos de tanta clareza quanto de ilusão" (Souza 2021: 48, 54). Entretanto, é em Fanon que esse mito ganha inteligibilidade e contestação:

> O mito negro se constitui rompendo uma das figuras características do mito – a identificação – e impondo a marca do insólito, do diferente. "Minha mãe dizia: 'Você é um negro'. Dizia isto me sacudindo... Pra mostrar que eu não era da mesma origem dela". (Pedro) A marca da diferença começava em casa. O garoto, filho de homem negro e mulher branca, vivia cedo a experiencia que fixava: "o negro é diferente". Diferente, inferior e subalterno ao branco. Porque aqui a diferença não abriga qualquer vestígio de neutralidade e se define em relação a um outro, o branco, proprietário exclusivo do lugar de referência, a partir do qual o negro será definido e se autodefinirá. (Souza 2021: 55–56)

Para ela, o *mito do negro* demarca a diferença do negro em relação ao branco, *fixando-o* em um lugar de subalternidade que lhe tolhe o direito à espontaneidade. Referindo-se a um trecho da versão espanhola de *Pele negra, máscaras brancas*, a autora argumenta que, diante dessa dolorosa fixação, é preciso que o negro esteja sempre alerta: "não tanto para agir, mas sobretudo para evitar situações em que seja obrigado a fazê-lo abertamente" (Souza 2021: 56). É necessário estar constantemente em guarda, defendido, "de modo a evitar ser atacado, violentado, discriminado", e o resultado disso é a cisão do universo psíquico:

> No negro, a marca da diferença, ferro em brasa que o separa do branco, é vivida não só no nível do seu comportamento externo: ele reedita essa desigualdade, introjetada no seu universo psíquico, quando, ao conviver com outro negro, seu semelhante, reproduz o ritual de separação, numa cisão caricata que leva Frantz Fanon a dizer: "O negro tem duas dimensões. Uma com seu congênere, outra com o branco. Um mesmo negro se comporta de modo diferente com um branco e com outro negro". (Souza 2021: 56–57)

Mais à frente no texto, a autora retoma a distinção freudiana entre ideal do ego e ego ideal para afirmar que, no caso do negro, o "ideal do ego é branco" (Souza 2021: 65), e esse branco, o ideal a ser buscado e atingido, mesmo quando rejeitado, é a referência sob a qual se movimenta. Do contexto familiar na primeira infância às escolhas afetivas na vida adulta, do contato com as ideologias à experiência nas mais diferentes instituições, para o negro "o relacionamento entre o ego e o ideal do ego é vivido sob o signo da tensão. E como não ser, se o superego bombardeia o ego com incessantes exigências de atingir um ideal inalcançável?" (Souza 2021: 70).

Como em Fanon, a assimilação só opera enquanto "mito firmemente ancorado" (Fanon [1952] 2020: 165), e o negro, por mais que busque o mundo branco e reorganize o mais profundo de sua existência em função dele, esbarra sempre na objetividade da racialização, tornando o ideal do ego irrealizável. Em Fanon, essa barreira *objetiva* – porque posta principalmente como exterioridade – é o ponto alto da dialética, na medida em que converte toda energia empreendida na busca de aproximação (do branco) em força potencial. Se essa energia – que é principalmente, mas não apenas, libidinal – será voltada contra o próprio ego frustrado,

**248**

ampliando a autoimagem negativa de si, ou se será convertida em energia repelente que estimula esse ego ferido a matar o Outro desejado (em si, simbolicamente, ou mesmo literalmente) que não lhe correspondeu, é apenas o desfecho dessa projeção inicial que faz do branco o ideal do Eu. Como diz Souza:

> Para o negro, entretanto, ser o melhor, a despeito de tudo, não lhe garante o êxito, a consecução do ideal. E que o ideal do ego do negro, que é em grande parte constituído pelos ideais dominantes, é branco. E ser branco lhe é impossível.
>
> Dilacerante, crua, cruenta descoberta...
>
> Diante da experiência do inverossímil, frente à constatação dramática da impossibilidade de realizar o ideal, o negro vislumbra duas alternativas genéricas: sucumbir às punições do superego ou lutar, lutar ainda mais, buscando encontrar novas saídas. (Souza 2021: 73)

Para ela, ainda em explícito diálogo com Fanon, a "luta" implica a rejeição dos lugares subalternizados que o branco reservou ao negro e, ao mesmo tempo, a substituição da cadeia de significantes que lhe dá legitimidade por "um novo ideal do ego que lhe configure um rosto próprio, que encarne seus valores e interesses, que tenha como referência e perspectiva a história. Um ideal construído através da militância política, lugar privilegiado de construção transformadora da história" (Souza 2021: 77). No mesmo caminho, e após analisar as consequências do racismo na afetividade de homens e mulheres negros da Martinica, Fanon afirma: "Veremos que outra solução é possível. Ela implica uma reestruturação do mundo" (Fanon [1952] 2020: 95).

Para Souza, apenas o engajamento às fileiras do movimento negro teria condição de proporcionar – a esse negro que conseguiu ascender socialmente, mas ainda esbarra nas garras da racialização – um *rosto próprio* dotado de uma "nova consciência" de autorrespeito e afirmação de dignidade. Esse *autêntico* "rosto próprio", entretanto, não está *aí*, pronto para ser desvelado, muito menos resgatado em sua essência anterior aos véus da racialização; pelo contrário, e então se compreende o título do livro, ele deve ser construído pelo ativismo em um ato de *tornar-se*, tal como em Ortiz ([1985] 2012) – mas também Márcio Barbosa –, uma autenticidade (nesse caso, negra) socialmente determinada:

> Ser negro é [...] tomar consciência do processo ideológico que, através de um discurso mítico acerca de si, engendra uma estrutura de desconhecimento que o aprisiona numa imagem alienada, na qual se reconhece. Ser negro é tomar posse dessa consciência e criar uma nova consciência que reassegure o respeito às diferenças e que reafirme uma dignidade alheia a qualquer nível de exploração.
>
> Assim, ser negro não é uma condição dada, *a priori*. É um vir a ser. Ser negro é tornar-se negro.
>
> [...] a construção de uma nova identidade é uma possibilidade que nos aponta esta dissertação, gerada a partir da voz de negros que, mais ou menos contraditória ou fragilmente, batem-se por construir uma identidade que lhes dê feições próprias, fundada, portanto, em seus interesses, transformadora da história – individual e coletiva, social e psicológica. (Souza 2021: 115–16)

Tendo esse mesmo arcabouço em tela, Rosânia do Nascimento (2019) criticou a tese que deu origem a esta publicação (Faustino 2015) por não reconhecer Neusa Santos Souza como inauguradora da recepção de *Pele negra, máscaras brancas* no Brasil. Embora a tese tenha o mérito de incluir a autora na lista dos primeiros interlocutores brasileiros de Fanon e, sobretudo, explore as implicações teóricas dessa interlocução quanto aos efeitos psíquicos do racismo, há que se concordar com Nascimento: o texto não explicitava o protagonismo de Neusa Santos Souza na recepção e popularização de um Fanon que, até aquele momento, não era conhecido pela imensa maioria dos que mencionavam o seu nome. Assim, mais uma vez, a crítica foi acolhida na presente revisão, com o intuito de fomentar novas pesquisas que possam avançar nesse sentido.

# A DIALÉTICA RADICAL DE CLÓVIS MOURA

A abordagem das possíveis relações de Clóvis Moura com Fanon esbarra nos mesmos desafios encontrados acerca de Florestan Fernandes. À exceção de *Brasil: as raízes do protesto negro*, de 1983, e do seu último livro, *Dialética radical do Brasil negro*, de 1994, não se encontram menções a Fanon em nenhum outro trabalho. Esse fato endossa a tese de Guimarães (2008: 106) de que Moura só teria conhecido Fanon no exílio. Contudo, a comparação de seu trabalho ao de Fanon rende interessantes aproximações, sobre as quais não é possível dizer – sem uma pesquisa mais exaustiva do que esta – se são resultado de uma influência indireta ou não nomeada ou se são apenas fruto de referenciais teóricos e contextos comuns.

Acrescenta-se ao debate o fato de que Clóvis Moura não apenas defendia ideias teóricas e políticas similares às de Fanon como também manteve contato com sujeitos políticos comuns ao ele. A pesquisa de Karin Sant'Anna Kössling, citada por Silva (2013a), revela que o autor era um importante "contato" do Partido Comunista Brasileiro (PCB) com o Movimento Popular de Libertação de Angola (MPLA) e com alguns brasileiros que, durante os anos da ditadura militar, se exilaram nos locais onde ocorriam guerrilhas anticoloniais, fazendo com que sua ação fosse constantemente vigiada pelos órgãos de repressão:

> O serviço de informação da Aeronáutica considerava que o ativista afrodescendente Clóvis Moura era elemento de ligação entre o MPLA e o PCB e, segundo dados apresentados entre os asilados políticos brasileiros em Portugal, mantivera contatos com um funcionário do consulado português em São Paulo. Em outro informe, também da Aeronáutica, constava que Clóvis Moura trocava correspondências com o refugiado brasileiro Américo Orlando da Costa, que transitava de Luanda (Angola) para Portugal. Esse documento mostra a atenção constante em relação aos contatos efetivos entre militantes das

guerrilhas africanas e os movimentos brasileiros. (Karin Sant'Anna Kössling apud Silva 2013a: 518)

Segundo Silva, o dado é pertinente porque Américo Orlando da Costa, antes de exilar-se, foi presidente do Teatro Popular Brasileiro e vice-presidente da Associação Cultural do Negro, além de manter contato com os movimentos de libertação das colônias portuguesas. No caso do presente estudo, a relevância do dado vem à tona quando em relação a outro: o contato de Fanon com as futuras lideranças do MPLA. Segundo as pesquisas biográficas, Fanon manteve comunicação frequente com essas lideranças – conhecidas por Moura – e, de certa forma, influenciou decisivamente o modo de atuar delas, como revela Joao Manuel Neves:

> Foi durante o Segundo Congresso de Escritores e Artistas Negros, entre 26 de março e 1º de abril de 1959 em Roma, que Frantz Fanon se reuniu com os escritores angolanos Mário de Andrade, Viriato da Cruz e Lúcio Lara no porão de um pequeno café próximo ao congresso. Andrade tinha fugido para Paris em 1954 e fazia parte do conselho editorial da revista *Présence Africaine*. Ele tinha sido um dos organizadores do Primeiro Congresso de Escritores e Artistas Negros em Paris, em setembro de 1956, época em que ocorreu também seu primeiro encontro com Fanon. No Congresso, Fanon tinha abordado o seu *paper* "Racismo e cultura", escrito enquanto ainda morava em Blida (Argélia). Os três escritores angolanos estariam entre os principais membros fundadores do MPLA, o movimento de independência formado entre o final de 1959 e meados de 1960 [...] a partir da fusão de várias organizações anticoloniais e grupos marxistas (entre eles o Partido Comunista Angolano, de Viriato da Cruz e António Jacinto, fundado em 1955), e do qual faziam parte desde elementos do pan-africanismo até antifascistas angolanos de origem europeia. (Neves 2015: 417–18)

Além dessas "coincidências biográficas", é a proximidade entre algumas importantes posições adotadas pelos dois autores que

**252**

impressiona. Em seu clássico *Rebeliões da senzala*, de 1959, mesmo ano de "Sociologia de uma revolução" (*L'an v de la Révolution Algérienne*) e do Segundo Congresso de Escritores e Artistas Negros, em Roma, Moura inaugura no debate brasileiro um tema tipicamente fanoniano: o momento em que a *coisa colonizada* se torna *humano a partir da luta*. A originalidade de Moura nesse momento foi justamente combater as teorias então em voga – inclusive na esquerda política e acadêmica –, que visualizavam no escravo (e no negro livre, em consequência) uma apatia *objetificante*. Para ele, mesmo os teóricos brasileiros mais progressistas reproduziam a máxima hegeliana de que o negro não era parte ativa da história (do Brasil), representando, portanto, uma barreira histórica:

> talvez a mais arraigada e difundida [barreira] mesmo entre os historiadores empenhados em conhecer a nossa verdade histórica e sociólogos era a de que os escravos negros, por uma série de razões psicológicas, não lutaram contra a escravidão. O processo de *acomodação* foi promovido, por esses estudiosos, à categoria de fator central da dinâmica social no Brasil. Ao invés de procurarem os arquivos, repetem estereótipos muito cômodos, frutos algumas vezes da nossa inércia mental e outras vezes produtos deliberados daqueles deformadores profissionais da nossa história.
>
> [...] Na formação da sociedade brasileira foi o escravo o elemento que durante grande tempo conseguiu estabilizar nos trópicos uma economia latifundiária e colonial, baseada na exportação de gêneros para o mercado mundial.
>
> Mas, ao mesmo tempo, foi o quilombola, o negro fugido nas suas variadas formas de comportamento, isto é, o escravo que se negava, que se transformou em uma das forças que dinamizaram a passagem de uma forma de trabalho para a outra, ou, em outras palavras, a passagem da escravidão para o trabalho livre. O escravo visto na perspectiva de um *devir*. (Moura 1981: 13–16)

# 253

No mesmo caminho, Fanon escrevia, em 1959, graças às lutas de libertação, das quais participava ativamente, que "nós assistimos, na Argélia, ao renascimento do homem" ([1959] 1968: 13). Parece pouco provável que Clóvis Moura tenha tido contato com "Sociologia de uma revolução" nessa época, já que a repressão francesa rapidamente impediu o texto de circular e não se tem notícias de ele ter sido mencionado pelo sociólogo piauiense. Mas é essa percepção da luta como o elemento impulsionador da história que mais os aproxima. Para Moura, a história do Brasil não pode ser concebida sem que se considerem as lutas negras como um dos principais elementos dinamizadores.[27] Não à toa, o que embasa a sua noção de *quilombagem* é a afirmação do negro como agente social de mudança.

Em *História do negro brasileiro* (1989), o autor repete as assertivas já presentes em *Rebeliões da senzala*: a quilombagem é um "movimento de mudança social provocado" que atuou como "força de desgaste significativa ao sistema escravista", solapou "as suas bases em diversos níveis – econômico, social e militar – e influiu poderosamente para que esse tipo de trabalho entrasse em crise e fosse substituído pelo trabalho livre" (Moura 1989: 22). É apenas nesse contexto, defende o autor, que se faz relevante equacionar a "variável cultural". Assim como em "Racismo e cultura", de 1956,

27 Em *As injustiças de Clio: o negro na historiografia brasileira* (1990), Moura classifica a racialização da "dinâmica social brasileira" como incapacidade ideológica fruto "de um pensamento que assimila e reflete uma visão desfocada da realidade étnica e social do Brasil". "Essa historiografia", continua ele, "tendo como embasamento teórico um conjunto de pensamento elitista, eurocêntrico e racista muitas vezes, jamais colocou o negro como agente histórico-social dinâmico, quer como indivíduo, quer como grupo ou segmento. Essa imagem produzida em consequência da necessidade de se instrumentalizar um pensamento capaz de dar um perfil *branco* à nossa dinâmica social, configura um dos exemplos mais típicos e significativos da incapacidade ideológica desses produtores de repensarem a nossa história a partir das classes, segmentos ou grupos oprimidos e etnicamente discriminados, e, por isto mesmo, interessados em dinamizar a sociedade na direção de novas formas de convivência social" (Moura 1990: 11).

# 254

já que "as nações que empreendem uma guerra colonial não se preocupam em comparar as culturas [...]. A submissão, no sentido mais rigoroso, da população autóctone é a principal necessidade". Mas, para que esse "gigantesco negócio comercial" seja viável "é preciso destruir [os] sistemas de referência" dos povos dominados (Fanon [1964] 2021: 72). Do mesmo modo, para Moura:

> Com a instalação de um governo despótico escravista, capaz de manter a ordem contra as manifestações da quilombagem, as suas diversas culturas foram consideradas *primitivas*, exóticas e somente consentidas enquanto estivessem sob o controle do aparelho dominador. A exteriorização desses traços culturais somente era permitida como tática de dominação social, isto é, enquanto os negros permanecessem usando-as como manifestações de uma classe dominada. Toda a estrutura desse controle cultural, nas suas diversas gradações, foi racionalizada para que os padrões dessas diversas culturas africanas fossem considerados inferiores. (Moura 1989: 34)

Mas, ainda assim, pode-se supor com coerência que essas aproximações são apenas fruto de um contexto comum de diálogos que remete à conferência de Bandung e às preocupações de parte seleta do comunismo dos países periféricos – na qual se incluem tanto as frações até então dominantes na FLN, das quais Fanon fazia parte juntamente com os intelectuais angolanos que Moura conhecia muito bem, como as frações menos influentes do PC no Brasil, das quais Moura fez parte – em equacionar cultura, identidade (nacional ou racial) e práxis revolucionária. Por sua vez, a preocupação *marxista* de ambos em afirmar que o *escravo* hegeliano só alcança a liberdade universal na história por meio da luta, e não da submissão ao trabalho *alienado*, é um aspecto que merece destaque nessa arriscada aproximação.

De todo modo, é apenas em 1983 – coincidentemente, como vimos, o mesmo ano da publicação brasileira de *Pele negra, máscaras brancas*, de Frantz Fanon, e de *Tornar-se negro*, de Neusa

Santos Souza – que o autor faz menção explícita a Fanon, reservando-lhe a epígrafe de *Brasil: as raízes do protesto negro*.[28] Essa destacada referência – que remete ao primeiro parágrafo do segundo capítulo de *Pele negra, máscaras brancas* – não parece ser gratuita, na medida em que se localiza, segundo o autor, no encerramento do ciclo iniciado com *Rebeliões da senzala*, em que buscou denunciar o preconceito vivido pelo negro e, ao mesmo tempo, a sua participação ativa "nas camadas e segmentos realmente democráticos do País" (Moura 1983: 9). Daí o destaque do título ao "protesto negro" e a sua riqueza de exemplos à atuação deste como dinamizador da história.

Mas é no oitavo capítulo, intitulado "Os dilemas da negritude" – escrito com base nas observações do autor durante a reunião Negritude e América Latina, realizada em Dacar entre os dias 7 e 14 de 1974 –, que as proximidades com Fanon aparecem de modo mais explícito. Ao longo da análise, que remete ao surgimento e à consolidação do movimento de negritude internacional, Moura tece duras críticas aos rumos que ele vinha tomando entre os militantes brasileiros. As suas críticas a figuras de grande expressão – como Abdias do Nascimento e outros intelectuais ligados ao Teatro Experimental do Negro (TEN) –, que ele classifica como "aristocratização elitista" do movimento de negritude, são muito parecidas com as críticas endereçadas por Fanon ao movimento francófono. Enquanto Fanon repreende severamente o "farisaísmo" do movimento de negritude durante o Segundo Con-

---

**28** No início do livro, antecedendo a introdução, pode-se ler: "O homem é um movimento para o mundo e para o seu semelhante. Movimento de agressividade, que engendra a sujeição ou a conquista; movimento de amor, entrega, termo final do que se convencionou chamar de orientação ética. Toda a consciência parece poder manifestar, simultaneamente ou alternativamente, estas duas componentes. Energeticamente, o ser amado apoiar-me-á no assumir da minha virilidade, enquanto que o cuidado de merecer a admiração ou o amor do outro tecerá ao longo de minha visão do mundo uma superestrutura valorizante" (Frantz Fanon apud Moura 1983: 7).

# 256

gresso de Escritores e Artistas Negros, em Roma, afirmando ser um erro, "aliás, dificilmente sustentável, [...] tentar invenções culturais, revalorizar a cultura autóctone no quadro da dominação colonial" (Fanon [1961] 2010: 279), Moura argumenta que, se a negritude se resumisse a "uma atitude psicológica de revolta inconsciente e vaga de negros intelectuais frustrados no mundo dos brancos", ela não teria "nenhuma validade científica perdendo-se entre as milhares de vozes sem eco no imenso deserto do protesto social não conscientizado" (Moura 1983: 100).

Não é que a sua crítica rejeite a negritude como "instrumento de conhecimento válido" (Moura 1983: 100); pelo contrário, defende o autor, ela deveria ser orientada de forma a generalizar as contradições da sociedade opressiva, visibilizando o seu lado mais irracional. Mas esse processo, segundo argumenta – mais uma vez, de forma muito semelhante a Fanon –, só se consolidou com o encontro "dialético" do movimento de negritude com as lutas populares e prático-revolucionárias de libertação nacional. No entanto, lamenta, desse movimento chega ao Brasil apenas sua expressão mais conservadora:

> Vindo do movimento chamado da Sorbonne, a primeira manifestação da negritude no Brasil colocou em discussão os mesmos princípios a que nos referimos, fazendo com que, sem maior processo de filtragem, os negros que desejavam uma ideologia desalienadora assimilassem a negritude como nos foi injetada inicialmente da Europa. Mas, enquanto para os africanos, em consequência do processo de luta dos seus povos contra o colonialismo, o conceito de negritude teve de se descongelar e adquirir novos contornos ou ser mesmo negado, no Brasil não havendo tal motivo polarizador (a *práxis* política) a negritude ficou praticamente estagnada naquelas categorias aristocratizantes que a originaram na Europa e era praticada por uma elite negra. (Moura 1983: 102)

Para Moura, a expressão mais visível dessa elite negra aristocratizada no período anterior ao surgimento do MNU é o Teatro Experimental do Negro, liderado por Abdias do Nascimento, em sua busca por *grupoterapia*, de "adestrar homens de cor nos estilos de comportamento de classe média superior" (Guerreiro Ramos apud Moura 1983: 103) em vez de buscar encontrar a "grande massa marginalizada das favelas" para elevar a contestação ao nível do dinamismo social (Moura 1983: 104). A ausência não apenas do povo mas também de um contexto de lutas que dissolvesse a aristocratização elitista em um movimento dinâmico de mudança social teria levado a negritude brasileira aos mesmos dilemas esterilizantes vivenciados pelo nacionalismo africano, criticados por Fanon em *Os condenados da terra*:

> O nacionalismo, se não é explicado, enriquecido e aprofundado, se não se transforma muito rapidamente em consciência política e social, em humanismo, leva a um impasse. A direção burguesa dos países subdesenvolvidos encerra a consciência nacional num formalismo esterilizante. (Fanon [1961] 2010: 234)

Essa crítica à elitização da negritude retorna ainda mais aguda em *Dialética radical do Brasil negro* (1994), no qual Moura traz Fanon ao debate para explicar essa *aristocratização* como "falta de uma ideologia mais abrangente, dinâmico/radical (revolucionária)" por parte dos jovens negros de classe média, que a protagonizam. Para ele, em suas pesquisas, esses jovens, de um lado, "exaltam a negritude, sem contudo, conceituar objetivamente o que entendem pelo termo", e, de outro, manifestam a sua "agressividade simbólica" a partir da sua autoafirmação, "na medida em que se realizam sexualmente com brancas", como argumenta:

> Frantz Fanon retrata, ao nosso ver, de forma magistral a introjeção dos valores brancos na ânsia do negro de ter relações com uma branca: "Desposo a cultura branca, a beleza branca, a brancura branca. Nesses seios brancos que as minhas mãos ubiquitárias acariciam, é a civilização e a dignidade brancas que faço minhas".

# 258

> Isto quer dizer que a ansiedade por não ser branco e se compensar não apenas sexualmente, mas em todos os níveis da sua personalidade mutilada, por isso mesmo, nesses jovens negros da classe média, há uma espécie de ritual de iniciação sexual: possuir uma branca, uma *gringa* a qual a partir daí passa a ser procurada por outros negros jovens, porque já iniciada no jogo sexual interétnico, na medida em que cada um transmite (possivelmente de forma exagerada e fantasiosa) seu comportamento como parceira de cama. (Moura 1994: 218; grifo do original)

Apesar da referência explícita a Fanon se resumir a essa passagem, é possível reconhecer alusões em outros trechos do texto, que parecem ecoar aspectos importantes do pensamento fanoniano, por exemplo a "epidermização [da] inferioridade", a "cissiparidade" e o "duplo narcisismo" (Fanon [1952] 2020: 25, 31, 23), como se pode notar na tipologia do comportamento predominante do negro metropolitano, apresentado por Moura:

> SUBALTERNIDADE – Concordância com os espaços que lhe são conferidos. Tendência a uma moral puritana. Reconhecimento de que no Brasil há uma democracia racial. Negação de que já foram discriminados como negros alguma vez.
>
> AMBIGUIDADE – Excesso de etiqueta. Verbalização oposta ao pensamento. Ironia disfarçada em elogio. *Malandragem* nas relações com o branco.
>
> AGRESSIVIDADE – 1) Agressividade física: criminalidade, comportamento marginal; uso de drogas (maconha); 2) Agressividade simbólica: exibicionismo nos trajes (muitas vezes *africanos*). Exibicionismo nas atitudes sociais e regras de etiqueta em reuniões. Exibicionismo do seu poder econômico (externo) principalmente em espaços *brancos*; 3) Agressividade sexual: exibição de brancas em lugares públicos como objeto sexual. Subestimação da mulher negra sexual e socialmente. Subestimação do homem branco. Comportamento fálico com a mulher branca; 4) Agressividade compensada: agressividade simbó-

lica que se compensa em frequentar grupos sociais brancos e neles mostrar tipos de agressividade e atitudes *exóticas*; 5) Agressividade econômica: exibição de *status* de negro rico em vários níveis, inclusive casando-se com mulher branca.

ANSIEDADE – Sentimento que se apodera dos negros todas as vezes que têm de transpor espaços sociais desconhecidos. Ele, paradoxalmente ou poderá transformar-se em agressividade, tudo dependendo da reação dos grupos que compõe o espaço. Se for de rejeição, o negro ou pode cair na subalternidade, aceitando o comportamento do outro agente social, poderá partir para atitudes agressivas ou procurar segurança (proteção) via forças mágicas aderindo a religiões salvacionistas. (Moura 1994: 216–17; grifos do original)

Do mesmo modo, a sua reflexão sobre os *grupos específicos e diferenciados* lembra muito a afirmação fanoniana segundo a qual "é o branco que cria o negro, mas o negro que cria a negritude" (Fanon [1959] 1968). Na terceira parte do célebre *O negro, de bom escravo a mau cidadão?*, editado originalmente em 1977, Clóvis Moura mobiliza o conceito de classe em-si e para-si, tal como proposto pela dialética materialista, para pensar a identidade racial como histórica e relacional. A dimensão relacional se expressaria no fato de que o negro não existe em si, mas apenas na relação com o racismo, ou seja, o racista o *cria* ao diferenciá-lo do todo nacional, objetificando-o e excluindo-o dos direitos sociais existentes na sociedade. No entanto, as pessoas desse grupo, outrora diferenciado, recusam o *status* de objeto e se afirmam como sujeitos históricos quando reconhecem a sua negritude ao invés de ignorá-la (Moura 2021).

# A RETOMADA DE FANON NO SÉCULO XXI

A recepção de Fanon no Brasil no século XX, tanto pelos intelectuais ligados à esquerda católica ou revolucionária como por aqueles mais diretamente vinculados ao movimento negro contemporâneo, deu-se em torno do pressuposto da autenticidade e da identidade. Mesmo nos casos em que a significação identitária aparece mais vinculada a uma perspectiva de *devir*, a identidade – negra ou nacional – é tomada como horizonte *a ser* inventado, preservado ou defendido dos ataques coloniais em uma operação que concebe o colonizador e o colonizado como entidades antinômicas. No entanto, a percepção dessa antinomia foi estruturalmente fissurada, ao longo das duas primeiras décadas do século XXI, pela chegada ao Brasil do pensamento pós-colonial, assim como da filosofia da diferença nele implícita.

Ao mesmo tempo, é mister reconhecer que a chegada do pensamento pós-colonial foi uma das grandes responsáveis pela retomada de Fanon no presente século, após um período de quase três décadas de ostracismo. Acrescem-se a esse fator outros dois elementos sociológicos fundamentais. Em primeiro lugar, as políticas de ações afirmativas na educação superior resultaram em um aumento expressivo nas vagas ocupadas por estudantes negros/as e indígenas, fato que impulsionou, no médio prazo, um maior interesse pela tematização do racismo e pela produção intelectual de pensadores/as negros/as. Em segundo lugar, a publicação do célebre e já mencionado artigo de Antonio Sérgio Alfredo Guimarães sobre a recepção de Fanon no Brasil, em 2008, consolidou a sensação de estarmos falando de um velho conhecido que ainda nos era estranho.

Até a primeira metade do ano de 2015, quando se encerrou a coleta de dados do estudo que deu origem à presente publicação, era possível observar um aumento significativo de trabalhos acadêmicos voltados à obra de Fanon quando em comparação com o ano do artigo de Guimarães. Enquanto este pôde identificar três artigos sobre Fanon no século XXI,[29] foi-me possível encontrar 38 trabalhos, entre artigos, teses e dissertações (Faustino 2015). No entanto, após a publicação da pesquisa no repositório de teses do Programa de Pós-Graduação em Sociologia da UFSCar, o campo de estudos fanonianos no Brasil foi alterado quantitativa e qualitativamente, complexificando-se a um nível tal que a sua tematização exigiria a operacionalização rigorosa de novos estudos e reflexões que transcenderiam em muito o alcance da pesquisa já realizada. Assim, serão apresentados a seguir o mapeamento e a sistematização da coleta realizada até 2015, sabidamente carente de uma atualização a ser realizada em futuros estudos.

## OS ESTUDOS PÓS-COLONIAIS NO BRASIL E A PERCEPÇÃO DO "COLONIAL" COMO DISCURSO

A recepção dos estudos pós-coloniais no Brasil se deparou com um cenário disputado por duas vertentes distintas. De um lado, as reflexões que apostam no fortalecimento da *identidade negra* como estratégia antitética ao racismo e à discriminação e, do outro, as reflexões que recusam a primeira posição, argumentando pela inexistência, no Brasil, de um sistema de classificação *racial* polar tal como observado nos Estados Unidos. O primeiro grupo, nomeado por Sérgio Costa (2006b) como *estudos raciais*, identifica as reações à sua agência como expressão do racismo epistêmico ou institucionalizado. Já o segundo, nomeado pelo mesmo autor como *éthos nacional*, identifica na posição anterior a importação de um modelo (imperialista) de pensar a cultura brasileira que desconsideraria seus pontos de contato e diálogos, ameaçando, portanto, o que o Brasil teria de mais genuíno: a *identidade nacional*.

---

**29** Guimarães (2008) elenca os seguintes trabalhos: Costa (2006a); Cunha (2002); Cabaço e Chaves (2004).

# 262

É, primeiramente, em meio a essa disputa que o pensamento de Fanon será reivindicado pelos pensadores brasileiros anfitriões dos estudos pós-coloniais. O debate sobre o colonialismo ou pós-colonialismo será colocado ora para sustentar posições relacionadas ao racismo, ao movimento negro e à cultura negra, ora para pensar a própria condição subalterna da produção de conhecimento brasileiro em comparação com os grandes centros modernos do poder. O estudo de Costa (2006b) é emblemático porque, de um lado, busca oferecer uma reflexão que recusa o binarismo implícito nas identidades nacional e racial (negra) e, de outro, contesta o próprio binarismo que legitima a já mencionada disputa. Dessa forma, procura articular a denúncia do racismo e as reivindicações dos grupos social e historicamente discriminados – que para ele não são meros mimetismos de demandas estrangeiras, mas antes expressão de articulações transnacionais – com o reconhecimento das particularidades culturais brasileiras.

Nessa esteira, o estudo de Fanon será tomado por outros autores como elemento central para pensar a articulação entre as demandas de reconhecimento dos grupos subalternizados e o discurso da nação. No trabalho de Liana Lewis (2014), Fanon é chamado ao debate para referendar os anseios de Benedict Anderson (2008) de nação como *comunidade imaginada*. A nação (ou melhor, a ideia de nação) brasileira teria sido erigida a partir da negação discursiva dos conflitos raciais e, em consequência disso, afirma-se uma unidade em que o negro seria reconhecido como sujeito. À matriz freyriana desse discurso Lewis contrapõe o projeto de futuro de Fanon, em que a afirmação da identidade negra – e a subsequente crítica da ideia de unidade nacional – possibilita a construção de uma democracia racial de fato.

A pergunta que se pode fazer, com base nesses mesmos pressupostos, é se a afirmação de tal identidade negra – articulada nos interstícios do discurso nacional ou como seu contraponto – não reproduziria, em menor escala, os mesmos dilemas apontados por Anderson. A resposta de Rocío Castro Kustner (2000) a essa pergunta é positiva. Para ela, a construção de identidades se pauta sempre por uma normalidade fictícia que resulta na negação das diferenças. Nesse sentido, apoia-se em Fanon não para advogar pela identidade, mas para mostrar como ela se articula com redes de poder e interesses que negariam as diferenças.

Outros estudos buscarão relacionar essas duas dimensões de subalternidade: a *racial* e a *nacional*. Em seu artigo "Subalterno quem, cara pálida? Apontamentos às margens sobre pós-colonialismos, feminismos e estudos *queer*" (2012), Larissa Pelúcio evoca a crítica fanoniana ao *discurso colonial* para abrir um diálogo crítico com o campo em que se posiciona. Os estudos pós-coloniais, o feminismo e a teoria *queer*, em suas origens anglófonas, são interrogados em sua capacidade de expressar os saberes produzidos fora dos grandes centros hegemônicos de poder. Além disso, em uma aproximação muito evidente com os estudos decoloniais, a autora denuncia o fechamento – tanto das universidades estrangeiras como das brasileiras – aos saberes produzidos no Sul Global; daí o título provocativo do artigo, com sua visível menção a *Pode o subalterno falar?*, de Gayatri Spivak.

Já Ella Shohat e Robert Stam, em uma entrevista concedida a Emanuelle Santos e Patricia Schor (2013) para a revista *Estudos Feministas*, discordam da polarização Norte/Sul de produção e circulação de conhecimento para reivindicar o caráter transnacional da teoria pós-colonial, dos estudos críticos de raça e dos estudos multiculturais. Para eles, a contribuição de Fanon estaria justamente na crítica aos "pontos cegos do nacionalismo", abrindo brecha, portanto, a um pensamento pós-nacional.

Num outro caminho, mas também tendo em vista a polarização entre raça e nação, bem como as possibilidades de articulação do núcleo de cada um dos argumentos, Valter Silvério (2013) propõe pensar a contribuição de Fanon em três aspectos inter-relacionados, a saber: a racialização, o multiculturalismo insurgente e a perspectiva da diáspora. O primeiro aspecto tem origem nas reflexões de Fanon sobre colonialismo, racismo e racialização.

**264**

Para ele, o autor martinicano revela o caráter mutante do racismo ao identificar a substituição da biologia pela cultura nos argumentos utilizados para transformar a população dominada em objeto do colonizador após a Segunda Guerra Mundial. Essa mutação, que também aparece nas formulações estadunidenses do *new racism* [novo racismo], colocaria a necessidade de pensar o racismo para além da ideia biológica de raça, avançando para uma reflexão atenta aos jogos de representação implícitos na simbolização do processo de luta e poder social. Nesse sentido, argumenta o autor, a ideia de racialização proposta por Fanon permitiria apreender adequadamente esses novos sentidos.

O segundo aspecto destacado por Valter Silvério em Fanon versa sobre a relação entre igualdade e diferença, implícitas às reflexões sobre o reconhecimento. Para o autor, tanto o nacionalismo como o multiculturalismo, em suas aspirações igualitárias, resumem-se a afirmar, por um lado, uma diferença desprovida de historicidade e, por outro lado, uma prerrogativa de unidade que apaga as diferenças, resultando em posições normatizadoras que, em última instância, atuam como dissimulação das prerrogativas de poder. Para fazer frente a essas posições normativas, que ele nomeia como *multiculturalismo essencializante*, Silvério (1999b) propõe, a partir de sua leitura de Fanon e Kobena Mercer, um *multiculturalismo insurgente*, que se apoie em uma noção radical de democracia em torno de diferenças não excludentes ou fixadas, mas constantemente atualizadas por uma luta aberta.

É a partir desse momento que a terceira dimensão do debate vem à tona. Para Silvério, a atuação do movimento negro contemporâneo provocou um deslocamento nas formas como a sociedade brasileira se autorrepresenta, abrindo a possibilidade de ir além das polarizações entre universalismo/diferencialismo, raça/nação e nacional/internacional. Nesse sentido, mais uma vez, a perspectiva fanoniana, como argumenta, possibilitaria pensar a agência política e cultural (antirracista) nacional em suas possibilidades de cooperação com outras agendas realizadas no âmbito do continente africano; equacionar a influência da cultura africana na formação nacional, sem, contudo, diluí-la na brasilidade ou exaltar uma particularidade fixa e essencial; reconhecer o caráter não unitário e contingente do movimento negro e suas genealogias. A essa última proposição Silvério nomeia, em diálogo com Brah (1996), perspectiva da diáspora (Silvério 2013).

O ponto que une todos os autores aqui elencados é a percepção de Fanon como precursor de uma perspectiva que se pauta pelo caráter deslizante da significação identitária e, sobretudo, a aproximação de sua crítica das reflexões sobre *racismo* e *discurso* presentes em Foucault. Em Souza (1992), Cunha (2002), Alzilene Silva (2013), Santos e Schor (2013) e Nádia Silva (2014), essa aproximação fica mais evidente, especialmente no caso da última autora, para quem a formulação adquire uma expressão mais estruturada. Em seu estudo, Fanon teria contribuído para pensar o *colonialismo epistêmico* que afeta, especialmente, a produção de conhecimento das ciências sociais ocidentais. Esse colonialismo, segundo argumenta, deve ser questionado por uma postura descolonizadora que desconstrua o eurocentrismo a partir da visibilização dos saberes sujeitados.

Assim como na literatura de língua inglesa, o pioneirismo da prerrogativa pós-colonial em retomar e difundir o pensamento de Fanon no Brasil não a isenta de críticas e reações. É bem verdade que essas reações não parecem se dar tão abertamente como na literatura da primeira recepção, e, em geral, pode-se sugerir que a ausência de um confronto declarado seja expressão do caráter ainda em consolidação dessa perspectiva teórica na academia. De todo modo, tal abordagem representou uma novidade em relação à recepção de Fanon no Brasil ao introduzir a crítica à perspectiva de autenticidade e identidade, substituindo-a por reflexões que apontam para o caráter fragmentado do sujeito e do discurso.

Outros autores, mais ou menos influenciados pelo pensamento pós-colonial, retomaram Fanon para problematizar a *masculinidade negra* (Ribeiro 2015; Rosa 2006; Guimarães 2013), o hibridismo da cultura (Kustner 2000; Rosa 2004) e a literatura pós-colonial no Brasil ou nos países africanos de língua portuguesa (Prado 2009; Campos 2009; Rodrigues 2012; Souza 1992; Otinta 2008). Como veremos, embora seja numericamente mais importante (25 trabalhos) que as outras, essa vertente não é a única a retomar o pensamento de Fanon e a propor embates teóricos a partir dele. Vejamos como esses embates se dão.

## A IDENTIDADE NEGRA E A AFIRMAÇÃO DA NEGRITUDE

Entre os trabalhos identificados, há um conjunto de estudos que tem mobilizado o pensamento de Frantz Fanon para uma crítica ao racismo antinegro a partir de uma noção que se aproxima daquilo que foi nomeado como *autenticidade negra*, ou seja, que vê o resgate ou a afirmação – e não a desconstrução, como é o caso do pensamento pós-colonial – da *identidade negra* como estratégia e horizonte final do antirracismo. Para fins sociológicos, foi extremamente relevante reuni-los em um grupo analítico de modo a explicitar as perspectivas teóricas que os estruturam sem, contudo, perder de vista que eles não constituem um grupo político e/ou teórico em si.

Nesse grupo analítico é possível identificar um núcleo de pensadores que mantêm uma fidelidade não declarada à perspectiva da *autenticidade negra* e outro que, mesmo partindo dela, se aproxima da abordagem pós-colonial para identificar nas posições de Fanon um tensionamento em relação a essa perspectiva, sem que isso implique ruptura com seus pressupostos, e sim sua radicalização.

Em artigo intitulado "Homi Bhabha leitor de Frantz Fanon: acerca da prerrogativa pós-colonial" (2012a), Muryatan Santana Barbosa considera a leitura de Fanon realizada por Bhabha – e, em decorrência, pelo conjunto de autores consagrados como pós-coloniais – um esforço intelectual que "interpreta" Fanon segundo objetivos próprios, atribuindo-lhe, portanto, elementos que, embora ausentes em suas preocupações originais, são caros às vertentes tributárias do pós-estruturalismo e do irracionalismo pós-moderno. Segundo Barbosa, diferentemente de Bhabha, a lógica implícita no colonialismo, para Fanon, não é a da *enunciação* foucaultiano-derridiana, e sim a da *história*. Isso significa, portanto, que a desconsideração do humanismo terceiro-mundista como força transformadora representaria não apenas uma distorção das propostas fanonianas mas também, principalmente, o abandono da busca pela superação – via práxis política – dos problemas apontados por Fanon.

É conveniente ressaltar que a crítica declarada de Barbosa não se estende aos demais autores entendidos como pós-coloniais. Ainda assim, é emblemática das diferenças que esboçam, uma vez que entre esses autores o *racismo* e a *identidade negra* são problematizados a partir daquilo que Sérgio Costa define como *estudos raciais*. Ou seja, para o grupo como um todo, a contribuição de Fanon apontaria não para a dissolução dos binarismos (branco/negro, colonizador/colonizado), e sim para a afirmação identitária outrora negada.

O primeiro subgrupo identifica em Fanon a crítica a um colonialismo que aliena o negro de *si* próprio. Tanto para Alcides Lima (2014) como para Mário Augusto Medeiros da Silva (2012, 2013a, 2013b), Renato Noguera (2015), Alberti e Pereira (2007b) e Ivo Queiroz (2013), existe um sujeito unificado – o negro, no caso – que é forçado a abrir mão de sua identidade em decorrência do conjunto de forças coloniais. A luta política dos *condenados*, nesses termos, é apresentada como a afirmação antitética dos elementos culturais e estéticos que foram historicamente negados pelo colonialismo no Brasil.

O trabalho de Queiroz é, entre todos, o que mergulha mais a fundo nas reflexões de Fanon para problematizar os processos que renegam a possibilidade de o negro ser reconhecido como sujeito produtor de conhecimento. Em sua tese de doutorado, o autor opta por tomar Fanon como referencial teórico privilegiado para analisar as dimensões coloniais implícitas no design tecnológico moderno. É bem verdade que seus caminhos em direção a Fanon foram bastante influenciados pela literatura decolonial, fartamente apresentada ao longo da tese, mas o ponto que permeia sua reflexão – e, por isso, a opção por apresentá-lo nesse grupo – é a busca por afirmar o negro como sujeito (Queiroz 2013).

Já o outro subgrupo reconhece as divergências de Fanon com o movimento de negritude cultural, mas, apesar disso, identifica nas críticas do autor não os elementos que o refutam, e sim aqueles que o levam à radicalização. Os sentidos dessa radicalização variam consideravelmente a depender do lócus teórico de cada estudo. Enquanto Durão (2013) se aproxima do pensamento pós-colonial para visualizar na negritude de Fanon uma recusa ao essencialismo – tal como proposto por Benedict Anderson e Stuart Hall –, Venâncio (2014), Pereira (2012), Reis (2012) e meus próprios trabalhos (Faustino 2013a, 2013b, 2014) identificam a radicalidade de Fanon em suas aspirações por uma práxis revolucionária construída a partir do contato entre os intelectuais da cultura e o povo *condenado*.

No meu caso, é possível encontrar dois temas bastante familiares aos estudos pós-coloniais: a articulação de uma crítica à negritude, em "A emoção é negra, a razão é helênica? Considerações fanonianas sobre a (des)universalização do 'Ser' negro", e a construção das representações hegemônicas da *masculinidade negra*, em "O pênis sem o falo: algumas reflexões sobre homens negros, masculinidades e racismo" (Faustino 2013b, 2014). Os artigos se distanciam dos estudos pós-coloniais, contudo, ao aderir a um aspecto nestes considerado mormente problemático: o (novo) humanismo de Fanon.

# O PENSAMENTO DECOLONIAL E O LÓCUS LATINO-AMERICANO DE PRODUÇÃO DE SABER

De acordo com Fernando Filgueiras, "o aprimoramento recente da sociologia latino-americana caminha no sentido de reforçar e valorizar a produção científica própria" (2012: 361). Isso significa, por um lado, a contraposição e/ou *tradução* dos conhecimentos produzidos nos centros globais de poder e, por outro lado, a busca pela redescoberta de autores e epistemes latino-americanos. Nesse sentido, os artigos dessa vertente retomam o pensamento de Fanon, reconfigurando o antagonismo colonizador/colonizado para a polaridade geográfica Norte/Sul, de modo a problematizar a desvalorização dos saberes produzidos no Sul Global – na América Latina, em geral, e no Brasil, em particular –, exaltando a produção intelectual de autores *autóctones*.

Um exemplo de contraposição e tradução teórica empreendida é a crítica aos – e, ao mesmo tempo, inspiração nos – cânones teóricos que problematizaram a subalternidade. Entre eles, o pensamento pós-colonial, em sua vinculação pós-estruturalista, e o marxismo, em suas expressões eurocêntricas e universalistas. Como já foi discutido anteriormente, o giro decolonial encara com desconfiança os pressupostos da *différance* e da enunciação, estruturantes da abordagem pós-colonial. Para os pensadores decoloniais, a modernidade deveria ser pensada como processo histórico necessariamente vinculado às tramas da colonialidade, e esta, por sua vez, encarada como elemento constitutivo do padrão mundial de poder capitalista, a partir de suas imposições subjetivas, materiais e culturais.

Para os autores *decoloniais*, enquanto o pensamento pós-colonial ignora os problemas relacionados à colonialidade do poder, próprios do sistema-mundo capitalista contemporâneo, o marxismo ignora a dimensão cultural dessa colonialidade; assim, ambos matariam – cada um a partir de seu foco – a polarização ocidental entre corpo/alma, cultura/economia, razão/emoção (Grosfoguel 2013). Essas críticas não significam a recusa completa de tais *epistemes*, consideradas por eles como ocidentais, mas o anúncio de uma crítica que busque superar os seus pontos cegos. É nesse sentido que Grosfoguel define a sociedade contemporânea – de acordo com as contribuições de Fanon, Dussel, Wallerstein e Quijano – como "sistema-mundo euro-norte-americano/capitalista/patriarcal/moderno/colonial" (Grosfoguel 2008).

Outro ponto de tensão com a abordagem pós-colonial está no trato que ela – principalmente na literatura de língua inglesa – reserva à identidade e à identificação. Um exemplo desse debate é a noção de *antiessencialismo moderado*, de Grosfoguel. Em seu texto apresentado no IV Seminário do Programa de Pós-Graduação em Sociologia da UFSCar em 2013, o autor reconhece a importância da *desconstrução, desessencialização* e *destotalização* dos métodos e da episteme, tal como sugerido pelo pós-estruturalismo, mas alerta para os limites geográficos desses processos: nos países de colonização inglesa, de modelo segregacionista, falar em hibridismo ou em desessencialização pode ser extremamente subversivo, mas numa região como a América Latina, em que a colonização ibérica se deu pela via da assimilação, a guerra contra a essencialização não se volta ao *status quo*, mas aos movimentos identitários, convertendo-se, assim, numa crítica reacionária.

Para os autores que propõem a decolonialidade, os cânones do pós-estruturalismo estariam empreendendo a descolonização de sua trajetória a partir de um lugar privilegiado (a zona do ser), em que a humanidade do subalterno não é questionada e as possibilidades de fala, mesmo que solapadas, estão garantidas (Grosfoguel 2008; Maldonado-Torres 2008; Ballestrin 2013; Pelúcio 2012; Castro 2011). Observa-se aqui que a perspectiva foucaultiana do lócus da enunciação é a prerrogativa central para a denúncia do que nomeiam "geografia da razão ou do conhecimento". Trata-se, nos termos fanonianos, de identificar e denunciar a imposição e a interiorização dos saberes coloniais – produzidos, legitimados e veiculados pelos grandes centros de poder colonial/patriarcal/capitalista modernos e, ao mesmo tempo, valorizar os saberes sujeitados produzidos no Sul do poder.

Nesse caminho, Pelúcio (2012) questiona a dificuldade de circulação dos saberes produzidos por intelectuais brasileiros nos grandes centros de poder, bem como a pouca aceitação desses autores na própria academia brasileira, como expressão dessa colonialidade. Por isso, começa-se a visualizar, no âmbito dessa literatura, a identificação de autores brasileiros afinados com a perspectiva decolonial.

## MARXISMO E EXISTENCIALISMO: A PRÁXIS REVOLUCIONÁRIA E O HUMANISMO RADICAL

Os trabalhos que enfatizam a *luta de classes*, a *práxis revolucionária* e o *humanismo radical* em Fanon configuram um núcleo específico de estudos. É verdade que o trabalho de autores como José Maria Nunes Pereira, Muryatan Santana Barbosa, Raissa Brescia dos Reis, José Carlos Venâncio e o meu próprio também poderiam ser alocados neste bloco, mas a centralidade que atribuem à temática das questões de raça e negritude no pensamento de Fanon os diferenciam relativamente do conjunto de autores apresentados a seguir.

Nessa vertente de orientação assumidamente marxista ou existencialista, de um lado estão os autores que reivindicam o caráter prático e revolucionário das proposições de Fanon como central para seu entendimento e, do outro, o grupo que enfatiza sua vinculação com o humanismo radical. Os trabalhos de Immanuel Wallerstein (2008), Danilo Fonseca (2015) e Walter Lippold (2005) tomam *Os condenados da terra* como fonte privilegiada para compreender a obra de Fanon. Embora Fonseca dê mais atenção ao prefácio escrito por Sartre, Lippold e Wallerstein aprofundam as reflexões fanonianas, destacando suas posições terceiro-mundistas.

# 272

Wallerstein indica como elementos atuais para entender Fanon no século XXI suas reflexões sobre violência e luta de classes, assim como a afirmação da identidade, e Lippold, ainda que destaque a relação entre Fanon e a negritude, atribui importância à práxis revolucionária como resposta fanoniana ao racismo sistêmico e internalizado, dada a ênfase atribuída ao racismo como dimensão colonial contemporânea.

Já os trabalhos de Marcos Lima (2008), Marco Antonio Arantes (2011), Caio Soares (2010) e Jane Anna Gordon (2011) enfatizam os vínculos de Fanon com um humanismo radical. Mais do que uma classificação estrita, a reunião desses autores em um grupo se deve ao modo como posicionam o pensamento de Fanon no debate contemporâneo. Lima aproxima Fanon do humanismo de Edward Said, enfatizando as contribuições do primeiro para as formulações do segundo. Arantes e Soares associam Fanon ao humanismo radical de Sartre, e J. A. Gordon, à vontade geral de Rousseau.

Rousseau teria oferecido a Fanon questões abertas – mas não resolvidas –, a saber: como estruturar uma sociedade *de baixo para cima* a partir da articulação de interesses diversos sem, contudo, calar as diferenças inerentes à arena pública? Para Gordon, a diferença que Fanon estabelece entre consciência nacional e nacionalismo, optando pela primeira – como articulação aberta e processual de interesses diversos em um determinado tempo e espaço –, é semelhante e, ao mesmo tempo, superior à distinção de Rousseau entre *vontade geral* e *vontade em geral*. Quanto a Fanon, a primeira – a consciência nacional – expressa genuinamente a posição que defende, ao passo que a segunda – a nacionalização –, combatida por ele, seria a tentativa de imposição de agendas universalizantes em favor de benefícios particulares. Para Lima, Arantes, Soares e Gordon, a superioridade de Fanon estaria na possibilidade de articular de maneira mais complexa os interesses individuais e coletivos no interior de um projeto político.

Por fim, ainda nos marcos desse bloco analítico, é válido mencionar o Coletivo Fanon (coletivofanon.blogspot.com.br), uma articulação política gaúcha que agrega professores e estudantes interessados em ler e difundir a obra de Frantz Fanon, e os trabalhos – publicados após o mapeamento – de Cahen (2018), Loureiro (2018), Manoel e Landi (2020), João Carvalho (2020), Maria Stella Martins Silva D'Agostini (2019), Douglas Barros (2019), Barbosa (2020) e Walter Lippold (2021).

## O ÉTHOS NACIONAL

Outro grupo de autores identifica em Fanon argumentos que desautorizariam a reivindicação de uma identidade étnica/racial e, ao mesmo tempo, apontariam para um elogio à mestiçagem. Os trabalhos de Rocío Castro Kustner e Renata Rosa, apesar de terem sido classificados sobretudo no grupo de pensadores pós-coloniais, aproximam-se dessa perspectiva. Kustner (2000), por exemplo, identifica nos *discursos* de classe, raça e gênero a conformação de uma identidade fictícia que apaga as diferenças. Entretanto, aproxima-se das prerrogativas da identidade nacional ao eleger como foco do seu estudo o jovem brasileiro e os seus dilemas relacionados à violência.

Já Rosa (2004) retoma as proposições de Bhabha sobre as fronteiras para criticar o *discurso* de identidade negra mobilizado pelos nacionalistas haitianos contra a recente ocupação francesa. Para ela, o discurso antifrancês em voga no Haiti – que remete ao célebre haitiano Jean Price-Mars, articulador do movimento de negritude internacional – aponta erroneamente para uma fronteira racial fixa que oporia haitianos e franceses. Assim, elogia Fanon em sua crítica às fronteiras fixas da significação e o associa à forma como a identidade nacional se configura na Martinica e na Dominica, tendo a França como parte de si ao invés de como um contraponto. Curioso ainda é que, para ela, a reflexão de Fanon sobre Mayotte Capécia representaria um elogio à mestiçagem cultural e biológica, bem como a aproximação ao diferente.

# 274

No mesmo caminho, Heloisa Toller Gomes (2006) retoma o trabalho de autores como Édouard Glissant, Homi Bhabha, Paul Gilroy e Néstor García Canclini para identificar o elogio ao híbrido em Frantz Fanon. As reflexões de Bhabha sobre a relação especular eu/outro em Fanon são o pano de fundo de uma abordagem que aproxima Fanon de Darcy Ribeiro, identificando ambos como autores da alteridade.

Já o trabalho de Andreola (2007) retoma Fanon por intermédio do prefácio de Sartre para associá-lo – ora por influência, ora por afinidade de preocupações – a autores como Darcy Ribeiro, Florestan Fernandes e Paulo Freire. Nestes, argumenta o autor, a polarização colonizador/colonizado oferece subsídios para questionar a forma (colonizada) da universidade brasileira, ao adotar acriticamente – e, por vezes, sem *traduções* – as teorias produzidas nos países centrais, desconsiderando, assim, importantes pensadores nacionais. Esse argumento tem afinidades com a perspectiva decolonial, mas foi mantido separado dela a fim de enfatizar uma diferença no argumento: para os autores decoloniais, a modernidade patriarcal/capitalista/racista é também implicitamente colonial. Aqui, o foco é apenas levantar autores que contribuíram para construir a noção de nacional, e não tanto uma preocupação mais epistêmica com a modernidade como um todo.

## TEMAS DIVERSOS

Ao longo deste estudo, foi possível mapear um conjunto de trabalhos que não se constituem como um bloco teórico, ideológico nem epistêmico propriamente dito, mas que, ainda assim, podem ser agrupados pelos temas por meio dos quais mobilizam o pensamento de Frantz Fanon. Um dos aspectos bastante recorrentes e abordados por autores de tradições teóricas distintas é a influência de Fanon no Instituto Superior de Estudos Brasileiros (Iseb) e no Cinema Novo. Como a maioria deles já foi apresentada ao longo deste trabalho, auxiliando-me na construção das seções referentes a esses temas, resta dizer apenas, a título de caracterização do grupo, que as divergências se visualizam quando eles discutem se Guerreiro Ramos foi ou não influenciado por Fanon, assim como em relação ao momento exato em que Glauber Rocha teria conhecido o psiquiatra e revolucionário martinicano. Fora isso, a maior parte das reflexões identifica similaridades e influências recíprocas entre Fanon, Iseb e Cinema Novo.

Um destaque destoante do grupo, pelo objeto estudado, é o trabalho de Janaína Damaceno Gomes (2013), também já apresentado ao longo deste livro. Entretanto, ainda que o foco da autora não seja nem o Iseb nem o Cinema Novo, mas a obra de Virgínia Bicudo, parece válido alocar seu trabalho aqui, devido às afinidades teóricas entre Virgínia Bicudo e Guerreiro Ramos. Essas aproximações indicam uma importante tendência de estudos sobre Fanon no Brasil.

Outra tendência importante nesse sentido são os estudos sobre branquitude. A referência mais antiga vinculando Fanon ao tema é o trabalho de Maria Aparecida Bento, de 2002, que retoma Fanon para problematizar a introjeção do medo e dos estereótipos racistas em relação aos negros por parte dos brancos. Mais recentemente, Luiz Maria Veiga (2010) retoma as reflexões de Fanon e Memmi como subsídios para entender as representações do branco na literatura angolana produzida durante a luta anticolonial e depois dela. O estudo é interessante porque parece censurar o que seria a estigmatização do branco – sempre como suspeito ou inimigo – na bibliografia analisada.

Num outro caminho, o dossiê temático *Branquitude*, organizado por Lia Vainer Schucman e Lourenço Cardoso para a *Revista da ABPN*, Associação Brasileira de Pesquisadores(as) Negros(as), em 2014, apresenta três artigos que citam Fanon na bibliografia. O primeiro, de Priscila Elisabete da Silva, com o objetivo de discutir as contribuições dos estudos sobre identidade branca ao entendimento das relações raciais no Brasil, toma Fanon, ao lado de outros autores pós-coloniais, como subsídio para entender a construção relacionada do Eu e do Outro. O segundo, de Ana Amélia de Paula Laborne, relaciona Fanon a Quijano para refletir sobre o quanto a branquitude está relacionada a um padrão colonial de poder que se reflete na produção de conhecimentos. Já o terceiro, de Bas'Ilele Malomalo, aproxima Fanon das reflexões de Guerreiro Ramos sobre a patologia social do branco.

O outro grupo importante reúne os autores que identificam em Fanon subsídios para a consolidação de uma psicologia das relações raciais. À época da redação da tese que deu origem ao presente livro, só haviam sido encontrados dois estudos relacionando Fanon à psicologia. Uma busca rápida pelo site Google Acadêmico com os descritores "psicologia" e "Frantz Fanon", filtrando apenas artigos em português publicados entre 2015 e 2021, gera mais de 6 mil resultados. Ainda que essa busca possa ser refinada por uma coleta mais acurada, ela indica uma instigante agenda de pesquisa a respeito da disputa não apenas em torno de Fanon na psicologia mas também, sobretudo, entre as diversas abordagens no interior do campo psi.

Em relação aos dois artigos encontrados já em 2015, o de Thiago Sapede (2011) explora as ideias de Fanon a fim de compreender os reflexos da dominação colonial na esfera psicológica. Nesse caminho, identifica no método psicanalítico fanoniano uma responsabilização dos sujeitos colonizados que os incentiva à luta anticolonial como caminho para a emancipação psíquica. Já o de Kawahala e Soler (2010) advoga pela contribuição de Fanon à psicologia social, reflete sobre o contexto atual brasileiro, em que a existência do racismo foi oficialmente reconhecida pelo Estado, e em seguida argumenta sobre a atualidade de Fanon para pensar as relações entre sociedade e psique. Para os autores, as reflexões de Fanon possibilitam equacionar o quanto a folclorização e a estigmatização da cultura negra em uma sociedade racista refletem e alteram a subjetividade dos sujeitos negros. Além desse aspecto, enfatizam a importância atribuída por Fanon aos acontecimentos sociais, quando relacionada à constituição subjetiva dos sujeitos, apontando a luta política antirracista como forma de superação dos problemas identificados.

Posteriormente à publicação da tese que deu origem ao presente estudo, surgiram alguns trabalhos que merecem nota aqui, pela importância que tiveram na divulgação de Fanon em seus respectivos campos de atuação ou na formulação de perguntas originais que redefiniram o campo. A primeira linha de estudos é sem dúvida aquela inspirada no trabalho do psicólogo Lucas Veiga, em sua proposta de uma *psicologia preta*, estruturada a partir de um diálogo entre a esquizoanálise, a psicologia africana/negra no contexto estadunidense de Wade Nobles e o pensamento de Frantz Fanon (Veiga 2019). Outra linha que se destacou foi a esquizoanálise, especialmente a partir do artigo seminal de Sibertin-Blanc, intitulado "A virada descolonial da psicose: Frantz Fanon, inventor da esquizoanálise" (2015). O esquizoanalista francês retoma as premissas deleuzianas e aproxima Fanon dessa tradição teórica, explicitando suas tensões com a psicanálise.

Importante referir, também, a existência de três grupos de pesquisa e intervenção em torno da psicanálise e da psicologia das relações raciais que têm estudado Fanon sistematicamente: o Instituto Amma Psique e Negritude; o Laboratório Psicanálise, Sociedade e Política (Psopol), do Instituto de Psicologia da USP; e o Núcleo Psicanálise e Laço Social no Contemporâneo (Psilacs), da Universidade Federal de Minas Gerais (UFMG). Destacam-se, igualmente, as leituras psicanalíticas de Fanon no Brasil. O pioneirismo de importantes psicanalistas, como Virgínia Bicudo, Neusa Santos Souza, Maria Lúcia da Silva e Isildinha Baptista Nogueira nos estudos teóricos e práticas clínicas antirracistas contribuiu singularmente para a circulação do pensamento de Fanon no interior dessa abordagem, ainda que de forma tímida, uma vez que, até muito pouco tempo, havia (ou há?) uma grande resistência em se discutir racismo e psicanálise.

Ainda assim, algumas publicações recentes têm contribuído para a retomada de investigações sobre as relações entre a psicanálise e Frantz Fanon, entre as quais se destacam o trabalho seminal de Cian S. Barbosa Whately (2020), que aproxima Fanon de Jacques Lacan; a reedição de *Tornar-se negro*, de Neusa Santos Souza (2021); as publicações da coletânea *Por um feminismo afro--latino-americano*, de Lélia Gonzalez, sob a organização de Flavia Rios e Márcia Lima (2020), da tese de doutorado de Isildinha Baptista Nogueira, agora sob o provocativo título *A cor do inconsciente* (2021), e da pesquisa de pós-doutorado de Ana Paula Musatti Braga, *Os muito nomes de Silvana: contribuições clínico-políticas da psicanálise sobre mulheres negras* (2021). Destaca-se também a publicação das coletâneas *Racismo, subjetividade e saúde mental: o pioneirismo negro* (David et al. 2021) e *A psicanálise na encruzilhada: desafios e paradoxos perante o racismo no Brasil* (David e Assuar 2021), ambas pelo selo Diálogos da Diáspora e sob influência do Instituto Amma Psique e Negritude.

Da mesma forma, é importante mencionar os trabalhos recentes que problematizam as contribuições de Fanon para o campo da saúde coletiva, em geral, e da saúde mental, em particular, muitos dos quais estão reunidos na coletânea *Direitos humanos, saúde mental e racismo: diálogos à luz do pensamento de Frantz Fanon* (2020), organizada pela Defensoria Pública do Estado do Rio de Janeiro pelo trabalho das pesquisadoras Patricia Carlos Magno e Rachel Gouveia Passos. Esta última, inclusive, é a principal responsável por retomar as contribuições de Frantz Fanon para a reforma psiquiátrica (Passos 2018). Merecem destaque, também, os trabalhos de Geni Núñes et al. (2020), Léa Tosold (2018) e Allysson Lemos Gama da Silva (2018) a respeito da violência colonial contra os povos orginários deste continente. Entre eles, Núñez et al. mobilizam Frantz Fanon para denunciar a existência de uma espécie de extrativismo colonial simbólico, epistêmico e afetivo que estrutura as formas de opressão no Brasil, enquanto Tosold aborda a teoria fanoniana sobre a violência para observar o genocídio em curso no norte do Brasil e Silva explora a importância de Fanon para o pensamento indígena boliviano, onde se destaca o intelectual e militante Fausto Reinaga.

Por fim, vale destacar outros dois temas pelos quais Fanon vem sendo convocado: os estudos sobre branquitude e os estudos feministas. No caso do primeiro, destaca-se a localização de Fanon como um dos inauguradores – juntamente com W. E. B. Du Bois e Guerreiro Ramos – dos estudos sobre branquitude, sobretudo pela publicação recente da coletânea *Branquitude: estudos sobre a identidade branca no Brasil*, organizada por Tânia Müller e Lourenço Cardoso (2017a). O segundo tema no qual Fanon vem sendo convocado é o feminismo. Ao prefácio da psicóloga e crítica cultural Grada Kilomba à edição brasileira de *Pele negra, máscaras brancas*, que problematiza o uso do termo "homem" como sinônimo de "ser humano", por Fanon, como um apagamento da mulher negra, bem como à publicação de *Um feminismo decolonial*, de Françoise Vergès, somam-se a circulação de Fanon sob o olhar de autoras como Lélia Gonzalez, bell hooks e Patricia Hill Collins.

No mesmo caminho, Silvia Federici inclui Frantz Fanon em um conjunto de autores anticoloniais que "nos ensinou a ampliar a análise marxiana do trabalho não remunerado para além dos limites da fábrica e, assim, compreender que a casa e o trabalho doméstico não são estranhos ao sistema fabril, mas sim a sua base" (Federici 2019: 23). No Brasil, o trabalho da socióloga Winnie Bueno, intitulado *Imagens de controle: um conceito do pensamento de Patricia Hill Collins* (2020), enfatiza a temática da representação para ampliar a percepção das formas de dominação de raça e gênero na sociedade contemporânea, enquanto o da cientista política Luciana Ballestrin, "Feminismo de(s)colonial como feminismo subalterno latino-americano" (2020), mobiliza o pensamento fanoniano como base para a proposição de um feminismo decolonial.

Por fim, duas publicações são dignas de nota. A primeira, *Paradoxo haitiano*, de Frantz Rousseau Déus (2021), convoca o pensamento de Frantz Fanon para analisar o fenômeno do branqueamento de pele voluntário no Haiti, país que, paradoxalmente, investiu grandes esforços políticos na eleição da negritude como símbolo de identidade nacional. Para tanto, coloca Fanon em diálogo com a tradição crítica haitiana no contexto intelectual afro-caribenho. A segunda, *Educação e transformação social no/do Haiti à luz (da pedagogia braçal) de Frantz Fanon*, de Renel Prospere e Arnaldo Nogaro (2017), busca analisar o caráter pedagógico dos movimentos sociais no Haiti. Há aqui um diálogo entre Paulo Freire e Frantz Fanon para pensar um educação transformadora. Embora não tenha sido possível analisar a recepção de Fanon pelos estudos da educação – algo que não se mostrava numericamente relevante no início da pesquisa que deu origem a este livro –, é válido afirmar que uma busca rápida no Google Acadêmico com os descritores "Frantz Fanon" e "Educação", no período entre 2000 e 2021, oferece mais de 8 400 resultados, o que indica um campo vigoroso.

# Posfácio
# FRANTZ FANON:
# SETENTA ANOS DEPOIS

*Perguntais-me como me tornei louco. Aconteceu assim: um dia, muito tempo antes de muitos deuses terem nascido, despertei de um sono profundo e notei que todas as minhas máscaras tinham sido roubadas – as sete máscaras que eu havia confeccionado e usado em sete vidas – e corri sem máscara pelas ruas cheias de gente gritando: "Ladrões, ladrões, malditos ladrões!". Homens e mulheres riram de mim e alguns correram para casa, com medo de mim. E quando cheguei à praça do mercado, um garoto trepado no telhado de uma casa gritou: "É um louco!". Olhei para cima, para vê-lo. O sol beijou pela primeira vez minha face nua. Pela primeira vez, o sol beijava minha face nua, e minha alma inflamou-se de amor pelo sol, e não desejei mais minhas máscaras. E, como num transe, gritei: "Benditos, benditos os ladrões que roubaram minhas máscaras!". Assim me tornei louco. E encontrei tanto liberdade como segurança em minha loucura: a liberdade da solidão e a segurança de não ser compreendido, pois aquele que nos compreende escraviza alguma coisa em nós.*

— KHALIL GIBRAN, "O louco"

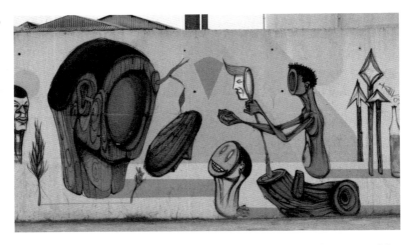

**Figura 2** Cena7, spray e látex sobre muro próximo à estação de trem Prefeito Celso Daniel, Santo André, 2014. Fonte: Imagem gentilmente cedida pelo artista Cena7.

E se nos fosse possível retirar as *máscaras brancas*, denunciadas por Fanon, o que encontraríamos em seu lugar? Seriam outras máscaras criadas por infinitos *jogos especulares*? Seria a imagem fiel de quem *realmente* somos ou a expressão do que nos tornamos ao longo de tanto tempo sem que o sol beijasse nossa *face nua*? O mural do artista Cena7, do ABC Paulista, oferece uma solução assustadora: é possível que não haja nada embaixo da máscara! Na arte, pintada sobre um muro qualquer na região do ABC Paulista, observa-se, à direita, uma personagem com uma *máscara branca* na mão. A máscara tem uma haste que se entrecruza estranhamente com o braço direito da personagem, prolongando-se como um cetro até o tronco abaixo dela... Não se visualizam raízes em toda a cena, apenas troncos e galhos e, sobre eles, a própria personagem, pintada com os mesmos traços que compõem o tronco. A parte mais intrigante, para quem percorreu estas páginas, é que no lugar da máscara há apenas um angustiante vazio.

Pouco mais à esquerda há outra personagem, com o rosto coberto por um Smile amarelo, daqueles que acompanham as deprimentes e coercitivas mensagens: "Sorria, você está sendo filmado". Mas o sorriso aqui parece forçado, caricato e falso. É sabido que o primeiro Smile foi criado por Harvey Ross Ball, em 1963, a pedido de uma companhia de seguros que queria combater o ambiente depressivo do trabalho enfeitando-o com imagens alegres. Interessante é que não nos sentimos alegres diante dessa figura, mas vigiados e sob controle: o sorriso não é mais que uma performatização do corpo em sua tentativa de recusar o assujeitamento completo. Mas, na cena grafitada, a cabeça com a máscara de Smile sorri para outra, à sua frente, que acaba de retirar uma máscara. Esta, ao contrário da primeira, não parece destoar do restante do rosto. Em uma linguagem mais filosófica, pode-se sugerir que a máscara da segunda cabeça parece ser *idêntica a si*, como uma imagem que pode ser reconhecida como própria do sujeito que a carrega. Ainda assim, a sua disposição na cena não permite saber se trata-se ou não de uma máscara, uma vez que ela está de lado, com a fronte quase fora de vista.

O fato é que ambas as cabeças desveladas[1] demonstram estar vazias. O que essa obra tem a dizer, a esta altura do trabalho? A literatura aqui sistematizada aponta para uma discussão que tem na autenticidade um debate central: das reflexões de Fanon sobre o duplo narcisismo às problematizações sobre as diferenças entre nacionalismo e consciência nacional; das proposições revolucionárias do fanonismo terceiro-mundista à sua contraposição semiótica, aventada pela prerrogativa pós-colonial; do fanonismo afrocentrista, marxista ou existencialista ao giro decolonial; do tornar-se negro do movimento negro contemporâneo aos debates sobre branquitude; da recusa das fronteiras fixas à afirmação da negritude. Em todos esses debates, estão postas as preocupações com as *máscaras* que nos colocam ou que escolhemos colocar para ocultar nossa *nudez* diante de *smiles* indesejados.

---

1 Para retomar o termo utilizado por Fanon em referência à Argélia que se descobria com a revolução: "*L'Algérie se dévoile*" [a Argélia se desvela] (Fanon [1959] 1968).

**284**

Para uns, como vimos, a resposta de Fanon à alienação colonial estaria na rejeição das máscaras que nos foram impostas, mesmo daquelas que nos ofereçam a segurança de parecermos idênticos àquilo que imaginamos ser. Nesse caso, não apenas as máscaras impostas mas também as autoatribuídas não passariam de imagens criadas no contato com o que o outro visualiza em nós. A saída seria dialogar com essas imagens em um jogo interminável – mas eminentemente político – de representações de nós e dos outros.

Para outros, a retirada de todas as máscaras poderia deixar livre aquilo que realmente somos ou nos tornamos. A divergência, no interior dessa proposta, principalmente quando observamos a recepção de Fanon no Brasil, gira em torno de quais seriam os Eus encontrados por detrás das máscaras, bem como os caminhos para que sua retirada – a desalienação – seja possível. Enquanto uma parte importante dos autores aposta na nação como polo a ser construído em contraste com o colonial, outros investem na construção de uma identidade negra forjada pela luta antirracista e pela afirmação das origens africanas – ou daquilo que se elege como tal.

Há ainda quem busque fundir esses dois caminhos e apontar os limites e as possibilidades em cada um deles. Nesse caso, o desafio é saber quais as fronteiras implícitas em cada posição e, principalmente, quais as encruzilhadas que podem ser atravessadas, em nome do enfrentamento daquilo que estamos identificando como *máscaras brancas*. O aspecto que continua incomodando na arte do grafiteiro Cena7 é o *vazio* que fica, quando se pensa que até as imagens aparentemente idênticas a nós mesmos não passam de mais uma *máscara*. Para Lewis Gordon (2015), isso não deve ser motivo de desespero. Ao contrário, ele argumenta que Fanon, em sua autorreflexão fenomenológico-existencial, propõe que a retirada das *máscaras* exige exatamente que se encare o *vazio*. Esse campo *infernal*, descrito por ambos como a *zona do não ser*, é um trajeto que nem todos estão dispostos ou preparados a descer, mas que Fanon, insiste Gordon, vê como o único caminho possível para quem almeja ter o rosto nu beijado pelo sol. Para Fanon, entretanto, o sol – brilhantemente metaforizado por Gibran – não é o paraíso a-histórico que as chamadas religiões do livro criaram e que foi fielmente copiado do humanismo europeu. Pelo contrário, Fanon entende que nosso sol é o Outro, com todas suas implicações sociopsicoexistenciais:

> O homem é movimento em direção ao mundo e ao seu semelhante. Movimento de agressividade, que gera a sujeição ou a conquista; movimento de amor, entrega de si, estágio derradeiro do que se convencionou chamar orientação ética. Toda consciência parece capaz de manifestar, simultânea ou alternativamente, esses dois componentes. Energicamente, o ser amado trabalhará comigo na assunção da minha virilidade, ao passo que o desejo de merecer a admiração ou o amor do outro tecerá ao largo de toda a minha visão de mundo uma superestrutura valorativa. (Fanon [1952] 2020: 57)

Mas, como em um jogo de capoeira de Angola, pensar-se a partir do Outro – sujeito, como eu – implica sempre uma zona aberta de indefinição onde esse pretenso Eu terá de ser constantemente negociado. É talvez por essa razão que Fanon repudie radicalmente as perspectivas de luta que se orientam ao passado, fechando o circuito a uma renegociação de si: "Não se deve tentar fixar o homem, pois seu destino é estar solto […]. E é indo além do dado histórico, instrumental, que inicio o ciclo da minha liberdade" (Fanon [1952] 2020: 241). Nesse aspecto, o irresoluto debate a respeito da natureza da luz não é mais importante que aquele sobre os usos que se lhe atribuem. Há um provérbio, de origem incerta, chamado *O sábio e o pássaro*; ele expressa bem esse dilema:

> Conta-se que certa feita um jovem maldoso e inconsequente resolveu pregar uma peça em um idoso e experiente mestre, famoso por sua sabedoria.
> Quero ver se esse velho é sábio como dizem. Vou esconder um passarinho em minhas mãos. Depois, em presença de seus discípulos, vou

# 286

perguntar-lhe se está vivo ou morto. Se responder que está vivo, eu o esmagarei e o apresentarei morto. Se afirmar que está morto, abrirei a mão e o pássaro voará. Uma armadilha infalível. Aos olhos de quem presenciasse o encontro, qualquer que fosse sua resposta, o sábio ficaria desmoralizado. E lá se foi o jovem mal-intencionado, com sua artimanha perfeita. Diante do ancião acompanhado dos aprendizes, fez a pergunta fatal:

Mestre, este passarinho que tenho preso em minhas mãos está vivo ou morto?

O sábio olhou em seus olhos, como se perscrutasse os recônditos de sua alma, e respondeu:

Meu filho, o destino desse pássaro está em suas mãos.[2]

Isso não significa, acredito, que Fanon esteja apontando para um sujeito *essencialmente* fragmentado, como aquele expresso na obra de arte *O salto*, de Juan Carlos Distéfano[3] – sujeito esse que, de tão cindido, nem sujeito chega a ser (Ferry e Renaut 1988) –, mas, ao contrário, como Bird-Pollan (2015) nos ajuda a pensar, nesse vazio apontado pelo grafiteiro há um caminho aberto a novas construções. Talvez Fanon, assim como o sábio do provérbio supracitado, esteja indicando que a ausência de um sujeito *fixo* e *essencial* como foi o do Iluminismo e o da sociologia (Hall 2003) não deveria nos impedir de propor outros, como devir histórico que nos ajude a sair do lugar, mesmo que seja para encontrar novas contradições pela frente. Daí Fanon falar em "novo humanismo" em vez de simplesmente "humanismo" ou "anti-humanismo" – mas essa é apenas uma das muitas leituras possíveis.

A presente publicação não pretendeu dar conta, exaustivamente, de todos os autores que foram, direta ou indiretamente, influenciados por Fanon, mas, antes, oferecer um mapa que permita

---

2 Retirado do portal virtual Correio de Uberlândia.
3 A obra *O salto*, de 1978, ilustra a capa do livro *Pós-estruturalismo e filosofia da diferença: uma introdução*, de Michael Peters (2000).

visualizar as diferentes tendências, usos e apropriações atribuídos ao pensamento do psiquiatra e revolucionário martinicano após sua morte, especialmente no Brasil. Como sociólogo, pareceu-me útil agrupar os estudos mapeados conforme o uso do pensamento fanoniano que defendem; isso permitiu categorizar os dados coletados e criar grupos analíticos que não podem ser tomados como entes fechados. O ponto que quis explicitar é menos a identidade – por vezes arbitrária – dos grupos analíticos aqui delimitados e mais as diferenças nas leituras sobre Fanon.

Esse procedimento permitiu demonstrar que existem distintas formas de fanonismos (Rabaka 2010), por vezes discordantes, que disputam e/ou negociam os elementos que serão destacados ou refutados como *contemporâneos* no pensamento do autor. Isso significa que o mapeamento teórico de determinado autor – que reivindique o pensamento de Fanon – implica sempre a explicitação dos pressupostos teóricos adotados por ele nessa reivindicação. Isso posto, fica mais fácil esboçar algumas respostas às perguntas levantadas no início da pesquisa: Existem diferenças fundamentais entre o pensamento de Fanon e o fanonismo que se estabelece em torno de seu pensamento? Em quais sentidos e aspectos se deu a recepção de Fanon no Brasil?

Os dados aqui apresentados permitem refutar a ideia de um Fanon cindido entre a juventude acadêmico-burguesa e a adultez prático-revolucionária, argumentando pela existência de um único Fanon, articulado em torno da perspectiva da sociogenia, ainda que os acontecimentos históricos tenham apresentado novas perguntas e respostas à sua teoria. Essa perspectiva, no entanto, concebe o colonialismo, o racismo e a racialização para além das dimensões econômicas de existência, sem limitar-se aos aspectos subjetivos da alienação colonial. Isso implica, por um lado, a possibilidade de problematizar as representações racializadas do negro e da humanidade como um todo e, por outro lado, a aposta na agência política como meio de confrontar o colonialismo e produzir novos significados de si e do outro.

Entretanto, ao longo da pesquisa, foi possível constatar que essa dimensão mais ampla do pensamento de Fanon nem sempre é considerada pelos diversos fanonismos. A tendência é que cada vertente teórica recorte em seu pensamento os elementos que legitimam seus próprios projetos teóricos, sem articulá-los a outros aspectos oferecidos pelo autor. A consequência desse tipo de procedimento é a frequente apresentação de Fanons discordantes e até irreconciliáveis. Essas discrepâncias explicam-se na incontornável parcialidade do sujeito cognoscente, como já nos adiantou Kobena Mercer (1994, 1996), mas também nos contextos sociais, políticos e teóricos em que Fanon é recebido, constatação que amplia ainda mais a importância de um mapa que posicione epistemicamente cada lócus de recepção de Fanon.

Como este estudo propôs evidenciar, a atuação internacional de Fanon como legítimo representante do terceiro-mundismo e do pan-africanismo radical resultou, nas décadas seguintes à sua morte, em um enfoque teórico que o aproxima do marxismo e da ideia de práxis revolucionária. Entretanto, esse enquadramento tirou do foco as preocupações do autor com as consequências psíquicas do colonialismo. Esse último ponto só ganhou notoriedade a partir dos anos 1980, com o surgimento dos estudos culturais e pós-coloniais anglófonos, que depois se espalharam para outras partes do mundo.

Ao mesmo tempo, a retomada pós-colonial de Fanon seria contestada, já a partir dos anos 1990, por outras vertentes que refutariam total ou parcialmente os seus pressupostos. Esse debate chega à presente década mediado por vertentes diversas nomeadas por Rabaka (2010) como *forms of fanonism* [formas de fanonismo]. Mas é com Lewis Gordon (2015) que o campo adquire uma delimitação mais conceitual. Para ele, o momento atual de estudos sobre o Fanon se encontra em um estágio em que o uso pragmático de seu pensamento está sendo substituído por uma nova fase caracterizada pela "própria realização autorreflexiva dos estudos sobre Fanon" (L. R. Gordon 2015: 3). Em outras palavras, os *Fanon studies*, para ele, se consolidariam no exato momento em que o campo se pensa como campo, passando inclusive a refletir criticamente sobre a própria trajetória. Para Gordon, essa nova fase é composta de nomes diversos que remetem a todas as perspectivas teóricas aqui mapeadas, mas representam uma novidade porque contribuem para um maior amadurecimento e consolidação do campo em si.

A pergunta que se pode fazer, caso se adote os termos de Gordon, é: pode-se falar em *Fanon studies* no Brasil? Como vimos, o uso pragmático de Fanon para a continuação e o desenvolvimento de seu pensamento remete já aos primeiros autores brasileiros mapeados e se estende até o presente momento. É óbvio, entretanto, principalmente quando se observa a literatura mais recente, que nem todos os autores que citam Fanon optam *por ir à guerra com ele*.[4] Aliás, uma imensa quantidade de trabalhos se resumiu a comentar os aspectos mais conhecidos dos textos sem, contudo, se arriscar a uma análise mais apurada das afirmações. Outros citam Fanon apenas com base no comentário oferecido por alguns intermediários consagrados na literatura, como Sartre, Bhabha, Hall. Ainda assim, tem-se observado um vigoroso crescimento no interesse pelo pensamento desse autor,[5] evidenciando a consolidação dos chamados estudos Fanon no Brasil.

---

**4** Essa diferenciação me foi sugerida pela professora Janaina Damaceno Gomes em um diálogo de coorientação.
**5** Só nos últimos dois anos foram traduzidos e publicados no Brasil mais livros de Fanon do que em todo o século passado.

# REFERÊNCIAS BIBLIOGRÁFICAS

ADLER, Alfred. "The Neurotic Character: Fundamentals of Individual Psychology and Psychotherapy", in *The Collected Clinical Works of Alfred Adler*, trad. Gerald L. Liebenau. Bellingham: Classical Adlerian Translation Project, 2002.

AGAMBEN, Giorgio. "O que é o contemporâneo?", in *O que é o contemporâneo? E outros ensaios*, trad. Vinícius Nicastro Honesko. Chapecó: Argos, 2009.

AHLUWALIA, Pal & Abebe ZEGEYE. "Frantz Fanon and Steve Biko: Towards Liberation". *Social Identities: Journal for the Study of Race, Nation and Culture*, n. 3, v. 7, 2001, pp. 455–69.

ALBERTI, Verena & Amilcar Araujo PEREIRA (orgs.). "Entrevista com José Maria Nunes Pereira". *Estudos Históricos*, n. 39, 2007a, pp. 121–56.

____. *Histórias do movimento negro no Brasil: depoimentos ao CPDOC*. Rio de Janeiro: Pallas/CPDOC-FGV, 2007b.

ALESSANDRINI, Anthony C. "Fanon and the Post-Colonial Future". *Jouvert*, n. 2, v. 1, 1997.

____. "Introduction: Fanon Studies, Cultural Studies, Cultural Politics", in A. C. Alessandrini (org.). *Frantz Fanon: Critical Perspectives*. New York: Routledge, 1999.

____. "Humanism in Question: Fanon and Said", in S. Ray e H. Schwarz (orgs.). *A Companion to Postcolonial Studies*. Malden: Blackwell, 2000.

____. "The Humanism Effect: Fanon, Foucault, and Ethics without Subjects". *Foucault Studies*, n. 7, 2009, pp. 64–80.

____. *Frantz Fanon and the Future of Cultural Politics: Finding Something Different*. Lanham: Lexington Books, 2014.

ÁLVARES, Cláudia. "Teoria pós-colonial: uma abordagem sintética". *Revista de Comunicação e Linguagens: Tendências da Cultura Contemporânea*. Lisboa: Relógio d'Água, 2000.

ALVES, Iulo Almeida & Tainá Almeida ALVES. *O perigo da história única: diálogos com Chimamanda Adichie*. Tese. I Ciclo de Eventos Linguísticos, Literários e Culturais. Jequié: Universidade Estadual do Sudoeste da Bahia, 2011.

AMBRA, Pedro. "As pedras de Exu: a psicanálise em Frantz Fanon e Lélia Gonzalez". *Revista Rosa*, n. 1, v. 3, 2021.

AMIN, Samir. "Frantz Fanon in Africa and Asia". *Pambazuka*, n. 561, 6 dez. 2011.

_____. *O eurocentrismo: crítica de uma ideologia*, trad. Ana Barradas. São Paulo: LavraPalavra, 2021.

ANDERSON, Benedict. *Comunidades imaginadas: reflexões sobre a origem e a difusão do nacionalismo*, trad. Denise Bottman. São Paulo: Companhia das Letras, 2008.

ANDERSON, Kevin. "Sources of Marxist-Humanism: Fanon, Kosík and Dunayevskaya". *Quarterly Journal of Ideology*, n. 4, v. 10, 1986.

_____. "On the Dialectics of Race and Class: Marx's Civil War Writings, 150 Years Later". *The International Marxist-Humanist*, 2011.

ANDRADE, Mário de. *A participação de Fanon na luta armada em Angola: o testemunho de um ex-dirigente do MPLA*. Discurso para o Memorial Internacional Frantz Fanon, 1982.

ANDREOLA, Balduíno Antonio. "A universidade e o colonialismo denunciado por Fanon, Freire e Sartre". *Cadernos de Educação*, UFPel, v. 29, 2007, pp. 45–72.

ANTEBI, Susan. *Carnal Inscriptions: Spanish/American Narratives of Corporeal Difference and Disability*. New York: Palgrave Macmillan, 2009.

APPIAH, Kwame Anthony. *In my Father's House: Africa in the Philosophy of Culture*. New York: Oxford University Press, 1992 [ed. bras.: *Na casa de meu pai: a África na filosofia da cultura*, trad. Vera Ribeiro. Rio de Janeiro: Contraponto, 1997].

ARANTES, Marco Antonio. "Sartre e o humanismo racista europeu: uma leitura sartriana de Frantz Fanon". *Sociologias*, n. 27, v. 13, 2011, pp. 382–409.

ARAUJO, Rodrigo Michell dos Santos. *O cinema político e alegórico de Glauber Rocha no exílio: do triunfo do discurso dominante à violência do oprimido*. Tese. XXXIV Congresso Brasileiro de Ciências da Comunicação. Recife: Universidade Católica de Pernambuco, 2011.

ARENDT, Hannah. *On Violence*. New York: Harcourt, Brace and World, 1968 [ed. bras.: *Sobre a violência*, trad. André Duarte. Rio de Janeiro: Relume Dumará, 1994].

ARISTÓTELES. *Política*, trad. Mário da Gama Cury. Brasília: Editora UNB, 1997.

ASANTE, Molefi Kete. *Afrocentricity: The Theory of Social Change*. Chicago: African American Images, 2003.

_____. *An Afrocentric Manifesto: Toward an African Renaissance*. Cambridge: Polity Press, 2007.

ÁVILA, Eliana de Souza. "Decolonizing Queer Time: A Critique of Anachronism in Latin@ Writings". *Ilha Desterro*, n. 1, v. 70, 2017.

BALANDIER, Georges. *Sociologie actuelle de l'Afrique noire*. Paris: PUF, 1955.

BALLESTRIN, Luciana. "América Latina e o giro decolonial". *Revista Brasileira de Ciência Política*, n. 11, 2013.

_____. "Feminismo de(s)colonial como feminismo subalterno latino-americano". *Revista Estudos Feministas*, n. 3, v. 28, 2020.

BARBOSA, Márcio. "Questões sobre a literatura negra", in *Reflexões sobre a literatura afro-brasileira*. São Paulo: Conselho de Participação e Desenvolvimento da Comunidade Negra, 1985.

_____. "A forma escura", in *Corpo de negro, rabo de brasileiro: textos do II Encontro de Poetas e Ficcionistas Negros Brasileiros*. Rio de Janeiro: Negricia, 1986.

_____. "O sentido da literatura negra, sob uma abordagem fanoniana", in *Criação crioula, nu elefante branco: textos do I Encontro de Poetas e Ficcionistas Negros Brasileiros*. São Paulo: IMESP, 1987.

BARBOSA, Muryatan Santana. "Homi Bhabha leitor de Frantz Fanon: acerca da prerrogativa pós-colonial". *Revista Crítica Histórica*, n. 5, v. 3, 2012a.

_____. "Pan-africanismo e teoria social: uma herança crítica". *África*, n. 31–32, 2012b.

_____. "A atualidade de Frantz Fanon: acerca da 'configuração colonialista'", in S. de Almeida Carvalho Filho e W. Santos Nascimento (orgs.). *Intelectuais das Áfricas*. Campinas: Pontes, 2018.

_____. *A razão africana: breve história do pensamento africano contemporâneo*. São Paulo: Todavia, 2020.

BARROS, Douglas Rodrigues. *Lugar de negro, lugar de branco? Esboço para uma crítica à metafísica racial*. São Paulo: Hedra, 2019.

BEAUVOIR, Simone de. *Pour une Morale de l'ambiguïté*. Paris: Gallimard, 1966.

_____. *A força das coisas*, trad. Maria Helena Franco Martins. Rio de Janeiro: Nova Fronteira, 2009.

_____. *O segundo sexo, v. 2: A experiência vivida*, trad. Sérgio Milliet. Rio de Janeiro: Nova Fronteira, 2016.

BENCHARIF, Mohammed El Amin & Ridouh BACHIR. "Quelle Réparation pour le psychotrauma?". *VST: Vie Sociale et Traitements*, n. 89, 2006, pp. 71–75.

BENJAMIN, Walter. *Escritos sobre mito e linguagem (1915–1921)*, org. Jeanne Marie Gagnebin, trad. Susana Kampff Lages e Ernani Chaves. São Paulo: Duas Cidades/Editora 34, 2013.

BENTO, Maria Aparecida da Silva. *Pactos narcísicos no racismo: branquitude e poder nas organizações empresariais e no poder público*. Tese de doutorado. São Paulo: Instituto de Psicologia – Universidade de São Paulo, 2002.

BHABHA, Homi. *Recordar Fanon* [1986], trad. Humberto do Amaral. São Paulo: Ubu Editora, 2020.

____. "Of Mimicry and Man: The Ambivalence of Colonial Discourse", in P. Rice e P. Waugh. *Modern Literary Theory: A Reader*. New York: E. Arnold, 1992.

____. *The Location of Culture*. New York: Routledge, 1994.

____. "Day by Day... with Frantz Fanon", in A. Read (org.). *The Fact of Blackness: Frantz Fanon and Visual Representation*. London/Seattle: Institute of Contemporary Arts/Bay Press, 1996.

____. "Foreword: Framing Fanon", in F. Fanon. *The Wretched of the Earth*. New York: Grove Press, 2004.

BICUDO. Virgínia. "Atitudes dos alunos dos grupos escolares em relação com a cor dos seus colegas", in R. Bastide e F. Fernandes (orgs.). *Relações raciais entre negros e brancos em São Paulo: ensaio sociológico sobre as origens, as manifestações e os efeitos do preconceito de cor no município de São Paulo*. São Paulo: Anhembi, 1955, pp. 227–310.

BIRD-POLLAN, Stefan. *Hegel, Freud and Fanon: The Dialectic of Emancipation*. London/New York: Rowman & Littlefield International, 2015.

BLACKEY, Robert. "Fanon and Cabral: A Contrast in Theories of Revolution for Africa". *The Journal of Modern African Studies*, n. 2, 1974, pp. 191–209.

BORDA, Erik Wellington Barbosa. "Ecos de Fanon em Florestan Fernandes: abordagens preliminares". *Revista Florestan*, n. 1, 2014.

BOULBINA, Seloua Luste. "La Décolonisation des savoirs et ses théories voyageuses". *Rue Descartes*, n. 78, 2013, pp. 19–33.

BRAGA, Ana Paula Musatti. *Os muito nomes de Silvana: contribuições clínico-políticas da psicanálise sobre mulheres negras*. São Paulo: Blucher, 2021.

BRAH, Avtar. *Cartographies of Diaspora: Contesting Identities*. London/New York: Routledge, 1996.

BRENNAN, Timothy. "Apuestas subalternas". *New Left Review*, n. 89, 2014, pp. 74–96.

BUCK-MORSS, Susan. "Hegel and Haiti". *Critical Inquiry*, n. 4, v. 26, 2000, pp. 821–65. [ed. bras.: *Hegel e o Haiti*, trad. Sebastião Nascimento. São Paulo: n-1 edições, 2017].

____. *Hegel, Haiti and Universal History*. Pittsburgh: University of Pittsburgh Press, 2009.

BUENO, Winnie. *Imagens de controle: um conceito do pensamento de Patricia Hill Collins*. Porto Alegre: Zouk, 2020.

BULHAN, Hussein Abdilahi. *Frantz Fanon and The Psychology of Oppression*. New York: Plenum Press, 1985.

BUONICORE, Augusto César. "Reflexões sobre o marxismo e a questão racial". *Revista Espaço Acadêmico*, n. 53, 2005.

BURAWOY, Michael. *O marxismo encontra Bourdieu*, org. Ruy Braga, trad. Fernando Rogério Jardim. Campinas: Editora da Unicamp, 2010.

BUTLER, Judith. *Undoing Gender*. New York/London: Routledge, 2004.

\_\_\_. "Violence, Non-Violence: Sartre on Fanon". *Graduate Faculty Philosophy Journal*, n. 1, v. 27, 2006, pp. 3–24.

CABAÇO, José Luís & Rita de Cássia Natal CHAVES. "Frantz Fanon: colonialismo, violência e identidade cultural", in Benjamin Abdala Junior (org.). *Margens da cultura: mestiçagem, hibridismo & outras misturas*. São Paulo: Global, 2004.

CAHEN, Michel. "O que pode ser e o que não pode ser a colonialidade: para uma aproximação 'pós-colonial' da subjetividade", in M. Cahen e R. Braga (orgs.). *Para além do pós(-)colonial*. São Paulo: Alameda, 2018.

CAHEN, Michel & Ruy BRAGA (orgs.). *Para além do pós(-)colonial*. São Paulo: Alameda, 2018.

CALLINICOS, Alex. *Race and Class*. London/Chicago: Bookmarks, 1993.

CALVINO, Italo. *Por que ler os clássicos*, trad. Nilson Moulin. São Paulo: Companhia das Letras, 2009.

CAMÕES, Luís Vaz de. *200 sonetos*. Porto Alegre: L&PM, 1998.

CAMPOS, Josilene Silva. *As representações da guerra civil e a construção da nação moçambicana nos romances de Mia Couto (1992–2000)*. Dissertação de mestrado em Ciências Humanas. Goiânia: Universidade Federal de Goiás, 2009.

CANNELLI, Barbara. "Il secolo 'brevissimo' di un'Africa in cerca di identità". *ResetDOC*, 2007.

CAPÉCIA, Mayotte. *Je suis Martiniquaise*. Paris: Corréa, 1948.

CARNEIRO, Nathalia Silva & Nicolau GAYÃO. "A carne e o fogo: despedaçamento e criação na obra de Frantz Fanon". *Revista Rosa*, n. 1, v. 3, 2021.

CARNEIRO, Sueli. "Gênero, raça e ascensão social". *Revista Estudos Feministas*, n. 2, v. 3, 1995, pp. 544–52.

CARVALHO, João. "A psicopatologia do tecido social em Frantz Fanon: a dupla negação da identidade e da alteridade". Blog da Boitempo, 18 jun. 2020.

CASANOVA, Pablo González. "Colonialismo interno (uma redefinição)", in A. A. Boron, J. Amadeo e S. González (orgs.). *A teoria marxista hoje: problemas e perspectivas*. Buenos Aires: Clacso, 2007.

CASTRO, Camila Penna de. *A pedagogia do pós-colonialismo: uma discussão sobre a relevância da literatura pós-colonial para o estudo das ciências sociais no Brasil*. Tese. XV Congresso Brasileiro de Sociologia. Curitiba: Universidade Federal do Paraná, 2011.

CASTRO-GÓMEZ, Santiago. Ciências sociais, violência epistêmica e o problema da "invenção do outro", in E. Lander (org.). *A colonialidade do saber: eurocentrismo e ciências sociais – Perspectivas latino-americanas*. Buenos Aires: Clacso, 2005.

\_\_\_\_ & Ramón GROSFOGUEL. "Prólogo: giro decolonial, teoría crítica y pensamiento heterárquico", in S. Castro-Gómez e R. Grosfoguel (orgs.). *El giro decolonial: reflexiones para una diversidad epistémica más allá del capitalismo global*. Bogotá: Siglo del Hombre Editores/Universidad Central/Pontifícia Universidad Javeriana, 2007.

CAUTE, David. *Fanon*. London: Fontana, 1970.

CÉSAIRE, Aimé. *Cahier d'un retour au pays natal* [1939]. Paris: Présence Africaine, 1956.

\_\_\_\_. *Discours sur le colonialisme* [1950]. Paris: Présence Africaine, 1989.

CHASIN, José. *Marx: estatuto ontológico e resolução metodológica*. São Paulo: Boitempo, 2009.

CHATTERJEE, Partha. "Retour sur l'empire et la nation: cinquante ans après Bandung". *Tumultes*, n. 31, 2008, pp. 147–65.

CHERKI, Alice. *Frantz Fanon: Portrait*. Paris: Seuil, 2000 [ed. estad. *Frantz Fanon: A Portrait*, trad. Nadia Benabid. Ithaca: Cornell University Press, 2006].

\_\_\_\_. "Prefácio à edição de 2002", in F. Fanon. *Os condenados da terra*, trad. Elnice Albergaria Rocha e Lucy Magalhães. Juiz de Fora: Editora UFJF, 2010.

CHIBBER, Vivek. *Postcolonial Theory and the Specter of Capital*. London/New York: Verso, 2013.

CHOW, Rey. "The Politics of Admittance: Female Sexual Agency, Miscegenation, and the Formation of Community in Frantz Fanon", in A. Alessandrini (org.). *Frantz Fanon: Critical Perspectives*. New York: Routledge, 1999.

CICCARIELLO-MAHER, George. "Anarchism that Is Not Anarchism: Notes toward a Critique of Anarchist Imperialism", in *How Not to Be Governed: Readings and Interpretations from a Critical Anarchist Left*. Lanham: Lexington Books, 2011.

\_\_\_\_. "Decolonial Realism: Ethics, Politics and Dialectics in Fanon and Dussel". *Contemporary Political Theory*, n. 13, 2014, pp. 2–22.

CLEAVER, Eldridge. *Alma no exílio: autobiografia espiritual e intelectual de um líder negro norte-americano*, trad. Antônio Edgardo S. da Costa Reis. Rio de Janeiro: Civilização Brasileira, 1971.

COLLOTTI PISCHEL, Enrica. "Fanonismo e questione coloniale". *Problemi del Socialismo*, n. 5, 1962, pp. 834–64.

CONNELL, Raewyn. "A iminente revolução na teoria social", trad. João Maia. *Revista Brasileira de Ciências Sociais*, n. 80, v. 27, 2012, pp. 9–20.

CONTINS, Marcia. *Lideranças negras*. Rio de Janeiro: Aeroplano, 2005.

CORNELL, Drucilla. *Moral Images of Freedom: A Future for Critical Theory*. Lanham: Rowman & Littlefield, 2008.

COSTA, Jurandir Freire. "Prefácio à edição original", in N. Santos Souza. *Tornar-se negro ou As vicissitudes da identidade do negro brasileiro em ascensão social* [1983]. Rio de Janeiro: Zahar, 2021.

COSTA, Sérgio. "Desprovincializando a sociologia: a contribuição pós-colonial". *Revista Brasileira de Ciências Sociais*, n. 60, v. 21, 2006a, pp. 117–83.

_____. *Dois Atlânticos: teoria social, anti-racismo, cosmopolitismo.* Belo Horizonte: Editora UFMG, 2006b.

COURNOT, Michel. *Martinique.* Paris: Gallimard, 1949.

CROWELL, Jacki. "Marxism and Frantz Fanon's Theory of Colonial Identity: Parallels between Racial and Commodity-Based Fetishism". *Scientific Terrapin*, 2011.

CUNHA, Olívia Maria Gomes da. "Reflexões sobre biopoder e pós-colonialismo: relendo Fanon e Foucault". *Mana*, n. 1, v. 8, 2002.

D'AGOSTINI, Maria Stella Martins Silva. *O lugar do marxismo de Frantz Fanon e Caio Prado Júnior: o pensamento revolucionário na periferia do sistema capitalista.* Dissertação de mestrado. João Pessoa: Departamento de Relações Internacionais – Universidade Federal da Paraíba, 2019.

DAMAS, Léon-Gontran (org.). *Présence Africaine: Nouvelle Somme de Poésie du Monde Noir*, n. 57, 1967.

DAVID, Emiliano de Camargo & Gisele ASSUAR (orgs.). *A psicanálise na encruzilhada: desafios e paradoxos perante o racismo no Brasil.* São Paulo: Hucitec, 2021.

DAVID, Emiliano de Camargo et al. (orgs.). *Racismo, subjetividade e saúde mental: o pioneirismo negro.* São Paulo: Hucitec, 2021.

DAVIS, Angela. *Mulheres, raça e classe*, trad. Heci Regina Candiani. São Paulo: Boitempo, 2016.

DAVIS, Mike. *Late Victorian Holocausts: El Niño Famines and the Making of the Third World.* London/New York: Verso, 2001 [ed. bras.: *Holocaustos coloniais: clima, fome e imperialismo na formação do Terceiro Mundo*, trad. Alda Porto. Rio de Janeiro: Record, 2002].

DE OTO, Alejandro José. *Frantz Fanon: política y poética del sujeto poscolonial.* México: CEAA/El Colegio de México, 2003.

_____. *Tipos de homenajes/tiempos descoloniales: Frantz Fanon – América Latina.* Buenos Aires: Ediciones del Signo, 2012.

DE OTO, Alejandro & Cristina PÓSTLEMAN. "Variaciones sobre el deseo: colonialismo, zona de no ser y plano de inmanencia". *Ideas: Revista de Filosofía Moderna y Contemporánea*, n. 7, 2018, pp. 107–36.

DERRIDA, Jacques. "La Différance", in *Marges de la Philosophie.* Paris: Éditions de Minuit, 2012 [ed. bras.: *Margens da filosofia*, trad. Joaquim Torres

Costa e Antonio M. Magalhães. Campinas: Papirus, 1991].

DÉUS, Frantz Rousseau. *Paradoxo haitiano: identidade negra e "branqueamento" na contemporaneidade*. Curitiba: Apris, 2021.

DIENG, Amady Aly. "Testemunho do professor Amady Aly Dieng durante as comemorações do 50º aniversário de *Présence Africaine*", in União Africana e Organisation Internationale de la Francophonie. *Dossiê pan-africano: o movimento pan-africanista no século vinte: textos de referência*. I Conferência dos Intelectuais da África e da Diáspora. Dacar: União Africana/Organisation Internationale de la Francophonie, 2004.

DIOP, Alioune. "Niam n'goura: ou Les Raisons d'être de *Présence Africaine*". *Présence Africaine*, n. 1, 1947, pp. 7–14.

DOMINGUES, Petrônio. *Associação cultural do negro (1954–76): um esboço histórico*. Tese. XXIV Simpósio Nacional de História. São Leopoldo: Unisinos, 2007.

DOSSE, François. *História do estruturalismo*, trad. Álvaro Cabral. Bauru: Edusc, 2007.

DU BOIS, William Edward Burghardt. *As almas da gente negra*, trad. Heloisa Toller Gomes. Rio de Janeiro: Lacerda Editores, 1999.

____. "The Negro Mind Reaches Out (excerpts)" [1924], in A. Locke (org.). *The New Negro:*

*An Interpretation*. New York: Albert and Charles Boni, 1925.

DUNAYEVSKAYA, Raya. "A Post-World War II View of Marx's Humanism, 1843–83: Marxist Humanism in the 1950s and 1980s". *Praxis International*, n. 3, v. 8, 1988, pp. 360–71.

____. *Philosophy and Revolution: From Hegel to Sartre, and from Marx to Mao* [1973]. New York: Columbia University Press, 1989.

____. "Humanism in the 1950s and 1980s", in *Bosnia-Herzegovina: Achilles Heel of Western "Civilization"*. Chicago: News & Letters, 1996.

____. *The Power of Negativity: Selected Writings on the Dialectic in Hegel and Marx*. Lanham: Lexington Books, 2002.

DUNAYEVSKAYA, Raya. *American Civilization on Trial: Black Masses as Vanguard* [1963]. Detroit: News & Letters, 1983.

DURÃO, Gustavo de Andrade. "A construção do nacional: entre a conciliação de L. S. Senghor e a revolução de Frantz Fanon no Congresso de Artistas e Escritores Negros de 1959". XXVII Simpósio Nacional de História. Natal, 2013.

DUSSEL, Enrique. *1492, el encubrimiento del otro: hacia el origen del "mito de la modernidad"*. La Paz: Plural Editores, 1994.

____. "Europe, Modernity, and Eurocentrism". *Nepantla: Views from South*, n. 3, v. 1, 2000, pp. 465–78 [ed. bras.: "Europa, modernidade e eurocentrismo", in E. Lander (org.). *A colonialidade do saber: eurocentrismo e ciências sociais. Perspectivas latino-americanas.* Buenos Aires: Clacso, 2005].

ESCOBAR, Arturo. "'Mundos y conocimientos de otro modo': el programa de investigación modernidad/colonialidad latino-americano". *Tabula Rasa*, n. 1, 2003, pp. 58–86.

FANON, Frantz. *Peau noire, masques blancs.* Paris: Seuil, 1952 [ed. bras.: *Pele negra, máscaras brancas,* trad. Sebastião Nascimento e Raquel Camargo. São Paulo: Ubu Editora, 2020].

____. *Les Damnés de la terre.* Paris: François Maspero, 1961 [ed. bras.: *Os condenados da terra,* trad. Elnice Albergaria Rocha e Lucy Magalhães. Juiz de Fora: Editora UFJF, 2010].

____. *Pour la Révolution africaine: écrits politiques.* Paris: François Maspero, 1964 [ed. bras.: *Por uma revolução africana: textos políticos,* trad. Carlos Alberto Medeiros. São Paulo: Zahar, 2021].

____. *Sociologie d'une révolution (l'an v de la Revólution Algerienne)* [1959]. Paris: François Maspero, 1968.

____. *Œuvres: Avant-propos de la Fondation Frantz Fanon.* Paris: La Découverte, 2011.

____. Écrits *sur l'aliénation et la liberté: Œuvres II,* org. Jean Khalfa e Robert J. C. Young. Paris: La Découverte, 2015 [eds. bras.: *Alienação e liberdade: escritos psiquiátricos,* trad. Sebastião Nascimento. São Paulo: Ubu Editora, 2020a/ *O olho se afoga/Mãos paralelas: teatro filosófico.* Salvador: Segundo Selo, 2020b/ *Escritos políticos,* trad. Monica Stahel. São Paulo: Boitempo, 2021].

FANON, Joby. *Frantz Fanon: de la Martinique à l'Algérie et à l'Afrique.* Paris/Budapest/Torino: L'Harmattan, 2004.

FAUSTINO, Deivison Mendes. *A percepção do movimento negro do ABC Paulista sobre a saúde da população negra: agendas, ações e parcerias.* Dissertação de mestrado. Santo André: Programa de Pós-Graduação em Ciências da Saúde – Faculdade de Medicina do ABC, 2010.

____. *Colonialismo, racismo e luta de classes: a atualidade de Frantz Fanon.* Tese. V Simpósio Internacional Lutas Sociais na América Latina. Londrina: Universidade Estadual de Londrina, 2013a.

____. "A emoção é negra, a razão é helênica? Considerações fanonianas sobre a (des)universalização do 'ser' negro". *Revista Tecnologia e Sociedade,* v. 1, 2013b, pp. 121–36.

____. "O pênis sem o falo: algumas reflexões sobre homens negros, masculinidades e racismo", in E. A. Blay (org.). *Feminismos e masculinidades: novos caminhos para enfrentar a violência*

*contra a mulher*. São Paulo: Cultura Acadêmica, 2014.
\_\_\_. *Por que Fanon? Por que agora? Frantz Fanon e os fanonismos no Brasil*. Tese. São Carlos: Universidade Federal de São Carlos, 2015.
\_\_\_. "Frantz Fanon, a branquitude e a racialização: aportes introdutórios a uma agenda de pesquisas", in T. Müller e L. Cardoso (orgs.). *Branquitude: estudos sobre a identidade branca no Brasil*. Curitiba: Appris, 2017a.
\_\_\_. "Memórias de um MC: relatos de uma caminhada a partir do hip-hop militante", in G. Barbin Bertelli e G. Feltran (orgs.). *Vozes à margem: periferias, estética e política*. São Carlos: Edufscar, 2017b.
\_\_\_. "Frantz Fanon: capitalismo, racismo e a sociogênese do colonialismo". *Ser Social*, n. 42, v. 20, 2018a, pp. 148–63.
\_\_\_. *Frantz Fanon: um revolucionário particularmente negro*. São Paulo: Ciclo Contínuo, 2018b.
\_\_\_. "Notas Introdutórias sobre o 'Africana Philosophy' e o humanismo pós-colonial de Lewis Gordon". *EntreLetras*, n. 1, v. 9, 2018c.
\_\_\_. *A disputa em torno de Frantz Fanon: a teoria e a política dos fanonismos contemporâneos*. São Paulo: Intermeios, 2020a.
\_\_\_. "Notas sobre a sociogenia, o racismo e o sofrimento psicossocial no pensamento de Frantz Fanon". *Revista Eletrônica Interações Sociais*, n. 2, v. 4, 2020b.
\_\_\_. "Posfácio", in F. Fanon. *Pele negra, máscaras brancas*, trad. Sebastião Nascimento e Raquel Camargo. São Paulo: Ubu Editora, 2020c.
\_\_\_. "Revisitando a recepção de Frantz Fanon: o ativismo negro brasileiro e os diálogos transnacionais em torno da negritude". *Lua Nova*, n. 109, 2020d.
\_\_\_. "Sartre, Fanon e a dialética da negritude: diálogos abertos e ainda pertinentes". *EntreLetras*, n. 2, v. 11, 2020e.
\_\_\_. "A 'interdição do reconhecimento' em Frantz Fanon: a negação colonial, a dialética hegeliana e a apropriação calibanizada dos cânones ocidentais". *Revista de Filosofia Aurora*, n. 59, v. 33, 2021a, pp. 455–81.
\_\_\_. "Prefácio à edição brasileira", in F. Fanon. *Por uma revolução africana: textos políticos*, trad. Carlos Alberto Medeiros. São Paulo: Zahar, 2021b.
\_\_\_. "Prefácio: A política dos 'escritos políticos' de Frantz Fanon", in F. Fanon. *Escritos políticos*, trad. Monica Stahel. São Paulo: Boitempo, 2021c.
FAUSTINO, Deivison & Leila Maria de OLIVEIRA. "O mal-estar colonial: racismo e o sofrimento psíquico no Brasil". *Clínica & Cultura*, n. 2, v. 8, 2019, pp. 82–94.
\_\_\_. "Seno-racismo ou xenofobia racializada? Problematizando a hospitalidade seletiva aos estrangeiros no Brasil". *Revista*

*Interdisciplinar da Mobilidade Humana*, n. 63, v. 29, 2021.

FAUSTINO, Deivison Mendes & Maria Clara dos Santos OLIVEIRA. "Frantz Fanon e as máscaras brancas da saúde mental: subsídios para uma abordagem psicossocial". *Revista da Associação Brasileira de Pesquisadores/as Negros/as*, v. 12, 2020.

FARR, Ragnar (org.). *Mirage: Enigmas of Race, Difference and Desire*. London: Institute of Contemporary Arts/Institute of International Visual Arts, 1994.

FEDERICI, Silvia. *Calibã e a bruxa: mulheres, corpo e acumulação primitiva*, trad. Coletivo Sycorax. São Paulo: Elefante, 2017.

_____. *O ponto zero da revolução: trabalho doméstico, reprodução e luta feminista*, trad. Coletivo Sycorax. São Paulo: Elefante, 2019.

FEFFERMANN, Marisa. "Genocídio da juventude negra: desconstruindo mitos", in M. Feffermann et al. (orgs.). *As interfaces do genocídio: raça, gênero e classe*. São Paulo: Instituto de Saúde, 2018.

FÉLIX, João Batista de Jesus. *Chic Show e Zimbabwe e a construção da identidade nos bailes black paulistanos*. Tese. São Paulo: Universidade de São Paulo, 2000.

FERNANDES, Florestan. *A integração do negro na sociedade de classes*. São Paulo: Dominus, 1965.

_____. *Circuito fechado: quatro ensaios sobre o poder institucional*. Rio de Janeiro: Hucitec, 1979.

_____. *Significado do protesto negro*. São Paulo: Cortez/Autores Associados, 1989.

_____. *O negro no mundo dos brancos*. São Paulo: Global, 2007.

_____. "En los marcos de la violência", in *Dominación y desigualdade: el dilema social latinoamericano*. Buenos Aires/Bogotá: Clacso/Siglo del Hombre Editores, 2008.

FERNANDES, Florestan & Roger BASTIDE (orgs.). *Relações raciais entre negros e brancos em São Paulo: ensaio sociológico sobre aspectos da formação, manifestações atuais e efeitos do preconceito de cor na sociedade paulistana*. São Paulo: Companhia Editora Nacional, 1959.

FERRY, Luc & Alain RENAUT. *Pensamento 68: ensaio sobre o anti-humanismo contemporâneo*, trad. Roberto Markenson e Nelci do Nascimento Gonçalves. São Paulo: Ensaio, 1988.

FILGUEIRAS, Fernando de Barros. "Guerreiro Ramos, a redução sociológica e o imaginário pós-colonial". *Caderno CRH*, n. 65, v. 25, 2012, pp. 361–77.

FIRESTONE, Shulamith. *A dialética do sexo: um manifesto da revolução feminista*. Rio de Janeiro: Editorial Labor do Brasil, 1976.

FONSECA, Danilo Ferreira da. "Colonialismo, independência e revolução em Frantz Fanon". *Revista África e Africanidades*, n. 19, 2015.

FORSYTHE, Dennis. "Frantz Fanon: The Marx of the Third World". *Phylon*, n. 2, v. 34, 1973.

FOUCAULT, Michel. *As palavras e as coisas: uma arqueologia das ciências humanas*, trad. Salma Tannus Muchail. São Paulo: WMF Martins Fontes, 2000.

____. *A arqueologia do saber*, trad. Luiz Felipe Baeta Neves. Rio de Janeiro: Forense Universitária, 2008.

FRANCISCO JUNIOR, Wilmo Ernesto. "Educação anti-racista: reflexões e contribuições possíveis do ensino de ciências e de alguns pensadores". *Ciências da Educação*, n. 3, v. 14, 2008, pp. 397–416.

FREIRE, Paulo. *Cartas à Guiné-Bissau: registros de uma experiência em processo*. Rio de Janeiro: Paz & Terra, 1978.

____. *Pedagogia da esperança: um reencontro com a pedagogia do oprimido*. São Paulo: Paz & Terra, 1992.

____. *Pedagogia da autonomia: saberes necessários à prática educativa*. Rio de Janeiro: Paz & Terra, 2006.

FUSS, Diana. *Essentially Speaking: Feminism, Nature and Difference*. New York: Routledge, 1989.

____. "Interior Colonies: Frantz Fanon and the Politics of Identification". *Diacritics*, n. 2–3, v. 24, 1994, pp. 19–42.

GABRIEL, Nilson Lucas Dias. *A liberdade em Frantz Fanon: a existência aos olhos dos condenados*. Guarapuava: Apolodoro Virtual Edições, 2021.

GADOTTI, Moacir. "Paulo Freire na África: notas sobre o encontro da pedagogia freiriana com a práxis política de Amílcar Cabral". VII Encontro Internacional do Fórum Paulo Freire. São Paulo: Instituto Paulo Freire, 2010.

GAGNE, Karen M. "On the Obsolescence of the Disciplines: Frantz Fanon and Sylvia Wynter Propose a New Mode of Being Human". *Human Architecture: Journal of the Sociology of Self-Knowledge*, v. 5, 2007.

GARLAND-THOMSON, Rosemarie. *Staring: How We Look*. New York: Oxford University Press, 2009.

GATES JR., Henry Louis. "Critical Fanonism". *Critical Inquiry*, n. 3, v. 17, 1991, pp. 457–70.

GAYÃO, Nicolau. *O fim de toda carne: a questão da violência em Frantz Fanon*. Tese. São Paulo: Universidade de São Paulo, 2021.

GEISMAR, Peter. *Fanon* [1971]. Buenos Aires: Granica Editor, 1972.

GENDZIER, Irene L. *Frantz Fanon: A Critical Study*. New York: Pantheon Books, 1973.

____. "Psychology and Colonialism: Some Observations". *Middle East Journal*, n. 4, v. 30, 1976, pp. 501–15.

GIBRAN, Khalil. *Obras completas*. Barcelona: Edicomunicación, 2003.

GIBSON, Nigel. "Fanon and the Pitfalls of Cultural Studies", in A. C. Alexandrini (org.). *Frantz*

*Fanon: Critical Perspectives*. New York: Routledge, 1999.

\_\_\_. "Is Fanon Relevant? Toward an Alternative Foreword to 'The Damned of the Earth'". *Human Architecture: Journal of the Sociology of Self-Knowledge*, n. 3, v. 5, 2007.

\_\_\_. "50 years later: Fanon's legacy". *Pambazuka News*, 2011a, pp. 12–21.

\_\_\_. *Fanonian Practices in South Africa: From Steve Biko to Abahlali baseMjondolo*. New York/Scottsville: Palgrave Macmillan/University of KwaZulu-Natal Press, 2011b.

GILROY, Paul. *The Black Atlantic and the Politics of Authenticity*. Tese. Borders/Diasporas Conference, Santa Cruz: University of California, 1992.

\_\_\_. *Against Race: Imagining Political Culture beyond the Color Line*. Cambridge: Harvard University Press/Belknap, 2000a.

\_\_\_. *Between Camps: Nations, Culture and the Allure of Race*. London: Routledge, 2000b.

\_\_\_. *Postcolonial Melancholia*. New York: Columbia University Press, 2005.

GLISSANT, Édouard. *Poétique de la relation: Poétique III*. Paris: Gallimard, 1990 [ed. estad.: *Poetics of Relation*, trad. Betsy Wing. Ann Arbor: The University of Michigan Press, 1997].

\_\_\_. *Introduction à une poétique du divers*. Paris: Gallimard, 1996.

\_\_\_. "Creolization in the Making of the Americas". *Caribbean Quarterly*, n. 1–2, v. 54, 2008, pp. 81–89.

GOMES, Heloisa Toller. "Crítica pós-colonial em questão". *Z Cultural*, ano 3, v. 1, 2006.

\_\_\_. "Identidade cultural, mestiçagem, colonialidade: uma leitura comparatista". *Revista Brasileira do Caribe*, n. 17, v. 9, 2008.

GOMES, Janaína Damaceno. *Os segredos de Virgínia: estudo de atitudes raciais em São Paulo*. Tese de doutorado. São Paulo: Programa de Pós-Graduação em Antropologia Social – Universidade de São Paulo, 2013.

GONZALEZ, Lélia. "Cidadania de segunda classe" [1988], in *Primavera para as rosas negras: Lélia Gonzalez em primeira pessoa*. São Paulo: Diáspora Africana, 2018.

\_\_\_. *Por um feminismo afro-latino-americano: ensaios, intervenções e diálogos*, org. F. Rios e M. Lima. Rio de Janeiro: Zahar, 2020.

GORDON, Jane Anna. "Revolutionary in Counter-Revolutionary Times: Elaborating Fanonian National Consciousness into the Twenty-First Century". *Journal of French and Francophone Philosophy/Revue de la Philosophie Française et de Langue Française*, n. 1, v. 19, 2011, pp. 37–47 [ed. bras.: "Revolucionários em tempos contrarrevolucionários: desenvolvendo a consciência nacional fanoniana no século XXI". *Meritum*, n. 1, v. 8, 2013].

\_\_\_. "On the Indispensability of Consent to Politics: A Qualified Defense". *Differences: A Journal of Feminist Cultural Studies*, n. 1, v. 24, 2013, pp. 30–54.

\_\_\_. *Creolizing Political Theory: Reading Rousseau Through Fanon*. New York: Fordham University Press, 2014.

\_\_\_. "Introduction: Engaging Justice, Engaging Freedom". *Philosophy & Social Criticism*, n. 1, v. 41, 2015, pp. 3–9.

GORDON, Jane Anna & Neil ROBERTS. "Introduction: The Project of Creolizing Rousseau", in J. A. Gordon e N. Roberts (orgs.). *Creolizing Rousseau*. London/New York: Rowman & Littlefield, 2015.

GORDON, Lewis R. *Bad Faith and Antiblack Racism*. Atlantic Highlands: Humanities Press: 1995a.

\_\_\_. *Fanon and the Crisis of European Man: An Essay on Philosophy and the Human Sciences*. New York: Routledge, 1995b.

\_\_\_ (org.). *Existence in Black: An Anthology of Black Existential Philosophy*. New York: Routledge, 1997.

\_\_\_. *Existentia Africana: Understanding Africana Existential Thought*. NewYork: Routledge, 2000.

\_\_\_. "Through the Zone of Nonbeing: A Reading of *Black Skin, White Masks* in Celebration of Fanon's Eightieth Birthday". *The CLR James Journal*, n. 1, v. 11, 2005, pp. 1–43.

\_\_\_. *Disciplinary Decadence: Living Thought in Trying Times*. Boulder: Paradigm Publishers, 2006.

\_\_\_. *An Introduction to Africana Philosophy*. New York: Cambridge University Press, 2008.

\_\_\_. "The Market Colonization of Intellectuals". *Truthout*, 2010.

\_\_\_. "Para romper com a teodiceia filosófica", trad. Gabriel Ferreira. *Revista do Instituto Humanitas Unisinos*, n. 459, 2014.

\_\_\_. *What Fanon Said: A Philosophical Introduction to His Life and Thought*. New York: Fordham University Press, 2015.

GORDON, Lewis R., Tracy Denean SHARPLEY-WHITING & Renée T. WHITE (orgs.). *Fanon: A Critical Reader*. Cambridge: Blackwell, 1996.

GOTTHEIL, Fred M. "Fanon and the Economics of Colonialism: A Review Article". *Review of Economics and Business*, v. 7, 1967, pp. 73–82.

GROSFOGUEL, Ramón. "Para descolonizar os estudos de economia política e os estudos pós-coloniais: transmodernidade, pensamento de fronteira e colonialidade global", trad. Inês Martins Ferreira. *Revista Crítica de Ciências Sociais*, n. 80, 2008, pp. 115–47.

\_\_\_. "La descolonización del conocimiento: diálogo crítico entre la visión descolonial de Frantz Fanon y la sociología descolonial de Boaventura de Sousa Santos". Tese. V Seminário de

Pós-Graduação em Sociologia. São Carlos: Ufscar, 2013.

GRUPO DE ESTUDOS SOBRE O PENSAMENTO POLÍTICO AFRICANO. "Notas sobre o pensamento de Frantz Fanon". *Estudos Afro-Asiáticos*, n. 5, 1981.

GUERRIERO, Stefano. "Ritratti critici di contemporanei: Frantz Fanon". *Belfagor*, n. 4, v. 60, 2005.

GUIMARÃES, Antonio Sérgio Alfredo. "A recepção de Fanon no Brasil e a identidade negra". *Novos Estudos – Cebrap*, n. 81, 2008.

GUIMARÃES, Johnatan Razen & Guilherme Crespo Gomes dos Santos FERREIRA. "O homem da casa: um estudo sobre masculinidades e colonialismo a partir do filme *Gran Torino*". 10º Seminário Internacional Fazendo Gênero – Anais Eletrônicos. Florianópolis, 2013.

GYSSELS, Kathleen. "Sartre postcolonial? Relire 'Orphée noir' plus d'un demi-siècle après". *Cahiers d'Études Africaines*, 2005, pp. 631–50.

HALL, Stuart. "Cultural Studies: Two Paradigms". *Media, Culture and Society*, n. 1, v. 2, 1980, pp. 57–72.

____. "New ethnicities", in K. Mercer (org.). *Black Film, British Cinema*. London: Institute of Contemporary Arts, 1988.

____. "Cultural Studies and Its Theoretical Legacies", in L. Grossberg et al. (orgs.). *Cultural Studies*. New York: Routledge, 1992, pp. 277–86.

____. "The After Life of Frantz Fanon: Why Fanon? Why Now? Why *Black Skin, White Masks?*", in A. Read (org.). *The Fact of Blackness: Frantz Fanon and Visual Representation*. London/Seattle: Institute of Contemporary Arts and International Visual Arts/Bay Press, 1996a.

____. "On Postmodernism and Articulation: An Interview with Stuart Hall", in D. Morley e K.-H. Chen (orgs.). *Stuart Hall: Critical Dialogues in Cultural Studies*. London/New York: Routledge: 1996b.

____. *Stuart Hall: Critical Dialogues in Cultural Studies*, org. David Morley e Kuan-Hsing Chen. London/New York: Routledge, 1996c.

____. "When Was 'The Post-Colonial'? Thinking at the Limit", in I. Chambers e L. Curti (orgs.). *The Post-Colonial Question: Common Skies, Divided Horizons*. London: Routledge, 1996d.

____. "Who Needs Identity?", in S. Hall e P. Du Gay. *Questions of Cultural Identity*. London/Thousand Oaks: Sage, 1996e [ed. bras.: "Quem precisa da identidade?", in T. T. Silva (org.). *Identidade e diferença: a perspectiva dos estudos culturais*, trad. Tomaz Tadeu Silva. Petrópolis: Vozes, 2000].

____. "The Spectacle of the 'Other'", in S. Hall (org.). *Representation: Cultural Representations and Signifying Practices*. London/Thousand Oaks/New Delhi: Sage/Open University, 1997a.

____. "The Work of Representation", in S. Hall (org.). *Representation: Cultural Representations and Cultural Signifying Practices*. London/Thousand Oaks/New Delhi: Sage/Open University, 1997b.

____. *A identidade cultural na pós-modernidade*, trad. Tomaz Tadeu da Silva e Guacira Lopes Louro. Rio de Janeiro: DP&A, 2003.

____. *Da diáspora: identidades e mediações culturais*, org. Liv Sovik, trad. Adelaine La Guardia Resende et al. Belo Horizonte: Editora UFMG, 2009.

HANCHARD, Michael George. *Orpheus and Power: The Movimento Negro of Rio de Janeiro and São Paulo, Brazil, 1945–1988*. Princeton: Princeton University Press, 1994.

____. *Orfeu e poder: movimento negro no Rio de Janeiro e em São Paulo*. Rio de Janeiro: Editora UERJ, 2001.

____. "Política transnacional negra, anti-imperialismo e etnocentrismo para Pierre Bourdieu e Loïc Wacquant: exemplos de interpretação equivocada". *Estudos Afro-Asiáticos*, n. 1, v. 24, 2002, pp. 63–96.

HANSEN, William W. & Umma Aliyu MUSA. "Fanon, the Wretched and Boko Haram". *Journal of Asian and African Studies*, n. 3, v. 48, 2013, pp. 281–96.

HARVEY, David. *Seventeen Contradictions and the End of Capitalism*. London: Profile Books, 2014 [ed. bras.: *17 contradições e o fim do capitalismo*, trad. Rogério Bettoni. São Paulo: Boitempo, 2016].

HEGEL, Georg W. F. *La Phénoménologie de l'esprit*, trad. Jean G. Hyppolite. Paris: Aubier, 1939.

____. *Fenomenologia do espírito*, trad. Paulo Meneses, colab. Karl-Heinz Efken e José N. Machado. Petrópolis: Vozes, 1999.

____. *Filosofia da história*, trad. Maria Rodrigues e Hans Harden. Brasília: Editora UNB, 2008.

____. *Ciência da lógica, v. 2: A doutrina da essência*, trad. Christian G. Iber e Federico Orsini. Petrópolis: Vozes, 2017.

HENRY, Paget. *Caliban's Reason: Introducing Afro-Caribbean Philosophy*. New York: Routledge, 2000.

____. "Africana Phenomenology: Its Philosophical Implications". *Worlds & Knowledges Otherwise*, v. 1, 2006.

____. "C. L. R. James and the Creolizing of Rousseau and Marx". *CLR James Journal*, n. 1, v. 15, 2009.

HESNARD, Angelo. *L'Univers morbide de la faute*. Paris: PUF, 1949.

HIEBERT, Paul G. *Transforming Worldviews: An Anthropological Understanding of How People Change*. Grand Rapids: Baker Academic, 2008.

HOOKS, bell. "Feminism as a Persistent Critique of History: What's Love Got to Do with It?", in A. Read (org.). *The Fact of Blackness: Frantz Fanon and Visual Representation*. London/Seattle: Institute of Contemporary Arts/Bay Press, 1996.

IANNI, Octávio. *Imperialismo y cultura de la violencia en América Latina*, trad. Claudio Colombani e José Thiago Cintra. Cidade do México: Siglo XXI, 1970.

\_\_\_\_. *Imperialismo e cultura*. Petrópolis: Vozes, 1976.

\_\_\_\_. "Dialética das relações raciais". *Estudos Avançados*, n. 50, v. 18, 2004a.

\_\_\_\_. "O preconceito racial no Brasil". Entrevista. *Estudos Avançados*, n. 50, v. 18, 2004b.

JEANSON, Francis. "Préface", in F. Fanon. *Peau noire, masques blancs*. Paris: Seuil, 1952a.

\_\_\_\_. "Postface", in F. Fanon. *Peau noire, masques blancs*. Paris: Seuil, 1952b.

JOHNSON, Ollie A. "Explaining the Demise of the Black Panther Party: The Role of Internal Factors", in C. E. Jones (org.). *The Black Panther Party: Reconsidered*. Baltimore: Black Classic Press, 1998.

JUNG, Carl Gustav. *Aion: estudo sobre o simbolismo do si-mesmo*, trad. Mateus Ramalho Rocha. Petrópolis: Vozes, 2012.

PORTELA JÚNIOR, Aristeu. "Limites políticos e conceituais da democracia no Brasil: Florestan Fernandes e a 'transição democrática'". *Áskesis*, n. 2, v. 1, 2012, pp. 10–22.

KANT, Emmanuel. *Observações sobre o sentimento do belo e do sublime*, trad. Vinicius de Figueiredo. Campinas: Papirus, 1993.

\_\_\_\_. *Crítica da faculdade do juízo*, trad. António Marques e Valério Rohden. Lisboa: Imprensa Nacional, 1997.

KAWAHALA, Edelu & Rodrigo Diaz de Vivar y SOLER. "Por uma psicologia social antirracista: contribuições de Frantz Fanon". *Psicologia & Sociedade*, n. 2, v. 22, 2010, pp. 408–10.

KILOMBA, Grada. *Memórias da plantação: episódios de racismo cotidiano*, trad. Jess Oliveira. Rio de Janeiro: Cobogó, 2019.

KOEPSELL, David R. & Robert ARP. *Breaking Bad e a filosofia: viver melhor com a química*, trad. Caio Pereira. São Paulo: Figurati, 2014.

KONTOPOULOS, Kyriakos M. *The Logics of Social Structure*. Cambridge/New York: Cambridge University Press, 1993.

KÖSSLING, Karin Sant'Anna. *As lutas anti-racistas de afro-descendentes sob vigilância do Deops/SP (1964–83)*. Dissertação de mestrado. São Paulo: Universidade de São Paulo, 2007.

KUSTNER, Rocío Castro. "Reflexión sobre la genealogía del poder". Simpósio O Desafio da Diferença, Grupo de trabalho 7 – Relación Género-Etnia-Clase. Salvador, 9–12 abr. 2000.

\_\_\_\_. "Entrevista a Marcola e o efeito bumerangue da violência". Simpósio Internacional Figuras da Violência Moderna, Universidade do Estado da Bahia (Uneb), 14–15 dez. 2009.

LACAN, Jacques. "Formulações sobre a causalidade psíquica", in *Escritos*, trad. Vera Ribeiro. Rio de Janeiro: Zahar, 1998.

LAPLANCHE, Jean. *Sexual: La Sexualité élargie au sens freudien*. Paris: PUF, 2007.

LAVALLE, Adrián Gurza. *Vida pública e identidade nacional: leituras brasileiras*. São Paulo: Globo, 2004.

LAZARUS, Neil. "Postcolonialism and the Dilemma of Nationalism: Aijaz Ahmad's critic of third-worldism". *Diaspora: A Journal of Transnational Studies*, n. 3, v. 2, 1993.

_____. "Disavowing Decolonization: Fanon, Nationalism, and the Question of Representation in Postcolonial Theory", in A. C. Alessandrini (org.). *Frantz Fanon: Critical Perspectives*. New York: Routledge, 1999a.

_____. *Nationalism and Cultural Practice in the Postcolonial World*. New York: Cambridge University Press, 1999b.

_____. "Frantz Fanon: A Life". *Historical Materialism*, n. 4, v. 14, 2006, pp. 245–63.

_____. "Cosmopolitanism and the Specificity of the Local in World Literature". *World Literature*, n. 1, v. 46, 2011a.

_____. *The Postcolonial Unconscious*. New York: Cambridge University Press, 2011b.

_____. "Spectres Haunting: Postcommunism and Postcolonialism". *Journal of Postcolonial Writing*, v. 48, n. 2, 2012, pp. 117–29.

LÊNIN, Vladimir Ilitch Ulianov. *O imperialismo: fase superior do capitalismo*, trad. Olinto Beckerman. São Paulo: Global, 1987.

LEWIS, Liana. "Raça e uma nova forma de analisar o imaginário da nossa comunidade nação: da miscigenação freyreana ao dualismo fanoniano". *Civitas*, n. 1, v. 14, 2014.

LIEDKE FILHO, Enno Dagoberto. "A sociologia no Brasil: história, teorias e desafios". *Sociologias*, n. 14, 2005, pp. 376–437.

LIMA, Alcides de Jesus. Frantz Fanon: alienação do negro no contexto do colonialismo europeu. WebArtigos, 1 ago. 2014.

LIMA, Marcos Costa. "O humanismo crítico de Edward W. Said". *Lua Nova*, n. 73, 2008, pp. 71–94.

LIPPOLD, Walter Günther Rodrigues. "O pensamento anticolonial de Frantz Fanon e a Guerra de Independência da Argélia". *Monographia*, v. 1, 2005.

_____. *Frantz Fanon e a Revolução Argelina*. São Paulo: Livraria e Editora Ciências Revolucionárias, 2021.

LOPES, Fátima Maria Nobre. *Lukács: estranhamento, ética e formação humana*. Tese de doutorado. Fortaleza: Universidade Federal do Ceará, 2006.

LORDE, Audre. *Sou sua irmã: escritos reunidos*, org. Djamila Ribeiro, trad. Stephanie Borges. São Paulo: Ubu Editora, 2020.

LOSURDO, Domenico. *Il linguaggio dell'Impero: lessico dell'ideologia americana*. Bari: Laterza, 2007 [ed. bras.: *A linguagem do império: léxico da ideologia estadunidense*, trad. Jaime A. Clasen. São Paulo: Boitempo, 2010].

___. *O marxismo ocidental: como nasceu, como morreu, como pode renascer*, trad. Ana Maria Chiarini e Diego Silveira Coelho Ferreira. São Paulo: Boitempo, 2018.

LOUREIRO, Isabel. "Rosa Luxemburgo e a expansão do capitalismo: uma chave marxista para compreender a colonialidade?", in M. Cahen e R. Braga (orgs.). *Para além do pós(-)colonial*. São Paulo: Alameda, 2018.

LUKÁCS, György *El asalto a la razón: la trayectoria del irracionalismo desde Schelling hasta Hitler*, trad. Wenceslao Roces. Barcelona: Grijalbo, 1968.

___. *Existencialismo ou marxismo?*, trad. José Carlos Bruni. São Paulo: Livraria Editora Ciências Humanas, 1979.

___. *Para uma ontologia do ser social II*, trad. Nélio Schneider, Ivo Tonet e Ronaldo Vielmi Fortes. São Paulo: Boitempo, 2013.

LYOTARD, Jean-François. *A condição pós-moderna*, trad. Ricardo Corrêa Barbosa. Rio de Janeiro: José Olympio, 2011.

MACEY, David. *Frantz Fanon: A Life*. London: Granta Books, 2000.

MACIEL, Maria Eunice de Souza. "A eugenia no Brasil". *Anos 90*, n. 11, v. 7, 1999, pp. 121–43.

MAGALHÃES, Theresa Calvet de. "O reconhecimento em Hegel: leituras de Labarrière". *Revista do Instituto de Hermenêutica Jurídica*, n. 7, 2009, pp. 311–44.

MAGNO, Patricia Carlos & Rachel Gouveia PASSOS (orgs.). *Direitos humanos, saúde mental e racismo: diálogos à luz do pensamento de Frantz Fanon*. Rio de Janeiro: Defensoria Pública do Estado do Rio de Janeiro, 2020.

MAIA, João Marcelo. "Pensamento brasileiro e teoria social: notas para uma agenda de pesquisa". *Revista Brasileira de Ciências Sociais*, n. 71, v. 24, 2009, pp. 155–96.

___. "O pensamento social brasileiro e a imaginação pós-colonial". *Revista Estudos Políticos*, n. 1, v. 1, 2010, pp. 64–78.

MAIO, Marcos Chor. "O projeto Unesco e a agenda das ciências sociais no Brasil dos anos 40 e 50". *Revista Brasileira de Ciências Sociais*, n. 41, v. 14, 1999, pp. 141–58.

___. "Educação sanitária, estudos de atitudes raciais e psicanálise na trajetória de Virgínia Leone Bicudo". *Cadernos Pagu*, v. 35, 2010, pp. 309–55.

___. "Cor, intelectuais e nação na sociologia de Guerreiro Ramos". *Cadernos Ebape. br*, v. 13, 2015, pp. 605–30.

MALDONADO-TORRES, Nelson. "The Cry of the Self as a Call from the Other: The Paradoxical Loving Subjectivity of Frantz Fanon". *Listening: Journal of Religion and Culture*, n. 1, v. 36, 2001.

_____. "Searching for Caliban in the Hispanic Caribbean". CLR *James Journal*, n. 1, v. 10, 2004, pp. 106–22.

_____. "Pensamento crítico desde a subalternidade: os estudos étnicos como ciências descoloniais ou para a transformação das humanidades e das ciências sociais no século XXI". *Afro-Ásia*, n. 34, 2006, pp. 105–29.

_____. "Sobre la colonialidad del ser: contribuciones al desarrollo de un concepto", in S. Castro-Gómez e R. Grosfoguel (orgs.). *El giro decolonial: reflexiones para una diversidad epistêmica más allá del capitalismo global*. Bogotá: Siglo del Hombre Editores/Universidad Central/Pontifícia Universidad Javeriana, 2007.

_____. "A topologia do Ser e a geopolítica do conhecimento: modernidade, império e colonialidade". *Revista Crítica de Ciências Sociais*, n. 80, 2008, pp. 71–114.

_____. "Rousseau and Fanon on Inequality and the Human Sciences". CLR *James Journal*, n. 1, v. 15, 2009.

MANOEL, Jones & Gabriel LANDI (orgs.). *Revolução africana: uma antologia do pensamento marxista*. São Paulo: Autonomia Literária, 2020.

MARTINI, Renato Ramos. "Os intelectuais do Iseb: cultura e educação nos anos cinquenta e sessenta". *Aurora*, n. 1, v. 3, 2009, pp. 59–67.

MARTINS, Pablo. "Confluencias entre el pensamiento de Frantz Fanon y el de Paulo Freire: el surgimiento de la educación popular en el marco de la situación colonial". *Educação*, n. 2, v. 37, 2012, pp. 241–55.

MARX, Karl. *Manuscritos econômico-filosóficos e outros textos escolhidos*, trad. José Carlos Bruni. São Paulo: Abril Cultural, 1974.

_____. *Contribuição à crítica da economia política*, trad. Florestan Fernandes. São Paulo: Expressão Popular, 2008.

_____. *Crítica da filosofia do direito de Hegel*, trad. Rubens Enderle e Leonardo de Deus. São Paulo: Boitempo, 2010.

_____. *O capital: crítica da economia política, livro I. O processo de produção do capital*, trad. Rubens Enderle. São Paulo: Boitempo, 2013.

MARX, Karl & Friedrich ENGELS. *A ideologia alemã*, trad. Rubens Enderle, Nélio Schneider e Luciano Cavini Martorano. São Paulo: Boitempo, 2007.

MARZIOLI, Sara. "Ignazio Silone's Pan-African Detour: Frantz Fanon, Decolonization, and Globalization", in *Fanon in Italy*. Newcastle: Newcastle University, 2013.

MATHIEU, Anne. "Des Antilles à l'Algérie: Frantz Fanon, la

négritude et l'émancipation".
*Le Monde Diplomatique*, 2009
[ed. bras.: "Cultura da resistência: Frantz Fanon, uma voz dos oprimidos". *Le Monde Diplomatique Brasil*, 2009].

MATOS. Ismar Dias de. *O tripé necessário para a compreensão de Hegel*. S.l.: s.ed., s.d.

MAZAMA, Ama. *The Afrocentric Paradigm*. Trenton: Africa World Press, 2003.

MBEMBE, Achille. "Provisional Notes on the Postcolony". *Africa: Journal of the International African Institute*, n. 1, v. 62, 1992, pp. 3–37.

____. "As formas africanas de auto-inscrição", trad. Patrícia Farias. *Estudos Afro-Asiáticos*, n. 1, v. 23, 2001, pp. 171–209.

____. *On the Postcolony*, trad. A. M. Berrett et al. Berkeley: University of California Press, 2003.

____. *A universalidade de Frantz Fanon*. Lisboa: Universidade de Lisboa, 2012.

____. *Crítica da razão negra*, trad. Marta Lança. Lisboa: Antígona, 2014a.

____. *Sair da grande noite: ensaio sobre a África descolonizada*, trad. Narrativa Traçada. Luanda/Ramada: Mulemba/Pedago, 2014b.

____. "Afropolitanismo", trad. Cleber Daniel Lambert da Silva. *Áskesis*, n. 2, v. 4, 2015.

____. "África é a última fronteira do capitalismo", entrevista por Miguel Manso e António Guerreiro. *Público*, 9 dez. 2018.

____. "A quarta idade de Frantz Fanon", trad. Ana Carvalhaes. *Insurgência*, 5 jan. 2021.

MCFADDEN, Patricia. "Les limites du nationalisme: citoyenneté et État. Le nationalisme comme idéologie anticoloniale: une contextualisation". *Tumultes*, n. 31, 2008, pp. 167–83.

MCPHERSON, Jessica. *Frantz Fanon: Psychiatry as Revolution; Revolution as Psychiatry*. Ottawa: University of Ottawa, 2007.

MEMMI, Albert. *Retrato do colonizado precedido pelo retrato do colonizador*, trad. Marcelo Jacques de Moraes. Rio de Janeiro: Paz & Terra, 1967.

____. "Frozen by Death in the Image of Third World Prophet". *The New York Times Book Review*, 1971.

MENON, Nivedita. "Refuser la globalisation et la nation authentique: la politique féministe dans la conjoncture actuelle". *Tumultes*, n. 31, 2008, pp. 185–201.

MENOZZI, Fillippo. "Fanon's Letter: Between Psychiatry and Anticolonial Commitment". *International Journal of Postcolonial Studies*, v. 17, 2014.

MERCER, Kobena. "Busy in the Ruins of Wretched Phantasia", in Ragnar Farr (org.). *Mirage: Enigmas of Race, Difference and Desire*. London: Institute of Contemporary Arts/Institute of International Visual Arts, 1994.

____. "Decolonisation and Disappointment: Reading Fanon's Sexual Politics", in A. Read (org.). *The Fact of Blackness: Frantz Fanon and Visual Representation*. London/Seattle: Institute of Contemporary Arts/Bay Press, 1996.

MERLEAU-PONTY, Maurice. *Phénoménologie de la perception*. Paris: Gallimard, 1945 [ed. bras.: *Fenomenologia da percepção*, trad. Carlos Alberto Ribeiro de Moura. São Paulo: WMF Martins Fontes, 1994].

MÉSZÁROS, István. *Filosofia, ideologia e ciência social: ensaios de negação e afirmação*, trad. Ester Vaisman. São Paulo: Boitempo, 2008.

MIGNOLO, Walter. "La colonialidad a lo largo y a lo ancho: el hemisferio occidental en el horizonte colonial de la modernidade", in E. Lander. *La colonialidad del saber: eurocentrismo y ciencias sociales*. Buenos Aires: Clacso, 2000.

____. *The Darker Side of the Renaissance: Literacy, Territoriality, and Colonization*. Ann Arbor: University of Michigan Press, 2003.

____. "Delinking: The Rhetoric of Modernity, the Logic of Coloniality and the Grammar of Decoloniality". *Cultural Studies*, n. 2–3, v. 21, 2007a, pp. 449–514.

____. "El pensamiento decolonial: desprendimiento y apertura. Un manifiesto" in S. Castro-Gómez e R. Grosfoguel (orgs.). *El giro decolonial: reflexiones para una diversidad epistémica más allá del capitalismo global*. Bogotá:

Siglo del Hombre Editores/Universidad Central/Pontifícia Universidad Javeriana, 2007b.

____. *The Darker Side of Western Modernity: Global Futures, Decolonial Options*. Durham: Duke University Press, 2011.

____. "Yes, We Can: Non-European Thinkers and Philosophers". *Al Jazeera*, 2013.

____. "La civilización occidental no es ni global ni universal". Entrevista concedida a Ángel Ricardo Martínez. *La Prensa*, 2014.

MILLER, Christopher. *Theories of Africans: Francophone Literature and Anthropology in Africa*. Chicago: The University of Chicago Press, 1990.

MINICH, Julie Avril. "The Decolonizer's Guide to Disability", in Monica Hanna, Jennifer Harford Vargas e José David Saldívar (orgs). *Junot Díaz and the Decolonial Imagination*. Durham: Duke University Press, 2016.

MNU – Movimento Negro Unificado. VIII Encontro de Negros do Norte e Nordeste: O Negro e a Educação. Recife, 29–31 jul. 1988.

MOHAMMED, Harbi. "Frantz Fanon et le messianisme paysan". *Tumultes*, n. 31, 2008, pp. 11–15.

MOMBAÇA, Jota. "A plantação cognitiva". *Arte e Descolonização*, n. 9, 2020.

MONAHAN, Michael J. *A Theory of Racial Oppression and Liberation*. Tese. Illinois: University of Illinois, 2003.

____. *The Creolizing Subject: Race, Reason, and the Politics of Purity.* New York: Fordham University Press, 2011.

MOTA NETO, João Colares da. "Paulo Freire e o pós-colonialismo na educação popular latino-americana". *Educação Online,* n. 14, 2013.

MOTTA, Luiz Eduardo. "O Iseb no banco dos réus". *Comum,* n. 15, v. 5, 2000.

MOUFAWAD-PAUL, Joshua. "Sublimated Colonialism: The Persistence of Actually Existing Settler-Colonialism". *Philosophy Study,* n. 3, v. 3, 2013.

MOURA, Clóvis. *Rebeliões da senzala: quilombos, insurreições e guerrilhas.* São Paulo: Livraria Editora Ciências Humanas, 1981.

____. *Brasil: raízes do protesto negro.* São Paulo: Global, 1983.

____. *História do negro brasileiro.* São Paulo: Ática, 1989.

____. *As injustiças de Clio: o negro na historiografia brasileira.* Belo Horizonte: Oficina de Livros, 1990.

____. *Dialética radical do Brasil negro.* São Paulo: Anita Garibaldi, 1994.

____. *O negro: de bom escravo a mau cidadão?* São Paulo: Dandara, 2021.

MUDIMBE, V. Y. *A invenção da África: gnose, filosofia e a ordem do conhecimento,* trad. Fábio Ribeiro. Petrópolis: Vozes, 2019.

MÜLLER, Tânia & Lourenço CARDOSO (orgs.). *Branquitude: estudos sobre a identidade branca no Brasil.* Curitiba: Appris, 2017.

N'KRUMAH, Kwame. *Neocolonialismo: último estágio do imperialismo,* trad. Maurício C. Pedreira. Rio de Janeiro: Civilização Brasileira, 1967.

NASCIMENTO, Rosânia do. "Frantz Fanon no Brasil: uma releitura da sua recepção pelo pensamento negro feminista". *Ártemis,* n. 1, v. 27, 2019, pp. 158–181.

NDIAYE, Pap. *La Condition noire: Essai sur une minorité française.* Paris: Calmann-Lévy, 2008.

NDLOVU-GATSHENI, Sabelo J. "The Logic of Violence in Africa". *Ferguson Centre Working Papers,* v. 2, 2011.

NEVES, Joao Manuel. "Frantz Fanon and the Struggle for the Independence of Angola: The Meeting in Rome in 1959". *Interventions: International Journal of Postcolonial Studies,* v. 17, 2015, pp. 417–33.

NEVES, Rita Ciotta. "Os estudos pós-coloniais: um paradigma de globalização". *Babilónia: Revista Lusófona de Línguas, Culturas e Tradução,* n. 6–7, 2009, pp. 231–239.

NIETZSCHE, Friedrich. *Crepúsculo dos ídolos ou Como filosofar com o martelo,* trad. Marco Antonio Casa Nova. Rio de Janeiro: Relume Dumará, 2000.

NISSIM-SABAT, Marilyn. *Neither Victim nor Survivor: Thinking toward a New Humanity.* Lanham: Lexington Books, 2009.

____. "Radical Theory and Theory of Communication: Lewis Gordon's Phenomenological Critique of the New World Consciousness". *Atlantic Journal of Communication*, n. 1, v. 19, 2011, pp. 28–42.

NOBLES, Wade W. "Extended Self: Rethinking the So-Called Negro Self-Concept". *Journal of Black Psychology*, n. 2, v. 2, 1976, pp. 15–24.

____. *African Psychology: Toward its Reclamation, Revitalization and Reascension*. Oakland: Black Family Institute, 1986.

____. "Psychological Nigrescence: An Afrocentric Review". *The Counseling Psychologist*, n. 2, v. 17, 1989.

____. "Shattered Consciousness, Fractured Identity: Black Psychology and the Restoration of the African Psyche". *Journal of Black Psychology*, n. 3, v. 39, 2009, pp. 232–42.

NOBLES, Wade & Nhlanhla MKHIZE (orgs.). *Afrikan-Centred Psychology: Illuminating the Human Spirit – Spirit(ness), Skh Djr, Moya*. Dossiê temático. *AlterNation*, n. 1, v. 27, 2020.

NOGUEIRA, Isildinha Baptista. *A cor do inconsciente: significações do corpo negro*. São Paulo: Perspectiva, 2021.

NOGUERA, Renato. *O ensino de filosofia e a lei 10 639*. Rio de Janeiro: Pallas, 2015.

NUÑES, Fabián. "O pensamento de Frantz Fanon no cinema latino-americano", in R. Machado Jr., R. de Lima Soares e L. Corrêa de Araújo (orgs.). *Estudos de Cinema e Audiovisual, ano VII*. São Paulo: Socine, 2006.

NÚÑEZ, Geni et al. "Partilhar para reparar: tecendo saberes anticoloniais", in R. M. Castilhos Fernandes e A. Domingos (orgs.). *Políticas indigenistas: contribuições para afirmação e defesa dos direitos indígenas*. Porto Alegre: Editora da UFRGS/Cegov, 2020, pp. 153–68.

O'NEILL, John. "Le Langage et la décolonisation: Fanon et Freire". *Sociologie et Sociétés*, n. 2, v. 6, 1974, pp. 53–66.

ORTIZ, Renato. "Frantz Fanon: um itinerário político e intelectual" [1995]. *Contemporânea*, n. 2, v. 4, 2014.

____. "Notas sobre Gramsci e as ciências sociais". *Revista Brasileira de Ciências Sociais*, n. 62, v. 21, 2006.

____. *Cultura brasileira e identidade nacional* [1985]. São Paulo: Brasiliense, 2012.

OTINTA, Jorge de Nascimento Nonato. *Mia Couto: memória e identidade em "Um rio chamado tempo, uma casa chamada terra"*. Dissertação de mestrado. São Paulo: Departamento de Letras Clássicas e Vernáculas – Universidade de São Paulo, 2008.

OYĚWÙMÍ, Oyèrónkẹ́. *A invenção das mulheres: construindo um sentido africano para os discursos ocidentais de gênero*, trad. Wanderson Flor do Nascimento. Rio de Janeiro: Bazar do Tempo, 2021.

PARDO, Carlos Alberto Fernández. *Frantz Fanon*. Buenos Aires: Galerna, 1971.

PARRY, Benita. "Problems in Current Theories of Colonial Discourse". *Oxford Literary Review*, n. 1, v. 9, 1987.

____. *Postcolonial Studies: A Materialist Critique*. London/New York: Routledge, 2004.

PASSOS, Rachel Gouveia. "'Holocausto ou Navio Negreiro?': inquietações para a Reforma Psiquiátrica brasileira". *Argumentum*, n. 3, v. 10, 2018, pp. 10–23.

PELÚCIO, Larissa. "Subalterno quem, cara pálida? Apontamentos às margens sobre pós-colonialismos, feminismos e estudos *queer*". *Contemporânea*, n. 2, v. 2, 2012.

PEREIRA, Amauri Mendes. "Falar de Amilcar Cabral é falar das lutas dos povos". *Revista Espaço Acadêmico*, n. 139, v. 12, 2012.

PEREIRA, Amilcar Araujo. *"O mundo negro": a constituição do movimento negro contemporâneo no Brasil (1970–1995)*. Tese de doutorado. Niterói: Departamento de História – Universidade Federal Fluminense, 2010.

PEREIRA, José Maria Nunes. "Colonialismo, racismo e descolonização". *Caderno Cândido Mendes – Estudos Afro-Asiáticos*, 1978.

PLANTINGA, Alvin. *God, Freedom and Evil*. New York: Harper and Row, 1974.

PETERS, Michael. *Pós-estruturalismo e filosofia da diferença: uma introdução*, trad. Tomaz Tadeu. Belo Horizonte: Autêntica, 2000.

PINHO, Patricia de Santana. "Descentrando os Estados Unidos nos estudos sobre negritude no Brasil". *Revista Brasileira de Ciências Sociais*, n. 59, v. 20, 2005, pp. 37–50.

PIRELLI, Giovani. "Frantz Fanon", in G. Pirelli (org.). *Frantz Fanon 1: opere scelte*. Turim: Einaudi, 1971a.

____. "Nota del curatore", in G. Pirelli (org.). *Frantz Fanon 1: opere scelte*. Turim: Einaudi, 1971b.

____. "Fanon", in A. Aruffo e G. Pirelli. *Fanon, o l'Eversione anticoloniale*. Roma: Erre Emme, 1994.

PÓSTLEMAN, Cristina. "Leituras fanonianas do anti-Édipo", trad. Sebastian Wiedemann, in A. Monteiro et al. (orgs). *Conexões: Deleuze e corpo e cena e máquina e...* São Carlos: Pedro & João Editores, 2021.

PRADO, Celia Luiza Andrade. *Pós-colonialismo e o contexto brasileiro: Haroldo de Campos, um tradutor pós-colonial?* Dissertação de mestrado. São Paulo: Departamento de Letras Modernas –Universidade de São Paulo, 2009.

PROSPERE, Renel & Arnaldo NOGARO. *Educação e transformação social no/do Haiti à luz (da pedagogia braçal) de Frantz Fanon*. Campinas: Mercado das Letras, 2017.

QUAYSON, Ato. *Aesthetic Nervousness: Disability and the Crisis of Representation*. New York: Columbia University Press, 2007.

QUEIROZ, Ivo Pereira de. *Fanon, o reconhecimento do negro e o novo humanismo: horizontes descoloniais da tecnologia*. Tese de doutorado. Curitiba: Universidade Tecnológica Federal do Paraná, 2013.

QUIJANO, Aníbal. *Modernidad, identidad y utopía en América Latina*. Lima: Sociedad y Política Ediciones, 1988.

___. "Colonialidad y modernidad/racionalidad". *Perú Indígena*, n. 29, v. 13, 1992, pp. 11–20.

___. "La colonialidad del poder y la experiencia cultural latinoamericana", in R. Briceño-León e H. R. Sonntag (orgs.). *Pueblo, época y desarrollo: la sociología de América Latina*. Caracas: Nueva Sociedad, 1998.

___. "Colonialidad del poder, eurocentrismo y America Latina", in E. Lander (org). *La colonialidad del saber: eurocentrismo y ciencias sociales*. Buenos Aires: Clacso, 2000.

RABAKA, Reiland. *Africana Critical Theory: Reconstructing the Black Radical Tradition From W. E. B. Du Bois and C. L. R. James to Frantz Fanon and Amilcar Cabral*. Lanham: Rowman & Littlefield, 2009a.

___. "Teoria crítica africana", in E. Larkin Nascimento (org.). *Afrocentricidade: uma abordagem inovadora*. São Paulo: Selo Negro, 2009b.

___. *Forms of Fanonism: Frantz Fanon's Critical Theory and the Dialectics of Decolonization*. Lanham: Rowman & Littlefield, 2010.

___. "Revolutionary Fanonism: On Frantz Fanon's Modification of Marxism and Decolonization of Democratic Socialism". *Socialism and Democracy*, n. 1, v. 25, 2011, pp. 126–145.

RATTS, Alex & Flavia RIOS. *Lélia Gonzalez*. São Paulo: Selo Negro, 2010.

RAZANAJAO, Claudine & Jacques POSTEL. "La Vie et l'œuvre psychiatrique de Frantz Fanon". *Sud/Nord*, n. 22, 2007, pp. 147–74.

REGO, Yordanna Lara Pereira. "Reflexões sobre afronecrotransfobia: políticas de extermínio na periferia". *Humanidades e Inovação*, n. 16, v. 6, 2019.

REIS, Raissa Brescia dos. "Negritude em questão: das multiplicidades e conceitualizações do movimento por ocasião do Primeiro Congresso Internacional de Escritores e Artistas Negros (1956)". *Temporalidades*, n. 2, v. 4, 2012, pp. 142–54.

RENAULT, Matthieu. *Frantz Fanon: De l'Anticolonialisme à la critique postcoloniale*. Paris: Éditions Amsterdam, 2011.

___. "Fanon e la decolonizzazione del sapere: lineamenti di un'epistemologia postcoloniale", in M. Mellino (org.). *Fanon postcoloniale: I dannati della terra oggi*. Verona: Ombre Corte, 2013.

\_\_\_. "Le Genre de la race: Fanon, lecteur de Beauvoir". *Actuel Marx*, n. 55, 2014.

RIBEIRO, Alan Augusto Moraes. "Homens negros, negro homem: sob a perspectiva do feminismo negro". *EIA: Revista de Estudos e Investigações Antropológicas*, ano 2, n. 2, v. 2, 2015.

ROBERTS, Neil. "Fanon, Sartre, violence, and freedom". *Sartre Studies International*, n. 2, v. 10, 2004, pp. 139–60.

ROBINSON, Cedric. "The Appropriation of Frantz Fanon". *Race and Class*, n. 1, v. 35, 1993, pp. 79–91.

\_\_\_. *Black Marxism: The Making of the Black Radical Tradition*. Chapel Hill: University of North Carolina Press, 2000.

\_\_\_. *An Anthropology of Marxism*. Aldershot: Ashgate, 2001.

ROCCHI, Jean-Paul. "Littérature et métapsychanalyse de la race (après et avec Fanon)". *Tumultes*, n. 31, 2008, pp. 125–44.

ROCHA, Glauber. "Uma estética da fome". *Revista Civilização Brasileira*, n. 3, 1965.

\_\_\_. "Carta a Daniel Talbor, Roma, 2 ago. 1969", in I. Bentes (org.). *Glauber Rocha: cartas ao mundo*. São Paulo: Companhia das Letras, 1997.

\_\_\_. *Revolução do Cinema Novo*. São Paulo: Cosac Naify, 2004.

RODRIGUES, Heliana de Barros Conde. "'Sejamos realistas: tentemos o impossível!': desencaminhando a psicologia através da análise institucional", in: A. M. Jacó-Vilela, A. Arruda Leal Ferreira e F. Teixeira Portugal. *História da psicologia: rumos e percursos*. Rio de Janeiro: Nau, 2007.

RODRIGUES, Rui. "Sobre *A árvore das palavras*, de Teolinda Gersão". *Forma Breve*, n. 9, 2012, pp. 101–07.

ROLLINS, Judith. "'And the Last Shall Be First': The Master-Slave Dialectic in Hegel, Nietzsche and Fanon". *Human Architecture: Journal of the Sociology of Self-Knowledge*, n. 3, v. 5, 2007.

ROSA, Renata de Mélo. "Raça e colonialismo: o lugar da França na crise política haitiana". *Mneme: Revista Virtual de Humanidades*, n. 10, v. 5, 2004.

ROSA, Waldemir. *Homem preto do gueto: um estudo sobre a masculinidade no rap brasileiro*. Dissertação de mestrado. Brasília: Departamento de Antropologia – Universidade de Brasília, 2006.

ROYNETTE, Claude. "À Propos de Négritude: Senghor et Fanon". *VST: Vie sociale et traitements*, n. 87, 2005.

RUFINO, Luiz. *Pedagogia das encruzilhadas*. Rio de Janeiro: Mórula Editorial, 2019.

RUSSO, Vincenzo. "L'anno 1961: dell'Angola o i figli disinvolti di Frantz Fanon". *Altre Modernità*, n. 6, 2011, pp. 1–16.

SAID, Edward. *Beginnings: intentions and methods*. New York: Basic Books, 1975.

___. *Orientalism: Western Conceptions of the Orient*. London: Penguin, 1978 [ed. bras.: *Orientalismo: o Oriente como invenção do Ocidente*, trad. Rosaura Eichenberg. São Paulo: Companhia das Letras, 2007].

___. *Culture and Imperialism*. New York: Knopf/Random House, 1993.

___. *Freud and the Non-European*. London/New York: Verso, 2003 [ed. bras.: *Freud e os não europeus*, trad. Arlene Clemesha. São Paulo: Boitempo, 2004].

___. *Humanism and democratic criticism*. New York: Columbia University Press, 2004 [ed. bras.: *Humanismo e crítica democrática*, trad. Rosaura Eichenberg. São Paulo: Companhia das Letras, 2007].

SALIH, Sara. *Judith Butler e a Teoria Queer*, trad. Guacira Lopes Louro. Belo Horizonte: Autêntica, 2012.

SAMUELS, Ellen. "Six Ways of Looking at Crip Time". *Disability Studies Quarterly*, n. 3, v. 37, 2017.

SANTO AGOSTINHO. *Confissões*, trad. Lorenzo Mammì. São Paulo: Penguin-Companhia das Letras, 2017.

SANTOS, Barbara Cristina Soares. "Reconhecimento errôneo ou interdição do reconhecimento? Frantz Fanon encontra a teoria crítica e o multiculturalismo". 44º Encontro Anual da Anpocs, 2020.

SANTOS, Boaventura de Sousa. "A construção multicultural da igualdade e da diferença". *Oficina*, n. 135, 1999.

___. "Para além do pensamento abissal: das linhas globais a uma ecologia de saberes", in B. de Sousa Santos e M. P. Meneses (orgs.). *Epistemologias do sul*. São Paulo: Cortez, 2010.

SANTOS, Emanuelle & Patricia SCHOR. "Brasil, estudos pós-coloniais e contracorrentes análogas: entrevista com Ella Shohat e Robert Stam". *Revista Estudos Feministas*, n. 2, v. 21, 2013.

SANTOS, Gislene Aparecida dos. *A invenção do ser negro: um percurso das ideias que naturalizaram a inferioridade dos negros*. São Paulo/Rio de Janeiro: Educ/Pallas, 2005.

SAPEDE, Thiago C. "Racismo e dominação psíquica em Frantz Fanon". *Sankofa: Revista de História da África e de Estudos da Diáspora Africana*, n. 8, v. 4, 2011.

SARTRE, Jean-Paul. *Reflexões sobre o racismo*, trad. Jacob Guinsburg. São Paulo: Difusão Europeia do Livro, 1960.

___. "Préface", in *Les Damnés de la terre*. Paris: François Maspero, 1961 [ed. bras.: "Prefácio", in *Os condenados da terra*, trad. Elnice Albergaria Rocha e Lucy Magalhães. Juiz de Fora: Editora UFJF, 2010].

___. *O existencialismo é um humanismo*, trad. Vergílio Ferreira. Lisboa: Editorial Presença, 1970.

___. *A náusea*, trad. Rita Braga. Rio de Janeiro: Nova Fronteira, 2000.

___. *Entre quatro paredes*, trad. Alcione Araújo e Pedro Hussak. Rio de Janeiro: Civilização Brasileira, 2007.

___. *O ser e o nada: ensaio de ontologia fenomenológica*, trad. Paulo Perdigão. Petrópolis: Vozes, 2008.

SCALDAFERRO, Maikon Chaider Silva. "Hegel e o fim da história". *Polymatheia*, n. 8, v. 5, 2009.

SCHWARCZ, Lilia Moritz & André BOTELHO. "Pensamento social brasileiro, um campo vasto ganhando forma". *Lua Nova*, v. 82, 2011, pp. 11–16.

SCOCUGLIA, Afonso Celso. "Origens e prospectiva do pensamento político-pedagógico de Paulo Freire". *Educação e Pesquisa*, n. 2, v. 25, 1999.

SCHUCMAN, Lia Vainer & Lourenço CARDOSO (orgs.). *Branquitude* (dossiê temático). *Revista da ABPN*, n. 13, v. 6, 2014.

SCOTT, David. *Refashioning Futures: Criticism after Postcoloniality*. Princeton: Princeton University Press, 1999.

SCOTT, Darieck. "Jungle Fever? Black Gay Identity Politics, White Dick, and the Utopian Bedroom". *GLQ: A Journal of Lesbian and Gay Studies*, n. 3, v. 1, 1994, pp. 299–321.

SEGATO, Rita Laura. "The Color-Blind Subject of Myth; or, Where to Find Africa in the Nation". *Annual Review of Anthropology*, v. 27, 1998, pp. 129–51.

___. "Em memória de tempos melhores: os antropólogos e a luta pelo direito". *Horizontes Antropológicos*, n. 23, v. 11, 2005.

___. "Gênero e colonialidade: em busca de chaves de leitura e de um vocabulário estratégico descolonial", trad. Rose Barboza. *e-cadernos CES*, v. 18, 2012.

SEKYI-OTU, Ato. *Fanon's Dialectic of Experience*. Cambridge: Harvard University Press, 1996.

___. *Fanon and the Possibility of Postcolonial Critical Imagination*. Codesria Symposium on Canonical Works and Continuing Innovations in African Arts and Humanities. Legon: University of Ghana, 2003.

SENGHOR, Léopold Sédar. "Ce que l'Homme noir apporte", in J. Verdier et al. *L'Homme de couleur*. Paris: Plon, 1939.

SEREQUEBERHAN, Tsenay. *The Hermeneutics of African Philosophy: Horizon and Discourse*. New York: Routledge, 1994.

___. "Africa in a Changing World: An Inventory". *Monthly Review*, n. 8, v. 61, 2010.

SHARPLEY-WHITING, Tracy Denean. "Fanon and Feminism: Perspectives in Motion (Review of Isaac Julien's *Frantz Fanon: Black Skin, White Mask*)". *News & Letters*, 1996.

\_\_\_\_. *Frantz Fanon: Conflicts and Feminisms*. Lanham: Rowman & Littlefield, 1998.

SIBERTIN-BLANC, Guillaume. "A virada descolonial da psicose: Frantz Fanon, inventor da esquizoanálise", trad. Mario Sagayama. *Revista Cult*, n. 208, 28 dez. 2015.

SIEGA, Paula. "A estética da fome: Glauber Rocha e a abertura de novos horizontes". *Confluenze*, n. 1, v. 1, 2009.

SILVA, Allysson Lemos Gama da. "O pensamento de Fausto Reinaga à luz de Franz Fanon". *Revista Sul-Americana de Ciência Política*, n. 2, v. 4, 2018, pp. 269–87.

SILVA, Alzilene Ferreira da. *O cinema na Bahia: pensamento político e pós-colonialismo*. Tese. Alas – XXIX Congresso Latinoamericano de Sociologia. Santiago: Universidad de Chile, 2013.

SILVA, Denise Ferreira da. "Unpayable Debt: Reading Scenes of Value against the Arrow of Time", in Q. Latimer e A. Szymczyk (orgs.). *The Documenta 14 Reader*. München/Kassel: Prestel/Museum Fridericianum, 2017 [ed. bras.: *A dívida impagável: lendo cenas de valor contra a flecha do tempo*, trad. Amilcar Packer. São Paulo: Oficina de Imaginação Política, 2017].

SILVA, Mário Augusto Medeiros da. *A descoberta do insólito: literatura negra e literatura periférica no Brasil (1960–2000)*.

Tese. Campinas: Universidade Estadual de Campinas, 2011a.

\_\_\_\_. "Reabilitando Virgínia Leone Bicudo". *Sociedade & Estado*, n. 2, v. 26, 2011b, pp. 435–45.

\_\_\_\_. "Fazer história, fazer sentido: associação cultural do negro (1954–1964)". *Lua Nova*, n. 85, 2012, pp. 227–73.

\_\_\_\_. *A descoberta do insólito: literatura negra e literatura periférica no Brasil (1960–2000)*. Rio de Janeiro: Aeroplano, 2013a.

\_\_\_\_. "Frantz Fanon e o ativismo político-cultural negro no Brasil: 1960/1980". *Estudos Históricos*, n. 52, v. 26, 2013b, pp. 369–90.

SILVA, Nádia Maria Cardoso da. *Descolonização epistemológica a partir de Frantz Fanon*. Tese. VIII Congresso Brasileiro de Pesquisadores(as) Negros(as). Belém: Universidade Federal do Pará, 2014.

SILVA, Rosemere Ferreira da. "A influência do pensamento de Frantz Fanon na produção intelectual negra feminina". *EntreLetras*, n. 2, v. 11, 2020.

SILVA, Tomaz Tadeu da. "A produção social da identidade e da diferença", in T. T. da Silva (org.). *Identidade e diferença: a perspectiva dos Estudos Culturais*, trad. Tomaz Tadeu da Silva. Petrópolis: Vozes, 2000.

SILVEIRA, Paulo Henrique Fernandes. "A contraviolência em Fanon e Florestan". *Psicanalistas pela Democracia*, 20 jan. 2019.

SILVÉRIO, Valter Roberto. "O multiculturalismo e o reconhecimento: mito e metáfora". *Revista USP*, n. 42, 1999a.

\_\_\_\_. *Raça e racismo na virada do milênio: os novos contornos da racialização*. Tese de doutorado. Campinas: Universidade Estadual de Campinas, 1999b.

\_\_\_\_. *O movimento negro e os novos contornos do debate brasileiro sobre raça, etnia e democracia*. VIII Congresso Luso-Afro-Brasileiro de Ciências Sociais. Coimbra: Universidade de Coimbra, 2004.

\_\_\_\_. "Multiculturalismo e metamorfose na racialização: notas preliminares sobre a experiência contemporânea brasileira", in M. da G. Bonelli e M. Diaz Villegas de Landa (orgs.). *Sociologia e mudança social no Brasil e na Argentina*. São Carlos: Compacta Gráfica e Editora, 2013.

SIMONARD, Pedro. "Origens do Cinema Novo: a cultura política dos anos 50 até 1964". *Achegas.net*, v. 9, 2003.

SINGH, Simboonath. "Resistance, Essentialism, and Empowerment in Black Nationalist Discourse in the African Diaspora: A Comparison of the Back to Africa, Black Power, and Rastafari Movements". *Journal of African American Studies*, n. 3, v. 8, 2004, pp. 18–36.

SOARES, Caio Caramico. *Evangelhos da revolta: Camus, Sartre e a remitologização moderna*. Tese de doutorado. São Paulo: Departamento de Filosofia – Universidade de São Paulo, 2010.

SOTO, Damián Pachón. "Nueva perspectiva filosófica en América Latina: el grupo Modernidad/Colonialidad". *Ciencia Política*, n. 5, 2008, pp. 8–35.

SOUZA, Florentina da Silva. *Afro-descendência em Cadernos Negros e Jornal do MNU*. Belo Horizonte: Autêntica, 2005.

SOUZA, Lynn Mario T. Menezes de. *O rato que ruge: o discurso pós-colonial como suplemento*. Tese de doutorado. São Paulo: Programa de Estudos Pós-Graduados em Comunicação e Semiótica – Pontifícia Universidade Católica de São Paulo, 1992.

SOUZA, Neusa Santos. *Tornar-se negro, ou As vicissitudes da identidade do negro brasileiro em ascensão social* [1983]. Rio de Janeiro: Zahar, 2021.

\_\_\_\_. "A angústia na experiência analítica", in M. Silva Hanna e N. Santos Souza (orgs.). *O objeto da angústia*. Rio de Janeiro: 7Letras, 2005.

\_\_\_\_. "Contra o racismo: com muito orgulho e amor". *Correio da Baixada*, 2008.

SPIVAK, Gayatri. *The Post-Colonial Critic: Interviews, Strategies, Dialogues*. New York: Routledge, 1990.

\_\_\_\_. *In Other Worlds: Essays in Cultural Politics*. New York: Routledge, 2002.

____. *Pode o subalterno falar?*, trad. Sandra Regina Goulart Almeida, Marcos Pereira Feitosa e André Pereira Feitosa. Belo Horizonte: Editora da UFMG, 2010.

SRIVASTAVA, Neelam. "Frantz Fanon in Italy". *Interventions: International Journal of Postcolonial Studies*, n. 3, v. 17, 2015, pp. 309–28.

TASSADIT, Yacine. "Discrimination et violence". *Tumultes*, n. 31, 2008, pp. 17–27.

TAYLOR, Charles. "The Politics of Recognition", in D. T. Goldberg (org.). *Multiculturalism: A Critical Reader*. Oxford: Blackwell, 1996.

____. "The Politics of Recognition". *Multiculturalism: Examining the Politics of Recognition*. Org. Amy Gutmann. Princeton: Princeton University Press, 1994, pp. 25–74.

THOMAS, Darryl C. "The Black Radical Tradition – Theory and Practice: Black Studies and the Scholarship of Cedric Robinson". *Race & Class*, n. 2, v. 47, 2005.

TOMICHI, Dale. "Resenha de Paul Gilroy. *The Black Atlantic: Modernity and Double Consciousness*". *Afro-Ásia*, n. 17, 1996.

TOSI, Giuseppe. "Aristóteles e a escravidão natural". *Boletim do CPA*, n. 15, 2003.

TOSOLD, Léa. *Autodeterminação em três movimentos: a politização de diferenças sob a perspectiva da (des)naturalização da violência*. Tese de doutorado. São Paulo: Universidade de São Paulo, 2018.

TOSQUELLAS, Jacques. "Entretien avec Maurice Despinoy". *Sud/Nord*, n. 22, 2007.

União Africana (UA)/Organisation Internationale de la Francophonie (OIF). *Dossiê pan-africano: o movimento pan-africanista no século vinte: textos de referência*. I Conferência dos Intelectuais da África e da Diáspora. Dacar, 2004.

UTSEY, Shawn O.; BOLDEN, Mark A.; BROWN, Andrae L. "Visions of Revolution from the Spirit of Frantz Fanon: A Psychology of Liberation for Counseling African Americans Confronting Societal Racism and Oppression", in Joseph G. Ponterotto et al. (orgs.). *Handbook of Multicultural Counseling*. Thousand Oaks: Sage, 2001.

VAZ, Henrique Cláudio de Lima. "Senhor e escravo: uma parábola da filosofia ocidental". *Síntese*, n. 21, v. 8, 1981, pp. 7–29.

VEIGA, Lucas. "Descolonizando a psicologia: notas para uma Psicologia Preta". Dossiê *Psicologia e epistemologias contra-hegemônicas*. *Fractal: Revista de Psicologia*, n. especial, v. 31, 2019, pp. 244–48.

VEIGA, Luiz Maria. *Retratos do colono, do colonizador, do cidadão: a representação literária da minoria branca em Nós, os do Makulusu e em outras narrativas angolanas*. Dissertação de mestrado. São Paulo: Departamento de Letras Clássicas e Vernáculas – Universidade de São Paulo, 2010.

VENÂNCIO, José Carlos. "A 'África (eternamente) renascida': relendo três dos 'seus' insignes pensadores: Léopold Sédar Senghor, Frantz Fanon e Amílcar Cabral". *Vegueta: Anuario de la Facultad de Geografía e Historia*, Las Palmas, v. 14, 2014, pp. 185–95.

VERGÈS, Françoise. "Chains of Madness, Chains of Colonialism: Fanon and Freedom", in A. Read (org.). *The Fact of Blackness: Frantz Fanon and Visual Representation*. London/Seattle: Institute of Contemporary Arts/Bay Press, 1996.

\_\_\_. "Le Nègre n'est pas. Pas Plus que le Blanc: Frantz Fanon, esclavage, race et racisme". *Actuel Marx*, n. 38, 2005, pp. 45–63.

WALLERSTEIN, Immanuel. "Frantz Fanon: Reason and Violence". *Berkeley Journal of Sociology*, v. 15, 1970, pp. 222–31.

\_\_\_. "Eurocentrism and its Avatars: The Dilemmas of Social Science". *Sociological Bulletin*, v. 46, 1997, pp. 21–39.

\_\_\_. "Reading Fanon in the 21st century". *New Left Review*, n. 57, 2009 [ed. bras.: "Ler Fanon no século XXI". *Revista Crítica de Ciências Sociais*, n. 82, 2008].

WHATELY, Cian S. Barbosa. "Fanon via Lacan: aportes teóricos para uma leitura contemporânea". *LavraPalavra*, 3 dez. 2020.

WILDERSON III, Frank B. "'We're Trying to Destroy the World': Anti-Blackness & Police Violence after Ferguson". *Ill Will*, 23 nov. 2014.

\_\_\_. *Afropessimismo*, trad. Rogerio W. Galindo e Rosiane Correia de Freitas. São Paulo: Todavia, 2021.

WILLIAMS, Raymond. *Marxismo e literatura*, trad. Waltensir Dutra. Rio de Janeiro: Zahar, 1979.

"WHAT Frantz Fanon Meant to African Liberation". *New African*, 2011. Disponível em newafricanmagazine.com/2722.

WRIGHT, Richard. *Native Son*. New York: Harper Perennial, 1993 [ed. bras.: *Filho nativo*, trad. Jusmar Gomes. São Paulo: Best Seller, 1987].

WYNTER, Sylvia. "Towards the Sociogenic Principle: Fanon, The Puzzle of Conscious Experience, and What it's Like to be 'Black'", in A. Gomez-Moriana e M. Duran-Cogan (orgs.). *National Identity and Sociopolitical Changes in Latin America*. London/New York: Routledge, 2001.

\_\_\_. "Unsettling the Coloniality of Being/Power/Truth/Freedom: Towards the Human, After Man, Its Overrepresentation, An Argument". *CR: The New Centennial Review*, n. 3, v. 3, 2003, pp. 257–337.

\_\_\_. "On How We Mistook the Map for the Territory, and Reimprisoned Ourselves in Our Unbearable Wrongness of Being, of *Desêtre*: Black Studies Toward the Human Project", in L. R. Gordon e J. A. Gordon (orgs.). *Not Only The Master's Tools: African-American Studies in Theory and Practice*. New York/London: Routledge, 2006.

# 324

XAVIER, Ismail. "Prefácio", in G. Rocha. *Revolução do Cinema Novo*. São Paulo: Cosac Naify, 2004.

YOUNG, Lola. "Missing Persons: Fantasising Black Women in *Black Skin, White Masks*", in A. Read (org). *The Fact of Blackness: Frantz Fanon and Visual Representation*. London/Seattle: Institute of Contemporary Arts/Bay Press, 1996.

ZAHAR, Renate. *Frantz Fanon: Colonialism & Alienation*, trad. Wilfried F. Feuser. New York/London: Monthly Review Press, 1974.

ŽIŽEK, Slavoj. "A Leftist Plea for 'Eurocentrism'". *Critical Inquiry*, n. 4, v. 24, 1998, pp. 988–1009.

____. "Divine Violence and Liberated Territories". *Soft Targets*, 2007.

____. *Primeiro como tragédia, depois como farsa*, trad. Maria Beatriz de Medina. São Paulo: Boitempo, 2011.

____. *Violência: seis reflexões laterais*, trad. Miguel Serras Pereira. São Paulo: Boitempo, 2014.

____. "A reply to my critics". *The Philosophical Salon*, 5 ago. 2016.

# ÍNDICE ONOMÁSTICO

Adam, Hussain 116
Agamben, Giorgio 134
Agostinho Neto, António 221
Ajuriaguerra, Julian de 31
Alberti, Verena e Amílcar Araújo
Pereira 217, 224, 267
Alessandrini, Anthony 117, 130, 134
Alfredo, Antonio Sérgio 165, 192,
197, 260
Ali, Tariq 174
Alighieri, Dante 52
Alves, Miriam 238
Ambra, Pedro 27, 228–29
Amin, Samir 61, 152
Anderson, Benedict 262, 268
Anderson, Kevin 150
Andrade, Mário de 221, 251
Arantes, Marco Antonio 96, 272
Arendt, Hannah 116, 151
Asante, Molefi Kete 146–48
Assumpção, Carlos de 174
Azevedo, Thales de 228

Babinski, Joseph 31
Balandier, Georges 28, 166–67,
182, 197, 200, 207–08
Balibar, Étienne 117
Ball, Harvey Ross 283
Ballestrin, Luciana 128, 141, 270, 279
Bambara, Toni 161
Barbosa, Aristides 239
Barbosa, Márcio 173, 222,
234–40, 249, 267
Barbosa, Milton 16, 224

Barbosa, Muryatan
Santana 44, 266, 271
Barros, Douglas 107, 110
Bastide, Roger 165, 168, 196
Bataille, Georges 134
Bauer, Otto 208
Beauvoir, Simone de 28, 38,
59, 132, 170, 182, 233
Bell, Daniel 125
Benjamin, Walter 97, 151
Bento, Maria Aparecida 275
Bergson, Henri 31
Bhabha, Homi K. 115–18,
127–31, 136, 151, 160, 242,
266–67, 273–74, 289
Bicudo, Virgínia Leone
168–70, 198, 275–77
Biko, Steve 115
Bion, Wilfred 170
Bird, Stefan 158, 160, 286
Boal, Augusto 210
Bonaparte, Marie 28
Borda, Erik 198, 206
Botelho, Marta 174
Bourdieu, Pierre 150, 197
Braga, Ana Paula Musatti 152, 278
Braga, Ruy 152
Brah, Avtar 128, 132–33, 265
Brennan, Timothy 93
Brown, Elaine 145, 161
Buchanan, Thomas G. 186
Buck, Susan 159
Bueno, Winnie 279
Bulhan, Hussein Abdilahi 117

Burawoy, Michael 149–50
Butler, Judith 115–17, 135–36

**C**abral, Amílcar 122, 188–90, 221
Cahen, Michel 152
Calefato, Patrizia 126
Calvino, Italo 42
Campos, Geraldo 171
Camus, Albert 96
Canclini, Néstor García 274
Capécia, Mayotte 85, 273
Cardoso, Fernando Henrique 228
Cardoso, Lourenço 275, 279
Cardoso, Nádia 60
Carmichael, Stokely 220
Carrilho, Arnaldo 192
Castro, Josué de 194, 270
Castro, Luiz Paiva de 174, 194, 270
Caute, David 116
Césaire, Aimé 28, 89–90, 128,
    152, 166–67, 177–78
Chakrabarty, Dipesh 126
Chatterjee, Partha 126
Cherki, Alice 97, 116
Chibber, Vivek 150
Ciccariello-Maher, George 117
Cleaver, Kathleen 161, 218
Collins, Patricia Hill 279
Contat, Michel 117
Cooper, Anna Julia 153
Corbisier, Roland 210
Cornell, Drucilla 117
Corrêa, José Celso Martinez 221
Costa, Américo Orlando da
    173–74, 250–51
Costa, Jurandir Freire 241
Costa, Sérgio 125–27, 261–62, 267
Cournot, Michel 76
Crowell, Jacki 149–50

**D**amas, Léon-Gontran 174, 177
Dantas, Natanael 174
Davis, Angela 115, 150, 161
Davis, Mike 149–50, 161
Dayan, Sonia 117
De Oto, Alejandro 33, 117, 144
Dechaume, Jean 26, 31
Deleuze, Gilles 125, 138–39
Descartes, René 153
Déus, Frantz Rousseau 279
Dieng, Amady Aly 172, 178
Diop, Alioune 28, 176–77
Diop, Cheikh Anta 167, 177–78
Diop, Majhemout 178
Distéfano, Juan Carlos 286
Domergue, Raymond 186
Douglass, Frederick 129
Dover, Cedric 172
Dunayevskaya, Raya 150
Dussel, Enrique 115, 140–44, 270

**E**hlen, Patrick 116
Étiemble, René 231
Etoke, Nathalie 117

**F**aerman, Marcos 221
Federici, Silvia 279
Federico, Roberta M. 146
Fernandes, Florestan 20, 165, 168,
    196–207, 227, 245–46, 250, 274
Ferreira, Yedo 224
Filgueiras, Fernando 269
Fonseca, Danilo 271
Foucault, Michel 124–25,
    129–30, 134, 265
Freire, Paulo 115, 144, 186–91,
    210, 222–26, 274, 280
Freud, Sigmund 24, 28, 31, 49,
    138, 153, 158, 230, 242

Freyre, Gilberto 181, 207
Fuchs, Wilhelm 31
Fuss, Diana 160

Gabriel, Nilson Lucas Dias 27, 156
Garvey, Marcus 148
Gates Jr., Henry Louis 116–17
Geismar, Peter 32–33, 90, 116, 171
Gelb, Adhémar 31
Gibson, Nigel 117, 150, 160
Gilroy, Paul 13, 129–36
Glissant, Édouard 153–58, 274
Goldstein, Kurt 31–32
Gomes, Heloisa Toller 274
Gomes, Janaína Damaceno 169–70, 275, 289
Gomes, Paulo Emílio Sales 191, 210
Gonzalez, Lélia 20, 224–33, 278–79
Gordon, Jane Anna 96, 117, 155–58, 272
Gordon, Lewis R. 9, 18, 25, 44, 52, 61–62, 70–71, 96, 115–17, 120, 132, 153–62, 284, 288–89
Grosfoguel, Ramón 270
Guarnieri, Gianfrancesco 210
Guattari, Félix 138–39
Guevara, Ernesto 194, 223
Guex, Germaine 28
Guha, Ranajit 126
Guillén, Nicolás 174
Guimarães, Antonio Sérgio Alfredo 165–67, 170, 181–88, 192–93, 198, 212, 217–24, 227, 250, 260–61

Hall, Stuart 9, 115, 124–32, 159, 193, 268, 286, 289
Hanchard, Michel 179, 220–23
Hansen, Emmanuel 116

Harvey, David 115, 150, 283
Hasenbalg, Carlos 224
Hegel, Georg W. F. 10, 24, 28, 44, 53–59, 64–65, 84, 93–95, 101, 153, 158–59, 166, 182–83, 200, 207–08, 211, 215, 231
Henry, Paget 25, 61, 116–17, 144, 153–55, 158
Hesnard, Angelo 75
Hook, Sidney 116
hooks, bell 160, 279

Ianni, Octavio 166, 186, 212–16

James, C. L. R. (Cyril Lionel Robert) 150
JanMohamed, Abdul R. 116
Jaspers, Karl 24, 27–28, 31
Johnson, Paul 96
Jung, Carl 17, 28

Khalfa, Jean 43
Kierkegaard, Søren 64, 81, 152–54
Kilomba, Grada 69, 279
King Jr., Martin Luther 216
Klein, Melanie 170
Kontopoulos, Kyriakos 143
Kössling, Karin Sant'anna 250–51
Kustner, Rocío Castro 262, 273

Laborne, Ana Amélia de Paula 276
Lacan, Jacques 24, 28–34, 79, 124, 130–31, 227, 240–42, 278
Laplanche, Jean 79
Lazarus, Neil 116, 149–50
Leal, Gilberto Nunes Roque 224
Leite, José Correia 171, 174
Lévinas, Emmanuel 144
Lévy-Bruhl, Lucien 31

Lewis, Liana 262
Liedke Filho, Enno Dagoberto 185, 205
Lima, Alcides de Jesus 267
Lima, Márcia 227, 278
Lima, Marcos 272
Lippold, Walter 271–72
Losurdo, Domenico 151
Loureiro, Isabel 152
Löwy, Michael 184
Luxemburgo, Rosa 152
Lyotard, Jean-François 125

Macey, David 26, 116, 171
Magno, Patricia Carlos 227, 278
Maldonado-Torres, Nelson 117, 144, 155, 270
Malek, Redha 35
Malomalo, Bas'ilele 276
Mannoni, Gustav 26–28
Martins, Pablo 188
Marx, Karl 24, 28, 44, 53, 57, 70, 72, 138, 145, 148, 153, 166, 182, 188, 200, 207, 211, 215
Mauss, Marcel 31
Mazama, Ama 146–48
Mbembe, Achille 62, 116–17, 121–22, 133–35
MD Magno (Magno Machado Dias) 227, 230
Medeiros, Carlos Alberto 220
Memmi, Albert 116, 128, 188, 200, 212–15, 275
Mercer, Kobena 160, 242, 264, 288
Merleau-Ponty, Maurice 24, 28, 31, 59, 73, 132, 152
Mészáros, István 54, 58
Mignolo, Walter 117, 140, 144
Milan, Betty 227

Miller, Christopher 159
Miller, Jacques-Alain 229
Minich, Julie Avril 137
Mkhize, Nhlanhla 146
Mombaça, Jota 62–63, 100
Monahan, Michael 117, 158
Monakow, Constantin von 31
Mondlane, Eduardo 221
Mota Neto, João Colares da 189
Moufawad-Paul, Joshua 150
Moura, Clóvis 165, 234, 250–59
Mourgue, Raoul 31
Mudimbe, Valentin-Yves 117, 155–57
Müller, Tânia 279

Nascimento, Abdias do 227, 255–57
Nascimento, Beatriz 228
Nascimento, Rosânia do 226–27, 249
Neves, Joao Manuel 251
Neves, Rita Ciotta 126–28
Newton, Huey 115–16
Nguyễn Khắc Viện 116
Nietzsche, Friedrich 24, 57–58, 88, 93
Nissim-Sabat, Marilyn 153
Nobles, Wade W. 145–46, 277
Nogaro, Arnaldo 280
Nogueira, Isildinha Baptista 277–78
Nogueira, Oracy 169, 198
Noguera, Renato 267
Núñes, Geni 63, 278
Nyerere, Julius 122, 187

Ortiz, Renato 166–67, 182–86, 196, 199–200, 206–12, 222, 227, 249

Passos, Rachel Gouveia 278
Patterson, Orlando 137
Pelúcio, Larissa 263, 270–71
Pereira, Amauri Mendes 223, 268

Pereira, José Maria Nunes  185, 271
Pereira, Yordanna Lara  63
Peters, Michael  123–25, 286
Pierson, Donald  168
Pithouse, Richard  117
Póstleman, Cristina  139
Portela Júnior, Ariste  198, 201
Price-Mars, Jean  273
Prospere, Renel  280

Queiroz, Ivo  267, 268
Quijano, Aníbal  140,
    143–44, 270, 276

Rabaka, Reiland  119–20,
    148, 160–61, 288
Ramdane, Abane  34
Ramos, Arthur  167, 181
Ramos, Guerreiro  167–69, 182–83,
    198, 228, 257, 275–76, 279
Ratts, Alex  224
Rego, Yordanna Lara Pereira  63
Reinaga, Fausto  278
Reis, Raissa Brescia dos  172, 268, 271
Renault, Matthieu  28, 117, 152
Ribeiro, Darcy  210, 274
Rios, Flavia  224, 227, 278
Roberts, Neil  117, 157
Robinson, Cedric  117, 147–48
Rocchi, Jean-Paul  117
Rocha, Glauber  186, 191–96,
    210, 222, 275
Rollins, Judith  53, 57, 94, 159
Romero, Sílvio  181, 207
Rosa, Renata  152, 273
Roumain, Jacques  28
Rufino, Joel  23, 227
Rybalka, Michel  117

Said, Edward  9, 115–18,
    124, 129–30, 272
Santo Agostinho (Agostinho
    de Hipona)  71
Santos, Emanuelle  263
Santos, Gildália Anjos  225
Santos, Regina Lúcia dos  16, 224
Sapede, Thiago  276
Sartre, Jean-Paul  11, 24, 28, 38, 46,
    59–60, 63, 88, 96–97, 108–09,
    123, 152, 155–56, 166–67,
    170, 182–84, 188, 200, 207–08,
    215, 240, 271–74, 289
Schor, Patricia  263
Schucman, Lia Vainer  275
Schwarz, Roberto  193, 222
Scott, Darieck  130, 160
Sekyi-Otu, Ato  45, 93–96,
    110, 117, 149, 158–60
Semog, Éle (Luiz Carlos
    Amaral Gomes)  239
Senghor, Léopold  28, 105,
    155–56, 166, 176–77
Serequeberhan, Tsenay  117, 149
Sexton, Jared  137
Shakur, Assata  161
Shariati, Ali  115
Sharpley-Whiting, Tracy
    Denean  116, 120, 161
Shohat, Ella  263
Sibertin-Blanc, Guillaume  138, 277
Siega, Paula  191–95
Silva Júnior, Hédio  224
Silva, Allysson Lemos Gama da  278
Silva, Denise Ferreira da  28, 62, 101
Silva, Luiz (Cuti)  234
Silva, Maria Lúcia da  277

Silva, Mário Augusto Medeiros da
168–74, 219, 221–23, 227,
233–39, 251, 267
Silva, Priscila Elisabete da 275
Silva, Rosemere Ferreira da 233
Silveira, Paulo Henrique
Fernandes 199
Silvério, Valter 16, 60, 217, 263–65
Soares, Caio 272
Sócrates 57–58
Sodré, Nelson Werneck 186, 210
Sousa Santos, Boaventura de
117, 144
Souza, Amauri de 86, 218
Souza, Neusa Santos 86, 227,
240–49, 254, 277–78
Spivak, Gayatri Chakravorty 61,
115, 126, 129–33, 263
Stam, Robert 263

Taylor, Charles 159
Theodoro, Helena 224–25
Thompson, Edward Palmer 124, 127
Tibério, Wilson 171–72
Tosold, Léa 24, 63, 278
Tosquelles, François 11, 32–33,
43, 50, 162
Touré, Ahmed Sékou 106

Veiga, Lucas 277
Veiga, Luiz Maria 275
Venâncio, José Carlos 268, 271
Vergès, Françoise 117, 279

Wallerstein, Immanuel 140,
143, 151–52, 270–72
Whately, Cian S. Barbosa 278
Wilderson III, Frank B. 137–38

Williams, Raymond 124, 127
Winnicott, Donald W. 170
Woddis, Jack 116
Wright, Richard 28, 59, 129, 132
Wynter, Sylvia 117, 144, 154

Xavier, Ismail 192–93

Young, Lola 160
Young, Robert J. C. 43, 160

Zahar, Renate 116, 211
Žižek, Slavoj 151

# SOBRE O AUTOR

DEIVISON MENDES FAUSTINO (NKOSI) nasceu em 18 de junho de 1982, em Santo André, São Paulo. Em 2005, graduou-se em Ciências Sociais pelo Centro Universitário Fundação Santo André (Cufsa) e, em 2010, concluiu o mestrado em Ciências da Saúde/Epidemiologia pela Faculdade de Medicina do ABC (FMABC). Em 2015, finalizou o doutorado pelo Programa de Pós-Graduação em Sociologia da Universidade Federal de São Carlos (PPGS-UFSCar), com pesquisa financiada pelo Programa de Doutorado-Sanduíche no Exterior (PDSE) e conduzida como professor visitante no departamento de Filosofia da Universidade de Connecticut (UConn), nos Estados Unidos. A tese, intitulada *"Por que Fanon, por que agora?": Frantz Fanon e os fanonismos no Brasil*, recebeu menção honrosa, na área de Sociologia, do Prêmio Capes de Tese da Coordenação de Aperfeiçoamento de Pessoal de Nível Superior (Capes). Concluiu, em 2021, pós-doutorado pelo Programa de Pós-Graduação em Psicologia Clínica, no Instituto de Psicologia da Universidade de São Paulo (PSC-IP-USP).

Publicou, em 2018, *Frantz Fanon: um revolucionário particularmente negro* e, em 2019, em colaboração com outros pesquisadores da saúde pública, *As interfaces do genocídio no Brasil: raça, gênero e classe*. Desde 2016, ocupa o cargo de professor adjunto da Universidade Federal de São Paulo (Unifesp), no Campus Baixada Santista, onde também atua como pesquisador do Núcleo de Estudos Reflexos de Palmares (Nerp) e do Núcleo de Estudos Afro-Brasileiros (Neab).

Faustino é membro do comitê editorial das coleções Palavras Negras (Perspectiva) e Diálogos da Diáspora (Hucitec) e participa do grupo de pesquisa Laboratório Interdisciplinar Ciências Humanas, Sociais e Saúde (Lichss), do Instituto Amma Psique e Negritude e do Grupo Kilombagem.

Dados Internacionais de Catalogação na Publicação (CIP)
Elaborado por Vagner Rodolfo da Silva – CRB–8/9410

---

F268f  Faustino, Deivison
   *Frantz Fanon e as encruzilhadas: Teoria, política e
   subjetividade* / Deivison Faustino; Apresentação
   de Valter R. Silvério. – São Paulo: Ubu Editora,
   2022./336 pp.
   ISBN 978 65 86497 77 9

---

1. Sociologia. 2. Racismo. 3. Psicanálise. 4. Colonização.
5. Pensamento anticolonial. 6. Frantz Fanon: vida e obra
I. Título.

---

2022-199                    CDD 305.8  CDU 323.14

---

Índice para catálogo sistemático:
1. Racismo 305.8
2. Racismo 323.14

© Deivison Faustino, 2022
© Ubu Editora, 2022

COORDENAÇÃO EDITORIAL **FLORENCIA FERRARI**
EDIÇÃO DE TEXTO **BIBIANA LEME**
REVISÃO **GABRIELA NAIGEBORIN E LEONARDO ORTIZ**
CAPA **CELSO LONGO**
PRODUÇÃO GRÁFICA **MARINA AMBRASAS**

**EQUIPE UBU**
DIREÇÃO **FLORENCIA FERRARI**
DIREÇÃO DE ARTE **ELAINE RAMOS; JULIA PACCOLA,
ANA LANCMAN (ASSISTENTES)**
COORDENAÇÃO **ISABELA SANCHES**
COORDENAÇÃO DE PRODUÇÃO **LIVIA CAMPOS**
EDITORIAL **GABRIELA RIPPER NAIGEBORIN E MARIA FERNANDA CHAVES**
COMERCIAL **LUCIANA MAZOLINI E ANNA FOURNIER**
COMUNICAÇÃO / CIRCUITO UBU **MARIA CHIARETTI,
WALMIR LACERDA E SEHAM FURLAN**
DESIGN DE COMUNICAÇÃO **MARCO CHRISTINI**
GESTÃO CIRCUITO UBU / SITE **CINTHYA MOREIRA, VIC FREITAS E VIVIAN T.**

*2ª edição, 2023*
*1ª reimpressão, 2025*

**UBU EDITORA**
Largo do Arouche 161 sobreloja 2
01219 011 São Paulo SP
ubueditora.com.br
professor@ubueditora.com.br
🅵 🅾 /ubueditora

FONTES **GIROTT E LE MONDE JOURNAL**
PAPEL **PÓLEN BOLD 70 G/M$^2$**
IMPRESSÃO **MARGRAF**